《周来兴论医集》编委会

主　编：周来兴　周艺

副主编：陈仰东　潘才丕　陈锦东　陈文鑫

编　委（按姓氏笔画排序）

王荣坡　刘凤萍　吴炜华　张良辉

陈金海　邵景新　林腾龙　周小荣

郑晓墩　黄志鑫　程瑜　颜宝华

潘志明

周来兴论医集

厦门大学出版社
国家一级出版社
全国百佳图书出版单位
XIAMEN UNIVERSITY PRESS

主编

周来兴
周艺

图书在版编目(CIP)数据

周来兴论医集/周来兴,周艺主编.—厦门:厦门大学出版社,2021.1
ISBN 978-7-5615-7961-9

Ⅰ.①周… Ⅱ.①周… ②周… Ⅲ.①中医学—文集 Ⅳ.①R2-53

中国版本图书馆 CIP 数据核字(2020)第 212030 号

出 版 人	郑文礼
责任编辑	睦 蔚 黄雅君

出版发行 厦门大学出版社

社　　址	厦门市软件园二期望海路 39 号
邮政编码	361008
总　　机	0592-2181111　0592-2181406(传真)
营销中心	0592-2184458　0592-2181365
网　　址	http://www.xmupress.com
邮　　箱	xmup@xmupress.com
印　　刷	厦门集大印刷厂

开本	787 mm×1 092 mm　1/16
印张	14.5
插页	14
字数	332 千字
版次	2021 年 1 月第 1 版
印次	2021 年 1 月第 1 次印刷
定价	62.00 元

厦门大学出版社
微信二维码

厦门大学出版社
微博二维码

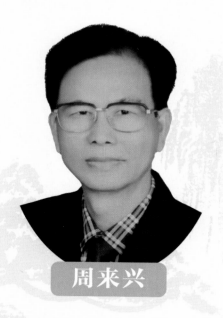

周来兴

　　国家级老中医药专家，福建省名中医，全国第三、第六批老中医药专家学术经验继承工作指导老师，全国基层名老中医药专家传承工作室建设项目专家，任福建省永春县中医院名誉院长、中华临床医学会副理事长、中国中医药现代远程教育杂志社特约专家记者、中华国医经方高级研究员、福建省中华中医药学会继承研究分会副主任委员、国家中医药管理局农村医疗机构中医特色脾胃病专科学科带头人、泉州中医药学会高级顾问；从事医、教、研工作 50 余载，有扎实的中医理论基础和丰富的临床经验；擅长中医内科，兼治妇科、儿科，尤精于脾胃疾病、肝胆疾病、哮喘、糖尿病、癫痫、脱发、不育等疑难杂症的诊治，采用整体与局部、辨病与辨证、内治与外治等多种治法，疗效显著，在闽南及东南亚地区享有盛誉；发表论文 90 余篇，参与编写《周来兴医学文集》《周来兴疑难杂症临床经验》《经方薪传 1865》《内经证候类诠》等 10 部专著；获世界传统卫生组织科技进步奖和国际优秀成果奖及省、市科技进步奖 10 多项，国家发明专利一项，中医药科技成果二等奖一项，中华名医高新科研成果领先金奖一项（中国中医药研究院颁发），全球华人医学科研创新发明金奖一项，2017 年荣获由世界卫生组织副主席和总干事冯珍等颁发的首项"世界传统医学金手指奖"，并荣获"全国德艺双馨"医护工作者称号、全国行业百佳新闻人物、福建省自学成才奖、泉州市卫生先进工作者、泉州市高层次二类人才奖；曾到美国、澳大利亚、马来西亚等国参加国际学术会议及讲学、坐诊，在中医界有一定的影响。

内容简介

　　本书收载国家级老中医药专家周来兴主任医师行医以来在专著和各类医学刊物较有价值的论文与治疗经验，以及一部分继承全国首批500名老中医药专家蔡友敬、骆安邦的临床经验。全书分医海探索、学术思想、临床科研、临证心得、随师拾宝、脾胃病诊治、古方今用、验方集锦、杏苑漫谈、医案选录10部分。本书是周来兴从事医、教工作50余载的理论与经验结晶，充分显示了中医特色、辨病与辨证、继承与创新的特色，是传承精华、守正创新的典范，读者可以从中获得收益与启迪。

20 世纪 60 年代

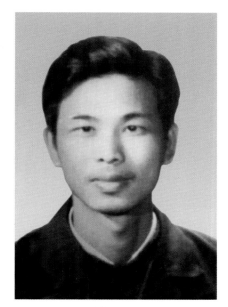

毕业照

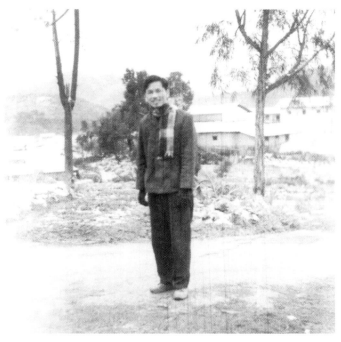

1967 年冬，在边远山区一都冰天雪地出诊归来

20 世纪 70 年代

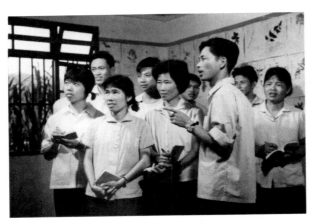

1978 年在永春卫校给西学中班学员上中草药标本课

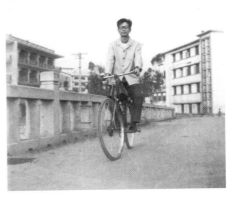

20 世纪 70 年代，在出诊途中

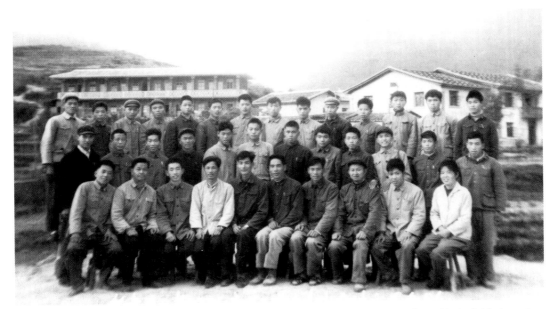

1972 年，一都中心卫生院领导班子与乡村医生培训班全体成员合影（前排左四）

20 世纪 80 年代

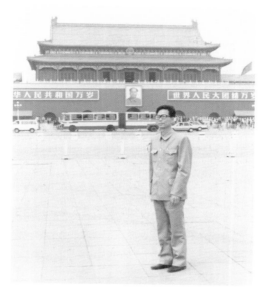

1989 年，参加全国内科学术交流会时在北京天安门留影

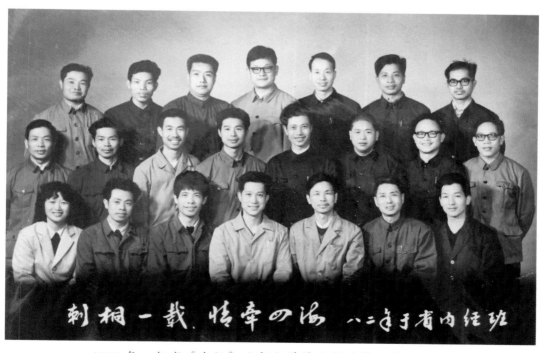

1982 年，与省《内经》班部分学员合影（第一排右三）

20 世纪 90 年代

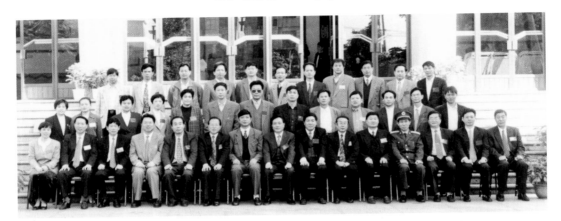

中共泉州市第八次代表大会永春县代表团合影（二排右二）

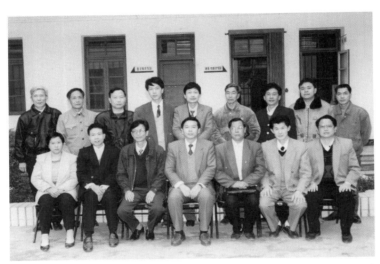

1989—1998 年，连续三次被评为永春县优秀拔尖人才（前排左三）

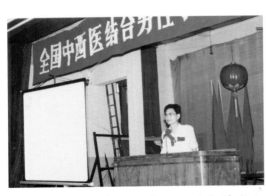

1996 年，在全国中西医结合学术大会上发言

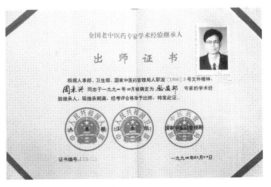

出师证书

21 世纪 00 年代

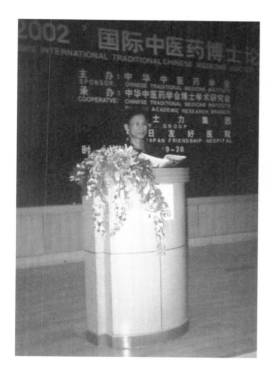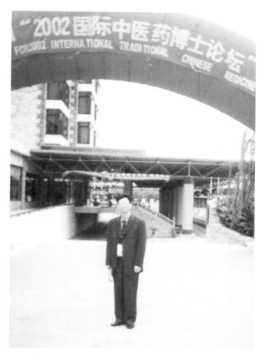

2002 年，在天津召开国际中医药博士论坛上做学术报告

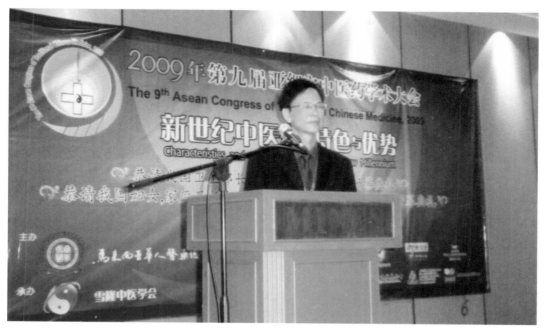

2009 年，在马来西亚召开第九届亚细安中医学术大会上做学术报告

21 世纪 10 年代

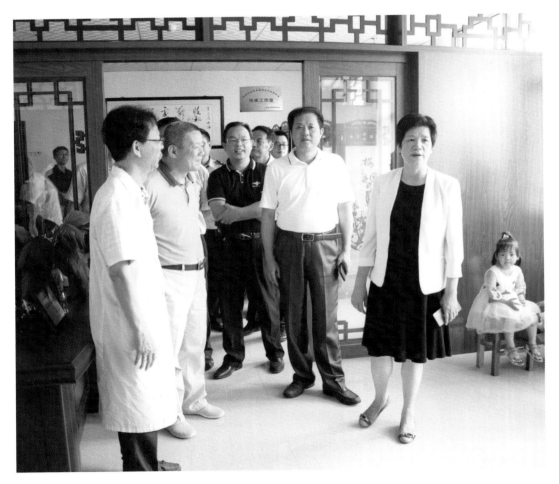

　　2017 年 6 月，永春县委书记蔡萌芽（右一），县人大主任林金电（右二），副县长颜一鹏（左二），涂振坤院长（右三）等领导莅临永春县中医院周来兴老中医传承工作室关心指导

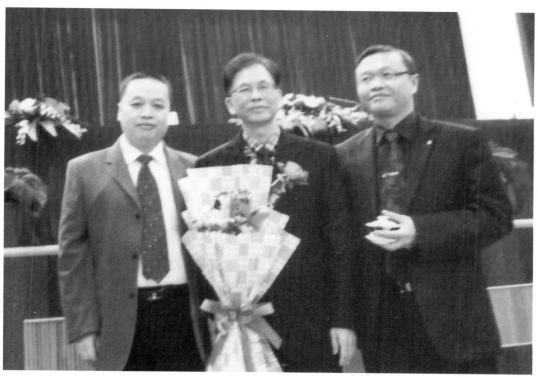

2012 年，在第三批省级老中医药专家学术经验继承工作拜师大会上，接受献花（中）

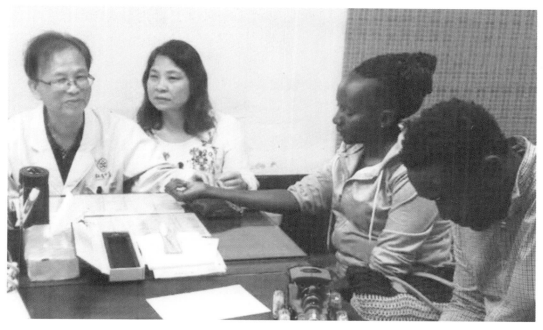

2016 年，在泉州市弘德国医堂为外国友人看病

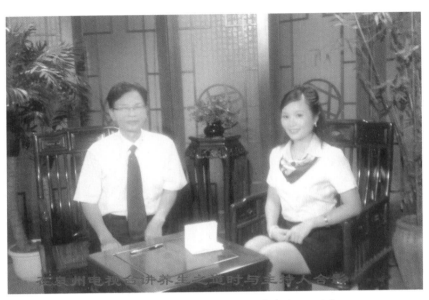

2012年，做客泉州电视台《养生之道》

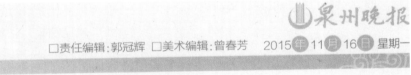

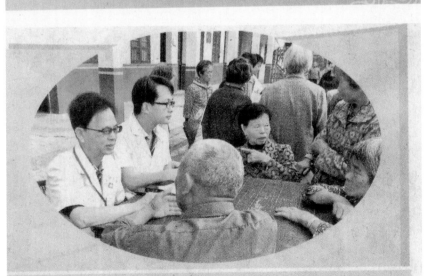

2015年，义诊刊登在《泉州晚报》

21 世纪 20 年代

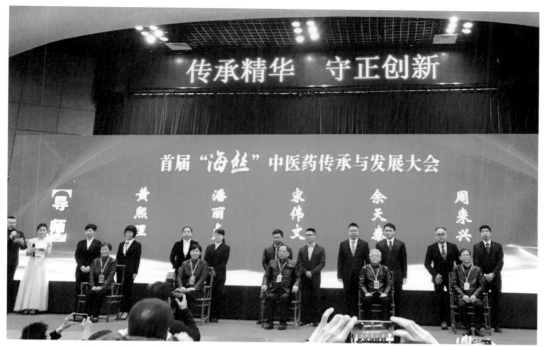

首届"海丝"中医传承与发展大会——名中医传承拜师仪式

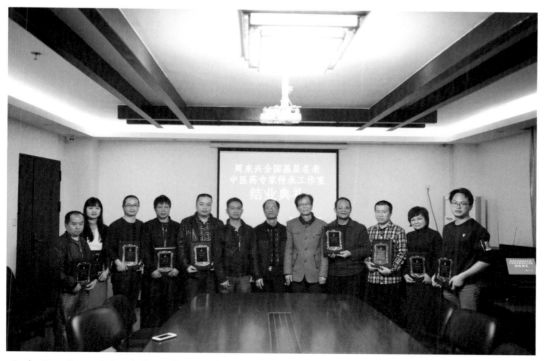

陈建昌院长、涂振仲书记参加周来兴全国基层名老中医药专家传承工作室结业典礼

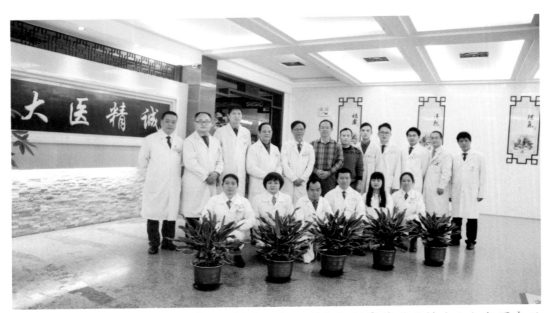

永春县中医院院长涂振坤（后排左六）、副书记刘章簪（后排左七）与周来兴工作室团队合影

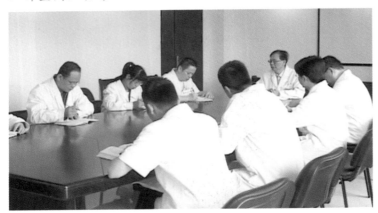

周来兴主持病案讨论

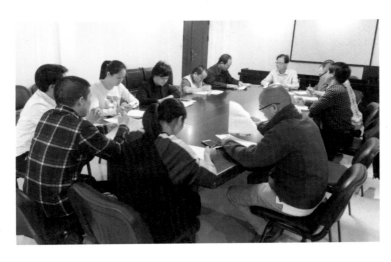

周来兴举办讲座

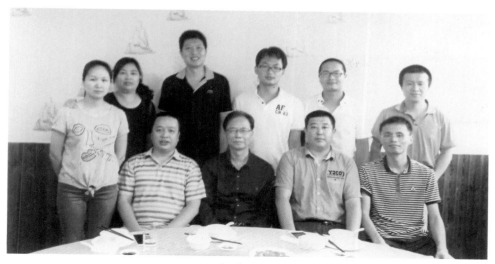

师生合影

周来兴全国基层名老中医专家学术经验传承学习班举办，福建中医药大学校长李灿东莅临指导并与周来兴和女儿周艺合影

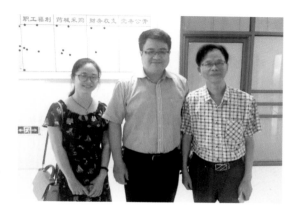

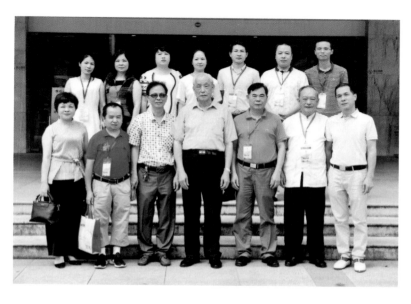

工作室成员与国医大师杨春波（前排右四）合影

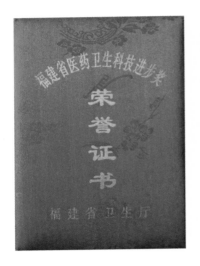

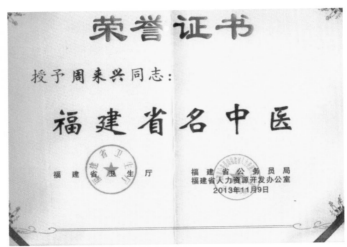

荣誉证书

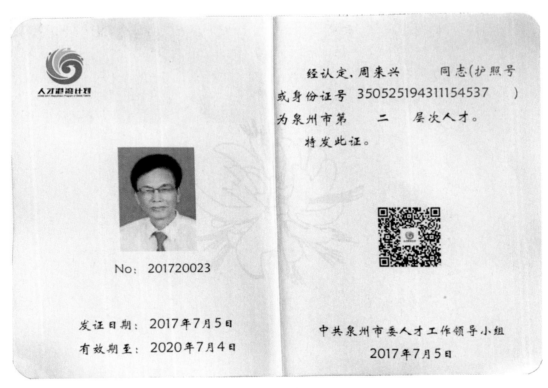

人才证书

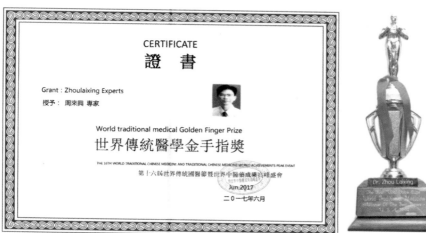
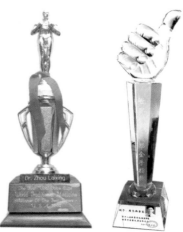

参加在美国加州召开首届世界传统医学颁奖大会获金杯奖

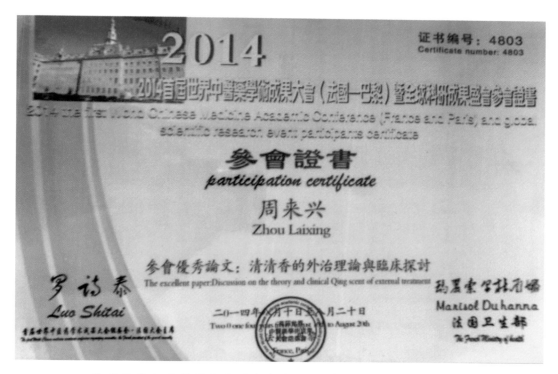

首届世界中医药学术成果大会暨全球科研成果盛会参会证书

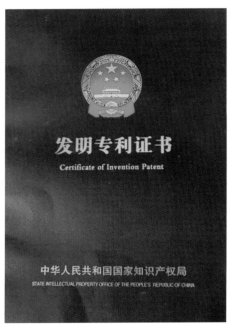

发明专利证书

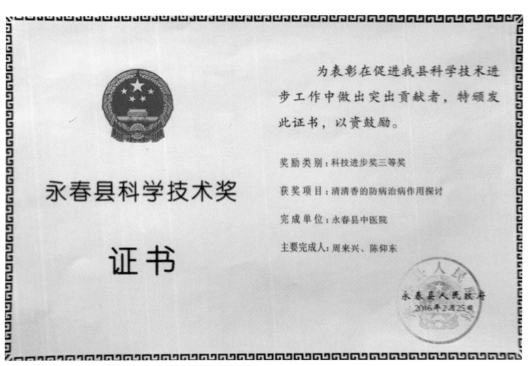

永春县科学技术奖证书

证　　书

　　我会国家级老中医药专家周来兴主任医师，研制的清清香经临床应用，治疗风热感冒 132 例，总有效率为 92.4%，治疗组优于对照组，统计学上有显著差异；治疗时行感冒（轻型）45 例，总有效率为 88.9%；治疗慢性疲劳综合征 38 例，显效率达 78.9%，对各种疲劳症状有消除或明显缓解的效果，其论文发表在《福建中医药》。

　　　　特此证明

　　　　　　　　福建省中医药学会　　　　　　　　永春县中医药学会

　　　　　　　　　　　　　　　　　　　　　　　2013-3-20

临床应用证书

　　　国家级老中医药专家周来兴主任医师，研制的清清香经临床应用，治疗风热感冒 132 例，总有效率为 92.4%，治疗组优于对照组，统计学上有显著差异；治疗时行感冒（轻型）45 例，总有效率为 88.9%；治疗慢性疲劳综合征 38 例，显效率达 78.9%，对各种疲劳症状有消除或明显缓解的效果，其论文发表在《福建中医药》。

　　　　特此证明

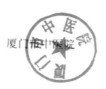

　　　　　　　　厦门市中医院　　　　　　　　　永春县中医院

　　　　　　　　　　　　　　　　　　　　　　　2013-3-20

临床应用证书

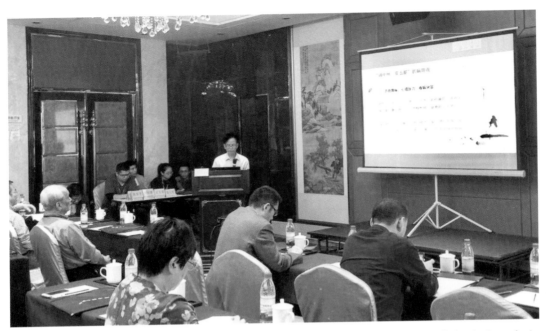

2016年12月，周来兴、陈仰东参加在泉州召开福建省中医药学会传承研究分会第二次学术交流会，周来兴主任在大会上做学术报告

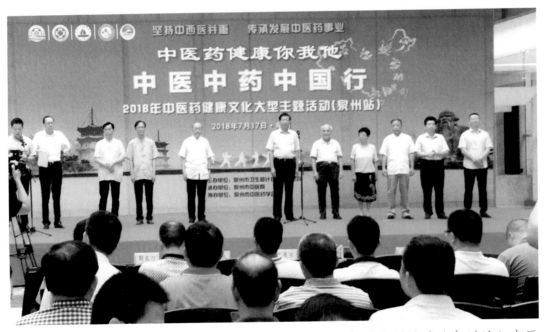

2018年7月12日，周来兴参加中医药传承文化大型主题活动（泉州站）中医中药中国行活动

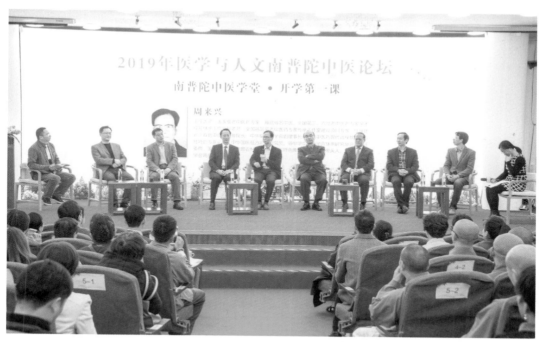

2019 年 1 月 13 日，参加中华中医药学会主办的南普陀中医学堂中医论坛

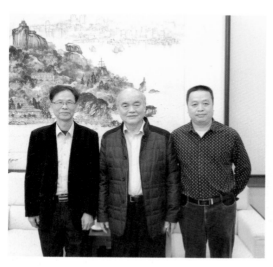

2019 年 1 月 12 日，师生在厦门与原
福建中医药大学校长、国家名医杜建合影

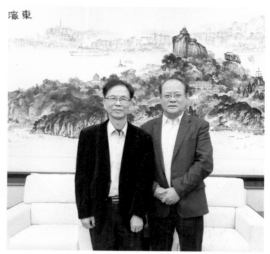

2019 年 1 月 12 日，在厦门与原厦
门市卫计委主任杨叔禹教授合影

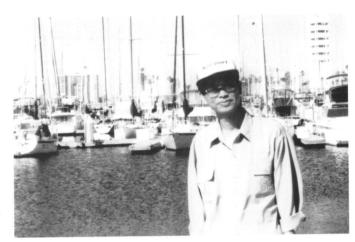

1994年，参加在美国召开的首届世界传统医学颁奖大会

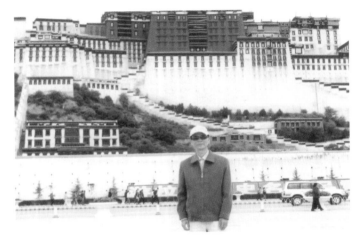

2014年，参加泉州市科协在西藏考察藏医学的活动

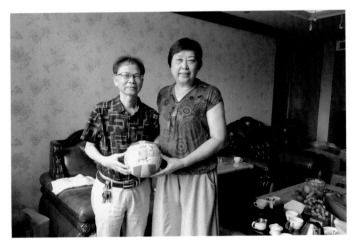

2019年8月，给世界排球冠军陈亚琼诊疗时获赠排球留念

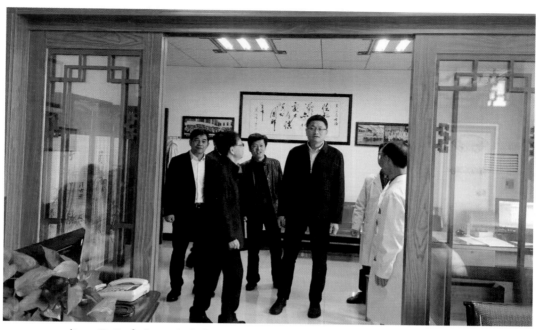

2020 年 1 月县委书记庄永智、卫健局局长陈庆丹到县中医院周来兴老中医工作室指导工作

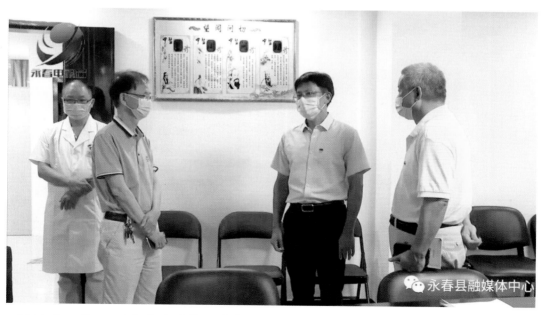

2020 年 7 月 15 日永春县县长吕建成、副县长颜一鹏到周来兴老中医工作室调研

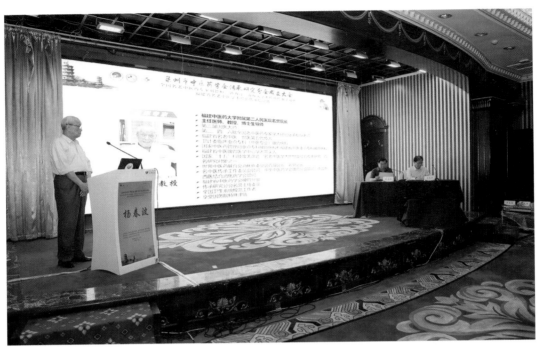

国医大师杨春波教授在大会上做报告，主持人：周来兴（右）

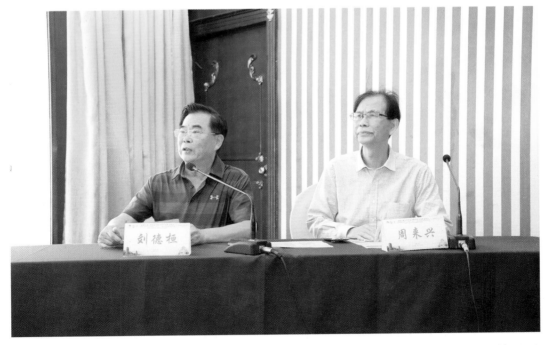

　　2020 年 11 月 22 日，在泉州市中医药学会传承研究分会成立大会上主持国医大师杨春波教授学术报告（右一）

中医学是"以中医药理论与实践经验为主体，研究人类生命活动中健康与疾病转化规律及其预防、诊断、治疗、康复和保健的综合性科学"。中医学有着系统的理论和丰富的防治方法；整体观念、恒动观点、辩证分析和依证论治是它的学术特点和优势，我们要认真传承、努力实践、积极创新，以促进中医学术的繁荣和进步，更好地为人民健康服务。

周来兴医师是全国第三批、第六批名老中医药专家学术经验继承指导老师，福建省首批名中医，福建省中医脾胃学术研究会第一至三届委员，福建省中医药学会传承研究分会副主任委员。他扎根基层，深研经典，承袭名师，勤于实践，勉力创新，积极交流，为丰富中医学做出了贡献，给基层中医树立了榜样。

我是周来兴医师的学术盟友，一起创建了福建省中医脾胃研究会，提倡多学科研究脾胃学说；还创建了福建省中医传承研究分会，由退休的"中医学术黄金时期"老中医组成，旨在用中医传统方法探求学术、总结经验、交流创新。本书含病例分析、理论探讨、临床、经验总结等，内容丰富、创新实用，给中医园地添芳增丽。我欣然为其写了小序，愿为中医学术"守正创新"，同周老友一起，尽映夕阳辉！

杨春波

国医大师，主任医师，教授

中国中医科学院首批学部委员

全国中医药杰出贡献奖（2019）获得者

全国人大八、九届代表，福建省政协第六届常委

福建中医药大学附属第二人民医院名誉院长

2020 年夏

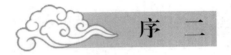

序　二

　　"学无师无以得高明，术无承无以得传薪。"中医药之发展，传、帮、带乃必由之路，鼻祖岐黄问对即是心传口授，大器方成。全国名老中医药专家周来兴医师，年少酷爱中医，毕业后广阅医书，爱不释手，熟谙经典，发微释义，博极医源，勤求古训，博采众长，先后师从全国首批名老中医蔡友敬、骆安邦数载，得二老学术精髓于一身，吸取各家之所长，成就于今。在国医大师杨春波创办的福建省脾胃学说研究会中，周老成为第一至三届委员，对中医脾胃学科研究颇深，成为省脾胃重点专科带头人。

　　在周来兴医师悬壶济世、勤奋耕耘半世纪之际，时逢《中共中央、国务院关于促进中医药传承创新发展的意见》发布，将中医药的地位提升至前所未有的高度，开启了新时代中医的振兴发展之路，前程一片大好。于此时，周来兴医师撷取从医以来的部分临床实践经验及研究成果编辑成本论医集。

　　纵览本书，收录的研究成果均为周来兴医师平生心得，包含脾胃病、肝胆病、哮喘、糖尿病、癫痫、不育及其他疑难杂症的研究成果和临床经验总结。在医海探索、学术思想，继承拾宝，临证心得、古方今用各章节中，既介绍了周来兴医师根据脏腑相关学说和"胆为中清之腑，以通为用"的原理，创立了"疏上源，通下腑，胆自安"之法，也有其宗中医整体观提出的"调中州，安五脏"的学术思想，突出了脾胃与气血在治病中的作用，无不体现辨证与辨病、继承与创新的融会贯通，堪称基层传播和弘扬中医药的典范。不论其弟子或中医药同行，读之将获得受益与启迪。

　　览毕本书，深感其远效经典，近摩时贤之诚，博采众长，鉴古酌今，临床多验而大胆创新之精神跃然纸上，殷殷寄望之情彰显其中，足谓精研仲景学说之探索，乐为此序。

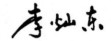

福建中医药大学校长、岐黄学者

2020 年 5 月 15 日

序 三

　　《周来兴论医集》是周来兴医师一生从医五十余年的经验结晶。周老是全国第三批、第六批老中医药专家学术经验继承工作指导老师，福建省名中医之一。

　　我深知周老医德高尚、医风淳朴，正如泉州市卫计委于2017年6月10日在周老举办的全国基层名老中医药专家学术经验传承学习班时贺信所言："周来兴老前辈德术兼备，知识渊博，治学严谨，医术高超，深得众望，闻名海内外，履行中医传承使命，为弘扬岐黄做出了突出贡献。"

　　周来兴医师擅长中医内科、妇科、儿科的诊治，且对脾胃病有较深的研究。本书选载其"脾胃学说进展探讨""'调中州，安五脏'理论源流与临床应用""'脾旺不受邪'学术思想探析""治疗脾胃病用药特点""脾胃病诊治特色"等文章，阐发了他对《内经》《金匮要略》和《伤寒论》的学习体会和临床实践应用，所载文章，可见一斑。他对继承与传承做了较大贡献，如本书中撰写的"随师拾宝"、主编的《骆安邦论医集》及建立的"周来兴老中医传承工作室"，均为佐证。本书中有关临床科研、临证心得、医案选录的内容是周来兴医师治病的范例，其辨证精神皆遵仲景之法，有"经方派"之称，是不可多得的经验。其近五十余年兼顾临床与教学工作，造诣之深，经验之丰，不仅毅力可钦，且仍朝乾夕阳，孜孜不倦，以望高龄，为治学楷模。

　　此书付梓之前，承周老雅爱，出示手稿，使我得以先睹为快，读后有感，乐之为序。

杨叔禹

卫生部有突出贡献专家

享受国务院政府特殊津贴专家

第六批全国老中医药专家学术经验继承工作指导老师

福建省名中医

中国医师奖获得者

2020年5月8日

　　周来兴主任医师系全国首批名老中医药专家蔡友敬、骆安邦的继承人。其少时扎根山区，历尽求学行医艰辛之路，勤求古训，成就于今，是全国第三批、第六批名老中医药专家学术经验继承工作指导老师、福建省名中医、国家中医药管理局农村医疗机构中医特色专科建设项目"脾胃病学科"带头人、全国基层名老中医药专家传承工作室建设项目专家。他从医五十余载，有扎实的中医理论基础和丰富的临床经验，尤其对脾胃学科研究颇有建树；发表论文 90 余篇，主编专著 6 部，为继承、传承、培养中医人才做出了较大贡献。

　　本书分为"医海探索""学术思想""继承拾宝""临床科研""脾胃专病诊治特色""临证心得""古方今用""验方集锦""杏苑漫谈""医案选录"十大部分，汇集周老及其继承人、门人的文章、个案总结、验方等，内容丰富，取材新颖，理论结合实践，穷源探流，深入浅出，富有传统特色，给同仁们与中医学习者以启迪，是周老学术思想和中医理论与临床经验相结合的宝贵结晶，可供中医学习者参考借鉴。

　　在本书的编写过程中，承蒙国医大师杨春波教授、福建中医药大学李灿东校长及原厦门市卫健委主任杨叔禹教授为此书作序，阮传发老师为此书题名，同时也感谢永春县中医院、厦门大学出版社的大力支持，在此一并致谢。

　　由于水平和时间有限，本书难免有错漏之处，敬请广大读者指正。

《周来兴论医集》编委会

2020 年 10 月

目　录

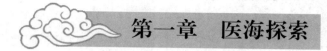

第一章　医海探索

第一节　《黄帝内经》"痹证"初探

痹证，即气机闭阻引起的病证。在《黄帝内经》（简称《内经》）中涉及痹证的有25篇、91则，其中，《素问·痹论》有专题论述。笔者就书中有关痹证的内容做了初步探讨，并归纳如下，以供同仁参考。

一、肢体痹

（一）按病因分类

"风寒湿三气杂至，合而为痹也。"说明风、寒、湿邪是痹证的常见病因。但三邪致痹有所偏重，故按其所胜分行痹、痛痹、着痹。

1. 行痹

《痹论》中有"风气胜者为行痹"，言明行痹为风邪偏重，因风邪性善走窜，故主要脉症为肢体关节游走性疼痛，舌苔薄白或腻，脉浮，如经中众痹、周痹之类。治疗按"客者除之"的治则，宜祛风为主，佐以散寒祛湿，方用《内经拾遗方论》的蠲痹汤（羌活、黄芪、姜黄、赤芍、当归、甘草、生姜、大枣）治疗。后世常用防风汤治疗，以祛风通络、散寒利湿。若行痹日久不愈，治当祛风养血，血足风自灭。

2. 痛痹

《痹论》中有"寒气胜者为痛痹"，言明痛痹为寒邪偏重，寒性凝滞使血脉不通，故主要脉症以肢体关节疼痛不移，遇寒痛剧为特点，其舌苔白滑，脉弦紧或涩。治疗按"寒者热之"和"结者散之"的治则，宜散寒止痛，佐以祛风治湿，后世常用《金匮要略》中的乌头汤加减治之。

3. 着痹

《痹论》中有"湿气胜者，为着痹"，言明着痹为湿邪偏重，因湿性重浊，故临床表现以肢体关节酸重痛轻、肢重难举为特点，舌苔白腻，脉濡缓。治疗按"实者泻之""客者除之"的治则，治当以利湿佐以祛风散寒，方用《内经拾遗方论》的五痹汤

（防己、白术、姜黄、羌活、甘草、生姜）治疗。后世常用薏苡仁汤治之。笔者认为脾土强而能胜湿，更需辅以理脾补气。

4. 热痹

《痹论》说："阳气多，阴气少，病气胜，阳遭阴，故热痹。"说明素体阳盛，感邪热化而致热痹。临床表现以关节红、肿、痛为特点，并有发热、口渴、舌苔黄腻、脉滑数等症。一般认为急性风湿热属热痹。虽《内经》中未提及具体治疗方案，但按"热者寒之"的治则，宜清热祛湿，临床上常予三妙散以清热疏风胜湿治之，若风寒湿表邪未尽，则用白虎加桂枝汤。

（二）按肢体部位分类

根据风寒湿邪伤人的季节与所伤部位不同，分为五痹，即《内经》中以春、夏、长夏、秋、冬五季感邪发病，分为筋、脉、肌、皮、骨为主之的"五痹"。不过临证时，不必完全拘泥于季节，但见是证，即为是病。

1. 皮痹

《内经》有云："卧出而风吹之，血凝于肤者为痹""虚邪搏于皮肤之间……留而不去则痹。"指出邪袭皮肤，凝聚腠理，气血痹阻而为皮痹。症见"在于肉则不仁，在于皮则寒（皮肤寒冷而不痛）"的特点，与现代医学中的局限型硬皮病的临床表现相符。治疗按"客者除之"和"调和阴阳"之治则，宜温通为主，佐以调和营卫、行气活血。方用黄芪建中汤合羌活胜湿汤加减（黄芪、淫羊藿、桂枝、白芍、炙甘草、羌活、防风、苍术、生姜、红枣）。肺在体为皮，"皮痹不已，复感于邪，内舍于肺"则出现"隐疹"及"肺痹"。

2. 肌痹

"病在肌肤，肌肤尽痛，名曰肌痹，伤于寒湿"（《素问·长刺节论》），说明肌痹是由寒湿凝滞肌肤，气血运行不畅所致。症见"肌肤尽痛"，或"不仁"，苔白腻，脉缓。此与肌肉风湿、肌纤维组织炎、多发性肌炎等病的早期症状相似。治疗按"客者除之""寒者散之"的治则，宜祛湿散寒、调和气血营卫。方用除湿蠲痹汤加减（苍白术、羌活、茯苓、桂枝、炒山甲、法半夏、赤芍、丹参、陈皮、薏苡仁）。肌痹之症难以一时速效，宜缓图之。

3. 脉痹

《素问·四时刺逆从论》说："阳明有余，病脉痹，身时热。"说明阴阳之经气有余，脏腑移热，复遇外邪客搏，"在于脉则血凝而不流"（《痹论》），闭阻不畅而成。症见身不规则发热，肌肤热、红、痛等，与热痹类似，治可按热痹治法处理。若寒湿侵入血脉凝滞而成脉痹，则表现为局部冷痛、青紫，苔白，舌瘀，与血栓闭塞性脉管炎相似。治用黄芪桂枝五物汤合小活络丹温通治之；若瘀血郁热，则用桃红四物合四妙勇安汤活血清热解毒治之；若脉痹不已，复感于邪则入舍于心，则形成心痹。

4. 筋痹

筋痹症见"筋挛节痛，不可以行"(《素问》)，"肝……微涩为瘈挛筋痹"(《灵枢》)，主要由于邪阻于筋脉，血少气滞、筋失所养而出现筋脉拘挛、疼痛、屈伸不利、行动不便、脉弦之症。此可见于类风湿性关节炎和神经痛等患者。肝在体为筋，筋痹日久则可传于肝而成肝痹。治疗按"客者除之""急者缓之""虚则补之"的治则，宜养血补肝、柔筋缓急，佐以祛风散寒除湿，用大剂量芍药甘草汤加减可见效验。

5. 骨痹

《素问》说："病在骨，骨重不可举，骨髓酸痛，寒气至，名曰骨痹。"其因是"气血皆少，感于寒湿，则善痹骨痛"。骨痹若以骨髓酸痛、肢体沉重、不能抬举、畏寒肢冷、舌淡嫩、苔白滑为主要表现，治宜温肾散寒，用右归饮合当归四逆汤加减；若以"挛节""卷内缩筋，肋时不得伸，内为骨痹"(《素问》)为主，说明古人已经认识到有的痹证会使关节、肢体失去原有的功能。这些论述，颇似风湿性关节炎及其他与关节疼痛变形有关的疾病。因"久病及肾"，肾主骨，骨之病变多从肾着手，对此类患者宜补益肝肾、强壮筋骨，可使症状缓解。

二、脏腑痹

1. 肝痹

肝痹有虚实之分。虚者，则为"少阳不足病肝痹"(《四时刺逆从论》)、"淫气乏竭，痹聚在肝"(《痹论》)。认为肝气虚，是肝气过用(过用曰淫，指由过劳伤肝之意)。症见疲乏，夜卧多惊等。正如《痹论》中"肝痹者，夜卧则惊"所云，这与肝气虚临床上所表现的懈怠、胆怯等相似。治以益肝宁神，用酸枣仁汤。实者，有邪闭于肝，肝气郁结，横逆犯胃，"弗治，肺即传而行之肝，病名曰肝痹，胁痛，出食"(《素问·玉机真藏论》)。治以调和肝胃，用柴芍六君汤。若肝郁化热则见多饮、尿频，经云为"多饮，数小便"。高士宗认为"木郁则热，故为多饮，郁而不升，故数小便"。治以清肝解郁，宜用丹栀逍遥散加减。此似糖尿病，笔者用此方治本病而获效验。现代医学认为精神神经因素是糖尿病的致病因素之一，肝主疏泄，参与调节情志，故从肝论治，此乃为本病别开一法。至于寒滞肝经之痹，《素问·五脏生成篇》说："有积气在心下支肢，名曰肝痹，得之寒湿，与疝同法，腰痛、足清、头痛。"治宜温经暖肝，即暖肝煎之属。

2. 肺痹

《素问·玉机真藏论》说："风寒客于人……弗治，患者舍于肺，名曰肺痹，发咳上气。"《痹论》亦说："肺痹者，烦满喘而呕。"肺痹，痹者，闭也，邪闭于肺，肺失肃降则咳而气促，烦满而喘，甚则呕吐，属肺痹之实证，与急性支气管炎、哮喘、肺炎相似。《痹论》又说："淫气喘息，痹聚在肺。"由于脏气过用，耗伤肺气，故见呼吸喘促，难以接续。此属虚证之肺痹，与肺心病（心衰期）近似。治应辨虚实，实者宜用宣解法，虚者宜用补气纳肾法。

3. 心痹

《素问·五脏生成篇》说："有积气在中，时害于食，名曰心痹，得之外疾，思虑而心虚，故邪从之。"指出思虑过度，耗损其心，邪气犯心及饮食不节，脾胃损伤，痰浊内蕴，上犯心胸而致心脉痹阻，形成心痹。"心痹者，脉不通，烦则心下鼓，暴上气而喘。"（《痹论》）及"心脉……微大为心痹引背"《灵枢·邪气藏府病形》）。心痹之心悸、心烦、心痛连背、气逆而喘、脉微大，与冠心病、风湿性心脏病类似。临床上多采用益气养阴活血通脉治疗本病。

4. 脾痹

《痹论》说："淫气肌绝，痹聚在脾。"指出脏气过用，内损脾气，运化失司，不能主四肢肌肉，则见四肢乏力、肌肉消瘦之肌肉萎缩无力症状，属痿证之类。治以"治痿独取阳明"之法。若脾失健运，聚湿生痰，上犯于肺，则咳嗽；脾气不升，浊气不降，则呕吐清涎，甚则胸膈闷塞。如《痹论》所说："脾痹者，四肢解堕，发咳呕汁，上为大塞。"综此，脾痹近似现代医学的多发性肌炎。治宜温脾化湿祛寒，调和气机。方用苓桂术甘汤合厚朴温中汤加减（桂枝、白术、茯苓、党参、陈皮、木香、杏仁、干姜、厚朴、甘草）。

5. 肾痹

《素问·五脏生成篇》说："肾痹，得之沐浴清水而卧。"《四时刺逆从论》亦说："太阳不足，病肾痹。"指出素体肾虚，寒湿之邪深侵入肾，或患痹证又复感邪气内舍于肾而成肾痹。《痹论》说："肾痹者，善胀，尻以代踵，脊以代头。"此为脊柱弯曲，伛偻不直，骨质受损，成为废疾肾痹之重症。这些记载，颇似类风湿性关节炎之较后期阶段。治宜补肾祛寒，辅以化湿散风、养肝荣筋、祛瘀通络。笔者用六汗、补骨脂、附子、熟地、骨碎补、淫羊藿、桂枝、独活、赤白芍、威灵仙、麻黄、防风、知母、苍术、牛膝等治本病获得较好疗效。若肾气痹阻，气不化水兼见"善胀"一症，包括浮肿、腹胀、腹水等体征，这又与氟骨症引致肾脏损害时所出现的尿少、浮肿、腹胀相同。

三、十二筋痹

张志聪说："痹者，闭也，邪闭而为痛也。"故十二筋痹多表现为该经筋循行所过之处的筋肉或动作有关的疾患，以运动障碍和疼痛为主，如弛纵、挛急、掣痛、转筋、强直、口噼及关节活动不利，肢体偏废不用等。《灵枢·经筋篇》说："足太阳之筋，其病小趾支跟肿痛、腘挛，脊反折，项筋急，肩不举，腋支缺盆纽痛……"正说明这些筋痹的病证特点。而筋在人体中确实存在，杨上善说经筋"为阴阳气之所资，中无有空"，指出筋的形态当和脉管的中空有别，也指出经筋通过十二经脉营运渗灌的血气而得到濡养，而经筋起着维系骨骼、肌肉、主持周身四肢百骸运动的作用，由神经支配着肌肉运动，如手太阳之筋，"结于肘内锐骨之后，弹之应小指之上"系指尺神经而言，似无异议。故经筋类似于现代医学生理解剖所指的肌肉（主要是肌腱和韧带）以及神经系统中的周围神经。其病候也多反映出该部位肌肉和神经方面的病证。所以筋痹与面神经麻痹、三叉神经痛、肋间神经痛、坐骨神经痛、腓肠肌痉挛、腰肌劳损、腱鞘炎等有相似之处。治疗上《内经》以针灸为主，取穴原则"以痛为输"，寒者用燔针劫刺法以温散寒邪，属热者以泻阳邪为主，不适用燔针劫刺法。笔者在治疗这类疾病时多采用芍药甘草汤缓急止痛。寒者加制川乌、桂枝温通血脉散寒止痛；热者加木瓜、薏苡仁、丹皮清化湿热、舒筋利节，但芍药、甘草用量要大。

综上所述，《内经》对痹证的论述，其内容相当丰富，对痹证首先揭其纲要，主要归纳有：一指病在经络、气血不通的肢体痹；一指邪入内舍，或脏腑功能失调，导致气机闭阻而成脏腑痹。此外，还有以时间长短而命名的暴痹、久痹、痼痹，及以病情深浅轻重而命名的浮痹、深痹、远痹、留痹、大痹等。历代医家从实践中不断地加以丰富和发展，使之愈加完备，并将其用于指导临床，取得了较好的疗效，今天仍值得进一步探讨，加以发掘提高。

（原载于《中国医药学报》2000 年第 12 期）

第二节 《内经》"危重证候"探析

危重证候是生命垂危的标志，审察危候，对指导抢救具有重要意义。我国最早的一部经典著作《黄帝内经》对危重证候的诊断和预后就进行了较详细的记述。笔者重温该书，将有关内容整理如下：

一、神气失守

"神"不能脱离形体，形体倘若无"神"，生命即不复存在，《灵枢·天年篇》说："神气皆去，形骸独居而终。"故神守则可全形，神不守即形不可活。《素问·脉要精微论》说："衣被不敛，言语善恶，不避亲疏者，此神明之乱也。"此即神不守舍，谓之"失守也"。《脉要精微论》又说："得守者生，失守者死。"此属重病失神，即《内经》"阴阳离决，精神乃绝"之谓。

二、色夭不泽

诊察人体面部色泽变化，以测知整体的病证，现代称之为面部色诊全息诊断法。《内经》中有"精明五色者，气之华"，清代潘硕甫认为"气由脏发，色随气华……气至而后色彰"，可见色泽是脏腑精气外荣的表现，通过辨察色泽的变化不但可推知正气的强弱，还可窥知五脏病变。

（一）五色辨危

根据阴阳五行学说和脏象学说的理论，五色应五脏。"五脏已败，其色必夭。"《素问·五脏生成篇》说："色见青如草兹者（暗青如死草）死，黄如枳实者死，黑如炲者（暗黑如煤炭）死，赤如衃血者（红如凝结之血）死，白如枯骨者死，此五色之见死也。"说明五色沉浊晦滞，夭然枯槁，无光无泽，是神气已去、气血俱亡之凶候，其病难治，预后欠佳。

（二）脏色败露

《灵枢·五色》说："赤色出两颧，大如拇指者，病虽小愈，必卒死，黑色出于庭，大如拇指，必不病而卒死。"颧色应心，见之为心阳上亢欲暴脱。此与心脏病的二尖瓣面容相似，其病往往多突发而死。黑为肾主色，"庭"现黑色，是肾绝之候，如肾气衰败、湿浊内蕴的尿毒症患者面色多见黯黑萎黄。有人认为，面部是人体外部反映图，脏腑有疾病时，其面部相应部位便提供内脏的信息，如面颊过于潮红者，肺功能不好。

三、形体衰败

（一）体态衰颓

人是一个有机整体，外形必与五脏相应，从形体各部形态可以测知相应脏腑的病变与否，若五脏虚损，外形则衰，谓之"有诸内，必形诸外"。《素问·脉要精微论》说："头者，精明之府，头倾视深，精神将夺矣；背者，胸中之府，背曲肩随，府将坏矣；腰者，肾之府，转摇不能，肾将惫矣；膝者，筋之府，屈伸不能，行则偻附，筋将惫矣；骨者，髓之府，不能久立，行则振掉，骨将惫矣。"也就是说，头是精气神明所居之处，头部低垂、无力抬起，两目深陷、呆滞无光则是精气神明将衰惫之象；背前连胸，是心肺所居之处，后背弯曲、两肩下垂则是心肺宗气将衰惫之象；腰与肾功能关系密切，腰酸软、疼痛不能转动则是肾将衰惫之象；膝为筋腱聚会之处，两膝屈伸不利、行则俯身扶物则是筋将衰惫之象；骨为藏髓之处，不能久立、行则振摇不稳则是髓不养骨、骨将衰惫之象。以上衰惫姿态是脏腑精气虚衰的表现，多属病情较重，并说明五脏虚损，则其所在之外形，也必有相应的衰颓表现。

（二）肉脱形衰

气全则神旺，血盛则形强、肌肉丰满，若形瘦大肉已脱，则为精气衰竭。《素问·三部九候论》说："是以脱肉身不去者死""形瘦脉大，胸中多气者死""形肉已脱，九候虽调犹死"。这些都强调了肌肉极度瘦削是病危的征象。

四、言微声怯

"言为心声"，言语是神明活动的一种表现。语言的异常，主要是心神病变的体现。《素问·脉要精微论》说："言而微，终日乃复言者，此夺气也。"《伤寒论》载："虚则郑声。郑声者，重语也。"郑声是指神志不清，语言重复，时断时续，语声低弱模糊的症状，是心气内损、精神散乱之虚证，常见于疾病的晚期及危重的患者。

五、真脏脉见

（一）脉率失常

脉一息四至，和缓有力，节律均匀为常脉，反此则病。《素问·平人气象论》说："人一呼脉四动以上曰死，脉绝不至曰死，乍疏乍数曰死。"一呼脉四动以上为太过之极，属数、疾、急、脱脉之类，多主阳极阴竭，元气将脱；脉绝不至为不及之极，属气血内绝之征；忽快忽慢为错乱之极，为气脉败乱之兆，多主脾气欲绝。上述脉象提示病情严重，预后不良。

（二）五脏死脉

"死心脉来，前曲后居，如操带钩，曰心死。""死肺脉来，如物之浮，如风吹毛，曰肺死。""死肝脉来，急益劲如新张弓弦，曰肝死。""死脾脉来，锐坚如乌之喙，如鸟之距，如屋之漏，如水之流，曰脾死。""死肾脉来，发如夺索，辟辟如弹石，曰肾死。"（《素问·平人气象论》）。这些脉象均失充和之气，为无胃、无神、无根之脉，谓之真脏脉见，是疾病重危期出现的脉象，为病邪深重、元气衰竭、胃气之败的征象。五脏死脉所描述的脉象都在脉搏的速率、节律、强度、形态等方面出现异常改变，与严重的心律失常、心力衰竭有关。随着医疗技术的不断提高，通过不断的研究和临床实践，对真脏脉亦有了新的认识，其中有一部分是心脏器质性病变所造成的，但并非一定为无药可救的死证，应仔细观察，尽力救治。

六、阴阳偏极

阴阳偏极，病多夭折。《素问·阴阳应象大论》说："阳胜则身热，腠理闭，喘粗为之俯仰，汗不出而热，齿干以烦冤，腹满，死""阴胜则身寒、汗出，身常清，数慄而寒，寒则厥，厥则腹满，死"。前者内外皆热，阳极伤阴；后者内外皆寒，阴盛阳衰，皆为阴阳偏极、独阳不长、孤阴不生之征，故病多不治。正如《内经》所言："阴平阳秘，精神乃治""阴阳离决，精气乃绝"。

七、病证危候

（一）热病

热病多由热邪或热毒所致，热盛伤阴，阴损及阳，使脏腑功能受损失调而出现各种危候。

（1）热盛气闭，运化障碍，腑气不通。如"老人婴儿热而腹满者死""热病，汗不出，大颧发赤，哕者死"（《灵枢·热病论》）。

（2）热极伤阴劫液。《灵枢·热病论》说："舌本烂，热不已者死""目不明，热不已者死"。

（3）热极伤阴，筋脉失养，肝风内动。《灵枢·热病论》说："热而痉者死。"相当于西医的中枢神经系统感染性疾病以及热痉挛。

（4）热邪入深，肾精亏竭。《灵枢·热病论》说："髓热者死。"髓乃肾之生，髓热及肾，功能衰竭，此属热衰竭。

（5）热伤血络，阴血大亏，气随血脱。《素问·通评虚实论》指出："肠澼便血……身热则死。"《素问·大奇论》也指出："脉至而搏，血衄身热者死。"

（二）泄泻

泄泻而腹胀甚是邪伤太阴，脾气败绝，故《灵枢》有"泄而腹满甚者死""腹大胀，四末清，脱形，泄甚，是一逆"等记载。泄而腹满甚，为邪滞中焦过盛、脾虚衰之征；腹大胀，四末清，脱形，泄甚是脾阳衰败之征，此属泄泻之逆证，是指病情向恶化方向发展，预后不良。

（三）水肿

肿甚出现缺盆，背心、足心平满，肚脐肿满反突等，表示病情严重。《内经》指出："肾脉微大为石水，起脐已下至小腹睡睡然，止至胃脘，死不治。"此为肾阳虚，水泛而土败之征，于临床有很大的参考价值，如一些水肿严重的患者往往会出现心衰和肾衰的危候。

（四）真头痛

头痛剧烈，四肢厥冷者为真头痛，多为元阳败竭，阴邪直中髓海，清阳之气被遏，脉凝不通之重危证。《灵枢·厥病》说："真头痛，头痛甚，脑尽痛，手足寒至节，死不治。"描述了真头痛的临床表现，指出真头痛不易图治，在临床上，见于一些颅内疾病、高血压患者，由于头剧痛而出现的虚脱。

（五）真心痛

真心痛为心痛中的危重证候。《素问·厥病》说："真心痛，手足清节，心痛甚，旦发夕死，夕发旦死。"这种真心痛，其病机为阳气暴脱之厥脱，相当于西医的急性心肌梗死。

（原载于《世界传统医学杂志》1996年第2期）

第三节　《内经》"治未病"初探

"治未病"是《内经》治则学说的组成部分，它强调"未病而治"的预防医学思想，且贯穿于《内经》全书。《素问·四气调神论》等篇明确地提出"不治已病治未病"。名医张景岳对此加以阐发："祸始于微，危因于易，预防此者，谓之治未病。"《内经》对预防医学深刻的认识和高度的重视，对后世医家影响极大。汉代张仲景根据"治未病"的思想提出"见肝病，知肝传脾，当先实脾"的已病防传的治则，并将其用于指导临床，至今仍有重要的指导意义。张仲景寥寥数语，告诫医者必须未雨绸缪，及早制定措施，防止疾病向负面方向转化。笔者不揣简陋，将"治未病"的含义归纳如下：

一、未病先防，治在未病之先

疾病的发生，往往是因为有致病因素作用于人体。当人体抗病能力减弱或致病因素超过抗病能力时，疾病就会发生。一方面，如果体质强健，致病因素就很难起作用；另一方面，积极消除致病因素，避免或减少它对人体的侵害，就可保证不发病或虽病但不重。而未病先防正是防治疾病的积极措施，与现代"预防为主"的基本精神是一致的。《素问·四气调神论》提出"圣人不治已病，治未病"，引用了"渴而穿井，斗而铸兵"的比喻来说明预防医学的重要性，并以"正气内存，邪不可干"的论述强调要重视体质的内在因素；提出了"饮食有节，起居有常，不妄作劳"和"精神内守，病安从来"的养生之道，要求人们从生活起居、饮食、劳动、精神情志各方面进行调养，从而保持正气充足、身体强壮，增强抵抗力，使之"苛疾不起""度百岁乃去"，体现了从生活相关角度积极预防疾病发生的观点。上述观点包含了现代卫生学、心理学、体育学、营养学、气象医学等丰富内容。

（一）调养精神

精神状态是衡量一个人健康状况的首要标准，《内经》很重视通过心理调治来实现防病健身。精神调摄主要体现在兴奋与抑制的相互克制（即和于阴阳），从而达到"阴平阳秘，精神乃治"的目的。《素问·上古天真论》中的"恬惔虚无，真气从之，精神内守，病安从来"，指出思想纯净，没有杂念，保持乐观、积极奋发的精神状态，才能心平气和、精神内守。这种通过提高人体的自身调整能力和自我控制能力来保养真气、预防疾病的方法，值得继承和发扬。若精神失调，七情太过，则可造成阴阳失调，过亢则害，如"怒伤肝""怒则气逆"，不少高血压患者因此而发生脑出血。"抑郁伤肝"还可导致肝郁脾虚而出现消化不良或月经不调的病态。"思伤脾、悲伤肺、恐伤肾"则提出精神刺激会大大降低免疫功能而致病。因此，避免和消除那些会对身心健康造成伤害的心理或社会因素的影响，是预防疾病发生的重要措施。可见，调养精神，就是随时调节自己的情志，适应环境变化，以保证身体健康的重要方法。现代科学证明，50% ～ 80%的疾病是由身心失调所致，故精神调养是防病的重要一环。

（二）体格锻炼

"生命在于运动。"适度的体育锻炼，是增强体质、提高抗病能力、预防疾病的措施之一。《内经》早已提出"和于术数……不妄作劳……度百岁乃去"的锻炼方法，强调"劳逸有度""形劳而不倦"的观点；同时提出久视、久立、久坐、久卧等对身体健康影响的论述，教诲人们锻炼要有"常度"，切勿超过人体的极限。劳作过度则损正气，造成"五劳所伤"。这种按各人体质不同而选择不同的锻炼方法以及锻炼要合乎常度的观点是很可贵的。后世养生家根据这种养生方法创造出动静结合的各种健身体育疗法，如华佗提出"人体欲得劳动，但不当使极尔。动摇则谷气得消，血脉流通，病不得生。譬犹户枢，不朽是也"的观点，结合古代导引法，创造了"五禽戏"，其弟子坚持锻炼，"年且百岁而犹有壮容"。另外，吐纳、导引、太极拳等养生术如今也被广大爱好者所采用。这些做法既有利于正常人强身健体，也有利于患者增强身体素质，又能对药物治疗起到积极的辅助作用。

（三）合理饮食

食物中的营养物质是维持生命、促进发育、强健体魄、增强防病能力的物质基础。而人的气血、津液、精血均来源于脾胃的生化，饮食合理则不病或病经，反之则多病或病重。因此，养生之要义当以食为本。《内经》早已提出以"五谷为养、五果为助、五畜为益、五菜为充""谷肉果菜、食养尽之"，且强调"饮食有节""无使过之、伤其正"，合乎现代营养学的观点，与现代倡导的健康食谱几乎完全相同。所谓饮食有节，关键在于饮食定时，饥饱适中，避免漫无节制地过量摄取使脾胃运化不了，积存体内，造成"饮食自倍，肠胃乃伤"；同时要注意遵循五味调和、寒温适当、素食养生等合理的饮食方式和科学的营养搭配，方可适应人体正常的生理需要，以达到益气血、壮筋骨、健身祛病、延年益寿的目的。

（四）适时养生

《内经》重视人与自然环境的统一性，如《灵枢·岁露论》指出："人与天地相参也，与日月相应也。"说明人不是独立的生物体，而是受自然界和社会密切影响的大系统中的一部分。自然界中的种种运动变化，常常会影响人体的脏腑功能、气血运行而致病。因此，《内经》强调人应顺应自然变化规律，"起居有常"，在"春三月……夜卧早起……以使志生；夏三月……夜卧早起，无厌于日，使志勿怒；秋三月……早卧早起……使志安宁；冬三月……早卧晚起，必待日光，使志若伏若匿……"以适时养生，达到强身健体、预防疾病发生的目的。又如《素问·金匮真言论》提出"五脏应四时，各有所受乎"，说明五脏的功能活动与四时阴阳相适应，所以，顺从四时气候的变化规律，调理脏腑，调畅气血，调摄精神，适应自然界的生、长、收、藏的变化，能够保持人体内外阴阳的相对平衡，从而达到保持和增进身心健康的目的。

（五）科学用药

药能治病，也能防病，还能延年益寿，是中医得心应手的法宝。例如，《备急千金要方》的天门冬方、枸杞根方、黄精膏；《寿亲养老新书》的二黄方等延年益寿秘方，都是从《内经》"治未病"的思想中悟出的。现代观点认为，扶助肾气的药物能提高免疫功能，起到抗老、防病、益寿的作用。笔者选用补脾、益肾、调理气血之品制成的长寿保健酒，对早衰症状有明显改善作用；研制的清清香，可以杀菌、清新空气、提神醒脑、防治流感等传染病，起到防病保健的作用。科学用药，以药减灾，以药防病，同样是"治未病"思想的延伸和发展，因此科学用药对保持和增进身心健康非常重要。

二、既病防变，治在发病之初

"治未病"还包含了"既病防变"的观点。从脏腑相关角度出发，及时治疗，防止疾病传变。《素问·阴阳应象大论》指出："善治者治皮毛，其次治肌肤，其次治筋脉，其次治六腑、其次治五脏。治五脏者，半死半生也。"说明了早期治疗的重要性，并提出疾病的传变是由表入里、由轻变重、由简单到复杂的过程。因此，在防治疾病的过程中，必须掌握疾病的发生、发展规律及其传变途径，做到早期诊断（断在病之"微"），有效治疗，"救其萌芽"。例如，感受六淫时邪而致病者，要及早阻断传变的途径，谓之"卒然逢之，早遏其路"（《离合真邪论》）；治外感热病，笔者于清热中加凉血活血之品以防邪入营血之传变。《热论》的"三阳经络皆受其病，而未入于脏者，故可汗而已"便说明了病在初期阶段及早治疗的意义；而脏腑疾病的传变，要按生克规律来采取有效的预防措施，如"见肝之病，知肝传脾，当先实脾"，就是说从五行生克规律测知肝病传脾的演变规律，在治肝病的同时考虑"实脾"，以防止肝病传脾，既注重"已病"，又着力处理已病和未病之间的关系。后世医家根据这种观点，在治肝病时往往采用扶土抑木或清肝护脾之法。再者，有些患者旧疾又添新病，而新病往往会诱发旧疾，则必防其并发，如痢疾又挟伤食，先除其食，则"敌之资粮已焚"，痢疾常可很快治愈。脾胃虚寒又感风热之邪者，治以辛凉解表则必防伤胃，须酌加顾护胃气之品；肺痨又感风寒，治以辛温则必少佐养肺之品以防辛温伤肺阴……诸如此类，都是根据不同病因、病情和传变规律而采取不同的早期治疗方法。《内经》还提出必须掌握治病时机，治于发作之先，如《素问·刺热篇》中的"病虽未发，见赤色者刺之，名曰治未病"，即要求医生见微知著，在发作之前治之，即"逢而泻之"，可收"至期而已""其病立已"之效。若不掌握治病时机，当治不治，就会贻误病情。又如《素问·疟论》以疟疾为例，主张休作有时的疟疾治疗，在发作当盛时切勿针治，"无刺熇熇之热，无刺浑浑之脉，无刺漉漉之汗""必候至其衰则刺之"。也就是说，在治疗疾病之前，必须掌握病变演变规律，候其病机，当机立断，采取有效措施阻止病变的发展，治在疾病发作之先。

三、除邪务尽，使病愈防复燃

病初愈，在康复阶段，患者大多存在病后余邪未尽，正气尚虚，机体阴阳失去平衡，脏腑组织功能尚未完全恢复正常的情况，这就要求在康复医疗的过程中，做到除邪务尽。针对患者气血衰少、津液亏虚、脾肾不足、血瘀痰阻的病理特点，采取综合措施，促使脏腑组织功能尽快恢复正常，达到邪尽病愈、病不复发的目的。《素问·异法方宜论》所提倡的"圣人杂合以治，各得其所宜，故治所以异而病皆愈"便是此义。笔者在治哮喘时，采用"冬病夏治"法（三伏灸），结合除邪务尽，在哮喘发作得到控制后，以六君子汤加胡桃、川贝、补骨脂、沙参等补脾化痰和益肺纳肾，在防治哮喘复发方面取得显著效果，采用此法治疗了320例哮喘患者，治愈率达82%。

综上所述，《内经》关于"治未病"的法则，首先注重未病先防；已病之后，则当早期诊治；而在具体施治时，又贵在把握疾病传变规律，采取有效措施截断病机，及时控制疾病的进一步发展。《内经》以防病为主的"见微知著""防微杜渐"的预防思想，强调在得病前，主动防御自然界致病因素的侵袭；在得病后，及早治疗；在病愈后，做好康复，以防复发。

（原载于《中医药通报》2007年第6期）

╟ 第四节 脾胃学说进展探讨 ╢

一、脾胃学说的形成

（一）萌芽于秦汉时期

《黄帝内经》是最早奠定中医脾胃学说理论基础的医学著作，系统地对脾胃学说的解剖生理、病因病理、预防治疗做出了初步和系统的探讨与总结。《内经》认为，脾与胃在五行属土，为"仓廪之官"，水谷精气出于此，故以胃气为"人身之本"。《内经》虽有关于脾胃解剖形态的记载，但由于中医对脏器的认识更侧重于生理功能与病理变化，对脾胃在解剖基础上赋予了脾主运化、脾主气血生化、脾主肌肉等功能，因此其与现代医学的器官解剖形态学有一定的差别，《内经》中的"脾胃"实际上是多脏器、多系统的一个功能单位。总之，《内经》对脾胃生理功能的认识为后世脾胃学说的发展建构了一个完整的框架。历代医家穷《内经》之要旨，集临证之经验，脾胃学说代有发展。

东汉时期，张仲景以《内经》为基础著成《伤寒杂病论》，其中对脾胃学说在生理、病理、病因、治疗等方面都做了全面阐述。《伤寒论》重点阐述外邪内犯伤脾胃，并指出脾胃虚是外邪内犯的前提，而《金匮要略》所论脾胃病则以内伤为主，在很多病证治疗中集中体现出顾护脾胃的思想。《伤寒杂病论》中的一些名方至今仍广为应用，且疗效卓著，如小建中汤、理中汤等。至此，脾胃学说在祖国医学的地位已基本确定。

（二）发展于唐宋时代

唐代医家孙思邈对《内经》研究颇深，其晚年开始接触《伤寒论》，著有《千金要方》与《千金翼方》，在杂病辨治中以五脏六腑为纲、寒热虚实为目，脾胃学说因此具有了非常丰富的内容，而且具体易学，易被习医者接受。宋代著名儿科大家钱乙，在总结历代医家的思想基础上，提出"脾主困"的学术思想，创造出益黄散，以运脾的名方治疗脾虚湿困之证，广泛用于小儿食不消、吐泻、疳积、慢惊等多种病证。儿科大家万密斋重脾胃，治疗尊"中和之道"，妙在补泻兼施，指出"今之调脾胃者，不知中和之道，偏之为害，喜补而恶攻。害于攻者大，害于补者岂小哉"，强调中和之道的重要性，认为关键是一个"度"字。所谓"度"，就是要达到阴阳的动态平衡，由此，脾胃学说得到初步发展。上述医家以《内经》为基础，以脏腑学说为出发点，对脾胃学说进行了不断完善，但多以单一脏腑的寒热虚实为主线，缺少脏腑间的联系。

（三）全盛于金元明清

金元时期是我国医学最繁荣的时期，各个学术流源、各种学术思想在争鸣中不断发展，脾胃学说在此阶段尤为突出。易水学派的张元素总结继承前人有关脏腑辨证的要旨，对脾胃病的认识进一步深化，构建了更完整的体系，提出"土实泻之"，方法有泻、吐、下；"土虚补之"，方法有补母、补气、补血。根据"脾喜运、胃喜降"特点确立了治脾宜守、宜补、宜升，治胃宜攻、宜和、宜降的治法，在实证治法中提出"养正积自除"的观点，首创"枳术丸"，提出以白术为扶养脾胃之要药。

张元素弟子李杲根据当时战乱繁多、民不聊生、脾胃内伤之民情，结合自身丰富的临床经验及对发病机制的认识，著有《脾胃论》，阐明"脾胃内伤、百病由生"的脾胃观。他突出强调两个基本观点：其一，脾胃是元气之本，脾胃一伤则元气衰，病即由生，重视脾胃对元气的重要作用，把脾胃内伤作为亏损及内伤总病机的理论依据；其二，脾胃居于中焦，为精气升降之枢纽，强调脾胃之气的升发。他对内伤脾胃、体虚发热提出中热论，在治疗上突出升阳益气、甘温除热，从而创造了补中益气汤、升阳散火汤等；但在升降问题上，他特别强调阳气，忽视阴精，强调升发，忽视潜降，诚为美中之不足。

在李杲思想影响下，金元明清时期产生了大批在脾胃学说上颇有建树的医家，最具代表性的是温补学派及王进之创立的"阴证学说"。

明清时期在朱丹溪滋阴学派之后发展起了温补学派，主要思想是强调脾胃肾命门对生命的主导作用，使脾胃学说取得了进一步的发展。代表人物薛己对于脾胃病的治疗，强调"补火生土"，即肾命门对脾胃的温煦作用。明末李中梓创立先天后天根本论，阐明先天之本在肾、后天之本在脾的思想，主张补脾补肾兼行，不局限于脾胃。

清朝的叶桂，在李杲脾胃理论的基础上，又创立了胃阴学说。他认为胃为阳土，喜柔润而恶刚燥，且腑宜通，以通为补，因此在临证上创设养胃阴及通补胃腑之法。养胃阴，多选用玉竹、花粉、沙参、石斛、麦冬之品，甘凉濡润，使津液来复，通降自成，而不宜选用苦降或苦寒下夺之品，谓之"阳明燥土，得阴自安"。叶氏还广泛应用通络法治脾胃，认为病"初为气结在经，久则血伤入络"。诸病在络，痛则不通。而论治以通为主，药以辛为主，以润为辅，辛可出阳，润能入阴，辛助其行，润助其通。病在血宜辛柔活血；病在气宜辛香理气；血瘀湿滞者，又宜以虫类药为丸，缓攻搜剔；阴虚络热者宜清润；阳虚络寒者宜辛温；实证偏通，用化瘀逐饮等法；虚证偏补，用柔剂通药；等等。理法方药，自成体系，为脾胃论治独辟蹊径，在理论和治法上补充和发展了脾胃学说，对后来脾胃学说的发展予以重要的启迪。

金元以来脾胃学说的发展，是在经典著作指导下，由单一模式到多元化模式、由学说出现到完善补充发展的过程。

二、脾胃学说的现代研究

中华人民共和国成立后，国内医学界越来越重视对脾胃学说的研究，认为脾胃乃后天之本，其生理功能对维护人的生命起着至关重要的作用。临床上运用补益脾胃的方法可以治疗多种病证，并能取得显著的疗效，因此，对脾胃学说本质的研究引起了国内医学界的广泛兴趣。相关研究方法除了不断整理、发掘古籍外，还包括在中医理论的指导下，将传统与现代研究方法相结合，从生理、生化、病理等方面多学科、多指标、多途径地进行由临床到动物模型实验等的广泛研究。

（一）脾的生理功能研究

李氏认为"脾气散精""营之居也"，水谷精气、饮食营气的吸收输布与小肠的吸收相关，且随着研究的不断深入，发现脾的生理功能并不局限于消化系统，它可能是多系统功能的综合。

（二）脾虚诊断标准研究

2000年中华医学会消化病学分会全国慢性胃炎研讨会意见的诊断标准：①大便溏泻；②食后腹胀，喜按；③面色萎黄；④食欲减退；⑤肌瘦无力。具备以上三项即可诊断为脾虚；同时提出，口腔唾液 pH 值、胰功肽、胰淀粉酶活性及皮肤电位四项可作为脾虚证的参考指标。

（三）脾虚本质的研究

脾虚的消化系统改变：

（1）组织学上的改变：王氏等发现脾虚型患者胃体和胃窦部黏膜常呈苍白或红白相间并以白为主。

（2）消化道液分泌的变化：经实验研究发现，脾虚患者消化腺分泌和储备能力不足，化学性消化机能低下，唾液淀粉酶活性下降在脾虚证中具有一定的特异性。

（3）吸收功能的改变：吴氏发现 50% ～ 60% 的脾虚患者大便中可查出未消化食物和脂肪颗粒。

（4）胃肠道运动改变：周氏等认为脾虚患者有结肠运动亢进的现象，还发现功能性改变多属虚证，器质性改变多属实证，虚证往往以脾的证候为主，而实证则以胃的证候为主。胃肠道运动改变可作为中医辨证的客观指标，如低张胃常提示脾虚；胃底畸形积气常提示气滞；等等。

（四）免疫功能研究

冯氏认为脾胃健，则黏膜丰。正常的胃肠黏膜具有保护性屏障作用，可以防止胃壁的自身消化及食物与药物的化学性和物理性损伤，可以防止致病性微生物侵入，脾胃的防御、保护功能对防止疾病发生至关重要。近年来，不少研究单位以机体免疫功能作为反映"脾旺"或"脾虚"程度的一个客观指标，脾虚者的细胞免疫及体液免疫功能均比正常人为低。

（五）神经内分泌功能改变

贾氏发现，脾虚患者的17-酮皮质类固醇均较正常人低，儿茶酚胺水平也偏低。广东中医院等还发现脾虚者血压偏低，脉搏变慢，而冷压试验、卧立试验等均表现为副交感神经偏亢现象。

（六）代谢功能改变

王氏认为，脾胃是化生水谷精微的主要脏腑，脾主运化对机体的新陈代谢起着重要的作用，机体内脂质代谢同样依靠脾的运化功能，即脾的运化功能是脂质代谢的关键。金氏认为，脾虚患者会出现糖类、脂肪、蛋白质三大物质的代谢障碍。

（七）胃镜检查分类与慢性胃炎的中医分型关系

武氏等发现，脾胃虚弱型患者以红斑渗出性胃炎为主，肝胃不和型患者以隆起糜烂性胃炎为主，胃阴不足型和脾胃湿热型患者均以萎缩性胃炎为主，胃络瘀血型患者则以出血性胃炎为主。

以上研究选择了许多客观指标进行探索，从中筛选出了一些关联性较强的指标，为临床论治脾胃病提供了科学依据，使脾胃学说融入现代科学之中，对加速中医现代化起到了重要的作用，进一步完善和发展了脾胃学说。

三、当代中医的学术观点

（一）强调脾胃升降作用

当代中医认为"无升则无降，无降则无升"，把重视脾胃的升降作为气机调理的重点。姜春华认为，脾胃为一身气机之枢纽，脾升则健，胃降则和。临床上调治脾胃疾病常用健脾升清、和胃降浊之法，代表方为补中益气汤、旋覆代赭汤、枳实导滞丸等；董建华认为，胃腑以通为用，以降为顺，降则和，不降则滞，反之为逆，故应脾胃同治，升降并调，关键在于掌握升清降浊的分寸；路志正则强调升降相宜、顾其润燥、调畅气机宜权中庸；葛仰山在治疗脾胃病的经验中认为："中流换澜之法，莫贵乎升降。而升降之法又各有千秋，调和肝胆以济中州，是升降中的法中之法"。其在临床上创制了3个有效方剂：①益脾启中汤用于肝胆不升、疏泄不及、中气下陷之证；②养胃启中汤用于肝气犯胃、郁火灼阴之证；③舒肝启中汤用于肝郁阳虚湿阻症。在"升降"治法上，现代中医名家们各有建树。

（二）健脾以运为主

儿科学家江育仁继承了钱乙"脾主困"的重要学术思想，提出"脾健不在补贵在运"的思想，认为运脾法是调整小儿脾胃功能的核心。在运脾的治疗中，首重苍术，指出苍术味微苦，气味芳香而性温燥，功能芳香悦胃，醒脾助运，开郁宽中，疏化水湿，正合脾之习性；赵棻调节脾胃功能注重健运，认为健运为安，取其中和，喜用二芽，因其禀开发之气，具有化中枢、熟腐水谷的特色。

（三）理脾胃以调气血，多法兼治

施今墨临证重视脾胃，善调气血及治胃病的经验如下所示：

（1）寒宜温，治宜温药和之，用辛开温散之法，常用良附丸、理中汤之类。

（2）热宜清，治宜寒折，常用三黄石膏汤、三黄泻心汤之类。

（3）虚宜补，治宜补益，常用四君子汤、参苓白术散之类。

（4）实宜消，治宜消导，常用保和丸、木香槟榔丸类。

（5）痛宜通，通有通气、通血之别，并有寒通、温通之分。

（6）呕逆宜降，治宜使胃气下行为顺，常用旋覆代赭汤、橘皮竹茹汤等。

（7）嘈杂宜和，治宜寒热药并用，常用左金丸、半夏泻心汤之类。

（8）津枯宜生，治宜养阴生津，常用麦门冬汤之类。

李聪甫则提出"理脾胃，调气血，保津液"的学术思想。上述医家均丰富了脾胃病的治疗方法。

（四）益气养阴是治胃病之本

邓铁涛教授认为溃疡病，其病位在胃，从病机分析，热证、实证多由胃所致，虚证、寒证、湿证多由脾所致，虚寒过其往往由脾胃阳虚所致，气郁、气滞多由肝失条达或肝气过盛所致。邓教授强调，本病虽成因多种，但脾胃气虚是根本，健脾气或兼养胃阴是巩固治疗之大法。

（五）重视脾胃之气，治病从脾胃入手

蒲辅周认为，凡病之发生、转归，莫不与脾胃有关，并提出察病先察脾胃强弱，治病先顾脾胃盛衰，要处处注意保护胃气；认为胃气不任重剂，对慢性病力主宁可再剂，不可重剂，祛邪和扶正都宜小剂量，以便轻舟速行。岳美中法东垣"脾胃内伤，百病由生"的思想，强调"治病首先注意脾胃"的观点。张泽生认为脾胃的盛衰直接影响疾病的发生、发展、转化和预后。脾胃健旺，五脏可安，所以治病多从调理脾胃入手，主张外感祛邪，也要处处照顾胃气，对内伤诸病，更要着眼于脾胃，说明一切疾病的发生都

与脾胃强弱有密切的关系。

这些学术观点各具特色，充实并丰富了脾胃学说的内涵，促进了脾胃学说的发展，是一份非常宝贵的财富，值得继承、发扬和进一步探究。

四、探讨

纵观脾胃学说的发展和过程，可以说其萌芽于秦汉时期，奠基于唐宋时代，充实于金元，形成于明清，发展于当今，并融入了现代科学，新型现代脾胃学说由此创立。对于脾胃学说，虽由单一脾胃发展到与肝、肾相关，但仍缺少多脏腑间的联系。在深入学习前人脾胃学说的中医整体观和脏腑相关理论后，可在治脾胃病时确立辨病与辨证、整体与局部综合调治法，突出了脾胃与气血调治在治病中的作用。对溃疡病、胃炎，主张活动期以辨病为主。由于当今环境变化巨大，生活节律加快，饮食趋于滋腻，疾病的病因、病理较复杂，症状表现多夹杂，尤其在活动期更显露出这一特点，因此治疗多采用虚实兼顾、寒热并用、气血同调。缓解期以辨证为主，则采取健脾和胃、理气活血，辨证之中兼用疏肝理肺、补火生土等法，并创立"疏通论"，以疏肝利胆、通腑和胃、升清降浊、调理脾胃等法治疗肝胆病、胃肠病。又根据脾胃生理特点，提出燥湿与滋润同用、升降同施、寒温并治、补通结合，重视适度，掌握升之勿亢、降之勿陷、燥之勿刚、润之勿腻、温之勿燥、清之勿寒，以符阴阳平衡之理，使万密斋"中和之度"的观点得到进一步发挥并使之具体化，以此作为脾胃专科的特色之一。

（原载于《世界传统医学杂志》1999 年第 3 期）

第五节　闽南经方流派经验

一、医事传略

闽南经方流派为闽南"经方派"，其祖师庄世德是晋邑名医，自幼拜师学医，精通《伤寒论》《金匮要略》等经典，常以经方治病，对外感发热、疑难杂症的治疗有独到之处。其弟子骆安邦主任医师，于 1991 年被确定为全国首批 500 名老中医药专家学术经验继承工作指导老师，享受政府特殊津贴，被确定为闽南经方流派继承人。骆安邦自幼师从舅父庄世德学医，尽得其传，1940 年出师回故里悬壶济世，1954 年又进入福建省中医进修学校深造；先后在晋江医院、晋江中医院研究所、晋江市中医院任所长、院长，兼任晋江卫校教师，从事医疗、教学事业 50 多个春秋，阅览群书，攻学经典，尤对《金匮要略》《伤寒论》有较深的研究；在医疗、教学、科研诸方面颇有建树，著有

《医论集》《经方实验录》，编写了 30 万字的《金匮教参》；在临床上，遣方用药，善用经方治疗危重急症和疑难杂症患者，在抢救中风、急慢性肾炎、尿毒症、心绞痛以及暴崩等方面有专长，取得可喜成果。例如，1980 年，邵××，女，38 岁，因年终昼夜加班，劳累过度，月经超前来潮，月经量多，心悸，头晕，经当地医院以止血强心处理后稍有好转，过 3～4 日，小腹阵痛，骤然暴崩不止，血下如注，随即不省人事，血压测不到，经医院采取急救措施，患者仍奄奄一息，遂邀骆老会诊。症见：面色苍白，呼之不应，头面冷汗，四肢厥逆，脉细欲绝，证属暴崩骤脱、气血两伤、真阳垂危之恶候，宗"急则治其标"，急投独参汤，以高丽参 10 g 急煎灌入，20 分钟后额汗收敛，可闻微弱呻吟和太息声，继予大剂人参四逆汤加龙骨、牡蛎，水煎服，分次频喂，15 分钟后厥回肢温，血压回升，阳回脱固，改用当归补血汤合胶艾汤，嗣后以十全大补汤，善其后，调理月余，恢复健康。当时在群众中、同仁中，其以"起死回生之高手"被传为佳话，因而以"经方家"而驰名海内外。

　　笔者为闽南经方流派代表性传承人，大专学历，先后毕业于泉州医专（中医专业 4 年）、香港亚洲函授学院（中西医专业 2 年），1994 年继承骆安邦老中医 3 年结业出师，1997—2002 年参加美国世界传统医学研究院博士研究生远程教育；1965—1978 年在永春县一都中心卫生院任医生兼院长，1978—1984 年在永春卫校任教师兼校长，1984 年至今在永春县中医院任主任医师，现兼任名誉院长；其中，1974 年在泉州一院中医科跟师国家级老中医专家蔡友敬一年，1981 年参加福建省《内经》班学习一年；著有《骆安邦论医集》《周来兴论医集》《疑难杂症临床经验》《验方薪传》等；主治内科、儿科、妇科，擅长脾胃、肝胆等疑难杂症的诊疗。

二、学术思想

（一）辨证施治，突出整体

　　在《内经》《金匮要略》整体观和脏腑辨证思想启迪下，骆老进一步阐述了脏腑相关学说，强调人是一个有机的整体，认为一脏有病可影响他脏，治疗时必须照顾整体。例如运用脏腑相关学说治疗胆囊炎等疾病，他认为肝胆相表里，与胃密切相关，胆汁源自"脏之余气"，为胆之上源，胃为胆之下邻，与胆相通，生理上疏下通则胆安，据此提出"疏上源通下腑，胆自安"的观点，采用疏肝利胆通腑之柴胡汤类及四逆散随证加减治疗胆囊炎、胆结石等症，获得可喜疗效。

（二）善用经方，贵在辨证

　　骆老常言："诊病不辨证，治疗便无所适从，只求按病寻药，则脱离中医辨证特长。"疾病是千变万化的，病机是错综复杂的，同一种疾病，常因人因地因时而异；不同阶段的同一种疾病，证候亦各不相同，如肾盂肾炎、盆腔炎，西医将其分为急性期、慢性期，从中医角度可辨为寒热虚实，故不可认为炎症可千篇一律地用苦寒清热治疗，若属虚寒型炎症，用之则逾益其寒，而当温补调之。临床上常用当归芍药散疏肝健脾、活血利湿，治愈肾盂肾炎、盆腔炎，方中虽无一味苦寒清热之品，却能达到炎症消失而病愈的目的，故辨病选用经方要突出辨证。

（三）五脏有病，脾胃论治

根据中医"土为万物之本""脾旺四季不受邪""内伤脾胃、百病由生"的理论，骆老认为脾胃乃后天之本、气血生化之源、气机升降之枢纽，在人体生命活动中占有重要的地位，与一切疾病发生有着密切的关系。结合几十年行医经验，他认为，随着当今人们生活环境、饮食习惯的改变，脾胃病的主要病因也发生了变化，精神压力大则肝郁乘脾，恣食酗酒则伤胃，冷饮凉食则损伤脾阳等成为内伤脾胃的主要因素，致使脾胃运化失常，损及内脏，体质下降，富贵病之势突显，故而提出"调中州、安五脏"的学术观念，以健脾和胃、消食助运提振生化之源，增强体质，达到有病治病、无病防病、强身健体、防患于未然的目的。在临床上，强调五脏有病当从脾胃论治，以此治愈不少疑难杂症。

三、临床经验

（一）选用经方，以辨证为主

辨证论治是中医特色，不但在初诊时应注意四诊合参，精准辨证，而且在整个病程中，均要仔细观察，方能遣方用药，切中病机。有一例胁痛的患者：张××，男，62岁，左胸腹反复抽痛难忍，伴灼热感一年余，经多家医院全身体检均显示无器质性疾病，按神经痛治疗未能治愈。近日来疼痛加剧，以止痛药度日。诊之舌质暗红，边有瘀斑，苔薄腻，脉弦滑，左关涩，局部无压痛，二便正常，情志稍烦躁。虽无病可辨，但当以辨证为主，舌暗红，边有瘀斑为瘀血之候，脉弦主肝，脉涩为肝郁气滞，烦躁系肝郁化火之象，痛灼热感则为瘀热之候，其痛病位为肝经循环之处，辨证为肝郁气滞、气血不通，治宜疏肝解郁、理气活血止痛，方选四逆散加减：柴胡 6 g、枳实 10 g、白芍 80 g、川楝子 15 g、元胡 10 g、板蓝根 15 g、甘草 6 g，仅服 8 剂而愈。四逆散在《伤寒论》中虽主治少阳郁证，但取其疏畅气机之功，用于肝经郁滞。方中白芍量大，与甘草配合达缓急止痛之功，又辅以金铃子散助理气止痛之力，妙用板蓝根清肝之郁热。方药与病证合拍，见效神速。

（二）治疗各种疾病，重视脾胃的作用，认为"调中州"可"安五脏"

有一例骨髓异常增生综合征的患者：陈××，男，65岁，头晕、乏力、心悸、浮肿、皮下紫斑，经省级医院诊为骨髓异常增生综合征，给予化疗两个疗程，因体弱难再接受化疗，故回家就诊接受中医治疗。症见：少气懒言，面浮苍白，头晕，纳少，眠差，口略苦且干，大便量少，小便微黄，血常规 WBC 18.3×10^9 g/L，Hb 5.0 g/L，PLT 62×10 g/L，舌暗淡有齿印，苔白腻微黄，脉细数，右关沉按无力，证属脾胃两虚，气血不足、邪毒内蕴、正虚邪实是本病的关键。治用健脾益肾以扶正，重在甘温补中，从脾胃立论，以化气血之源；祛邪又在健脾化湿、活血祛毒之中，体现"中土安和、天地位育矣"的思想，方用异功散加味：太子参15 g、白术10 g、茯苓15 g、陈皮10 g、生黄芪15 g、红枣6 g、麦芽15 g、黄精15 g、女贞子10 g、丹参15 g、鸡血藤15 g、红花3 g、白花蛇舌草15 g、甘草3 g，以此方加减，调治半年，难病告愈（注意：个案的成功不代表此法能够应用于所有此病患者，切勿自行服药，请及时至正规医院由专业中西临床医生进行诊治）。

（三）传经方之精华，创经方之创新

（1）运用经方半夏泻心汤加减治疗慢性胃炎、反复口腔炎、食道反流病等获得显著疗效。应用半夏泻心汤加减治疗寒热错杂型慢性浅表性胃炎490例，总有效率达95.9%，基本方：制半夏10 g、蒲公英30 g、川连3 g、干姜8g、党参15 g、田七3 g、红枣5 g、茯苓15 g、炙甘草3 g；嗳气加砂仁5 g，佛手干10 g；泛酸加浙贝6 g、海螵蛸8 g；疼痛加五灵脂10 g；幽门螺杆菌（*Helicobacter pylori*，Hp）阳性加白花蛇舌草15 g。每日一剂，水煎，分两次服，连服一个月。方中以党参、茯苓、红枣、炙甘草甘温益气补其虚；制半夏、干姜辛温开结散寒；川连、蒲公英苦甘寒以清其热；田七活血化瘀止痛。整方相配，寒热并用，苦降辛开，补气和中，活血化瘀，达到气机升降得调、寒热得清、邪祛正复，病自安。本方去田七加砂仁，治疗寒热错杂型胃食管反流病88例也获得满意效果，总有效率达93.2%；同时对反复性口腔炎也有很好的疗效。

（2）《金匮要略》经方的百合地黄汤治百合病，甘麦大枣汤治疗脏燥病，其临床应用范围较广，对在情志方面由刺激引起的精神分裂症、神经衰弱、癔症、抑郁症、失眠、妇女更年期等疾病有效。辨证属于阴虚内热、心神不宁者，均可选用上方治疗。百合地黄汤具有清心安神的作用，甘麦大枣汤具有养心宁神的作用，根据病情可单方选用，也可合方而用，取其养阴清心、安神宁志之精华，引申扩大应用范围。有一例更年期及癔病患者：曾××，女，患病十多年来求医无数，但未见效。症见：潮热，时而一阵烘热汗出，哭笑无常，多愁善感，默默不欲食，口稍干，难以入眠，大便稍干，小便时黄，舌较红，少苔，脉细略数，证属阴虚内热、心神不宁，治以清心除烦、宁心安神，方用百合地黄汤合甘麦大枣汤加减，调治三个月而病告愈。

四、医案存真

（一）悬饮（渗出性胸膜炎）

刘××，男，58 岁，2009 年 3 月 1 日初诊。

主诉：咳嗽、胸闷、胸痛 10 余天。

现病史：10 天前因劳感寒，发热畏冷，咳嗽胸胁隐痛，深呼吸加剧，经当地卫生院对症治疗，发热虽退，但咳嗽胸痛未除，平卧转侧较困难，转县医院住院治疗，诊为"渗出性胸膜炎、胸腔积液（中等量）"，给予抗菌消炎及胸腔穿刺抽液等处理，经治疗 5 天后病情好转，患者要求出院，继而求诊中医治疗。刻诊胸闷，左胸痛，咳则加剧，胸背酸痛，咳嗽，痰白质稠量多，夜有低热，面有升火，精神稍萎，口臭纳差，小便微黄，大便较干，舌质暗红，苔腻微黄，脉沉弦滑。

体格及理化检查：体温（temperature，T）37.6℃，脉搏（pulse，P）78 次 / 分，呼吸（respiration，R）21 次 / 分，血压（blood pressure，BP）146/82 mmHg；胸廓发育正常，肋间隙较饱满，呼吸运动减弱，左下肺野叩诊呈实音，双肺呼吸音粗，无明显干湿性啰音，左下肺呼吸音减弱；心界正常，律齐，无明显病理性杂音，腹部正常。胸片检查：左侧胸腔积液（约 30% ）。

西医诊断：渗出性胸膜炎。

中医诊断：悬饮（饮停胸膈）。

治则：祛湿化痰，泻肺逐饮。

方药：瓜蒌半夏汤合葶苈大枣泻肺汤加减。处方：瓜蒌 15 g、半夏 10 g、薏苡仁 30 g、白术 10 g、茯苓 30 g、葶苈子 10 g、红枣 8g、桑白皮 12 g、黄连 4 g、百部 15 g、桃仁 8g、甘草 3 g，水煎服，每日两次。

医嘱：休息，避风寒，饮食以清淡为主。

二诊（3 月 7 日）：本方连服 6 剂后，患者胸闷胸痛减半，能平卧，咳痰减少，舌红苔稍黄腻，脉弦。承前方去黄连、桃仁，加陈皮 10 g。水煎服，每日两次。

三诊（3 月 12 日）：6 剂药尽，患者的症状及体征全部消失，胸片检查示胸腔积液吸收。唯感胃脘不适，纳食不香，改用异功散加味，健脾利湿，补土生金，断其饮邪之源，以善其后，连服十余剂获痊愈。随访半年未复发。

【按语】：渗出性胸膜炎属中医"悬饮""胁痛"范畴，传统的治疗方法是以攻逐水饮为主，"十枣汤""葶苈大枣泻肺汤"为首选方。笔者认为，十枣汤虽能竣攻水饮，治标力雄，但对年事较高患者不利，攻邪易伤正，且患者在邪盛期已使用抗生素及胸穿抽液减缓病情，现发热已退，胸腔积液减少，胸闷胸痛较轻，已能平卧，病程处于盛衰期（缓解期），故此时选用逐水之功较轻的葶苈大枣泻肺汤逐饮；加瓜蒌、制半夏清化痰饮，宽胸散结，使湿邪去，胸阳通，通则不痛，即取《金匮要略》中"胸痹不得卧，心痛彻背，瓜蒌薤白半夏汤主之"之意；辅以白术、茯苓、薏苡仁、陈皮健脾利水，"脾为生痰之源"，健脾则痰湿不生，"脾为气血生化之源"，脾运正常则气血充足，以利病情恢复；桃仁活血祛瘀，百部润肺杀虫，桑白皮泄肺平喘，黄连清热燥湿、泻火解毒，伍之可清遗留之余邪；继则用异功散健脾利湿，扶正固本，防止水饮回升。

（二）心悸（风湿性心脏病）

> 周××，男，61岁，1991年6月4日初诊。
>
> 主诉：关节疼痛十余年，心悸气喘，动甚一年多。
>
> 现病史：关节疼痛，时治时发十余年，近一年来伴心悸、气喘，经福州省立医院诊为"风湿性心脏病、二尖瓣狭窄"，给予强心、消炎、抗风湿等西药治疗，虽病情改善，但仍心悸、气喘，动则甚，汗出，舌暗红，苔薄腻，脉小滑略数。
>
> 体检及生化检查：T 37.2℃，P 82次/分，R 22次/分，BP 115/68 mmHg，胸廓无畸形，肺部呼吸音清晰，心律不齐，心尖部可闻及Ⅱ级收缩期吹风样杂音。腹软，肝有触痛，肋下刚可触及，质软，脾未扪及，血常规无异常。

西医诊断：风湿性心脏病。

中医辨证：心悸（心气不足，风湿逗留）。

治则：补益心气，宁心祛湿，用防己黄芪汤加味。处方：黄芪30 g、高丽参3 g、防己10 g、白术10 g、黄精15 g、薏苡仁30 g、大枣10 g、炙甘草4 g，共6剂，水煎服，每日一剂。

二诊（6月10日）：服上药，心悸、气喘明显改善，关节疼痛大减，近日受风与饮食不慎，脘腹不适，稍咳有痰，大便稍溏，但无畏冷发热，舌苔薄腻，脉浮滑，治宗上方加陈皮10 g、半夏10 g、薄荷10 g、防风10 g，祛风健脾化痰，再6剂。

三诊（6月16日）：自觉疗效甚好，他症基本消失，唯近日胸时闷痛，舌暗苔薄，脉细，上方去薄荷、防风，加全瓜蒌、田七宽胸活血。

四诊（7月1日）：病情已基本控制，登高不觉心悸气喘，可以从事轻劳动，用生脉散合防己黄芪汤加减，每月服药 2 次或 3 次，每次 6 剂，以巩固疗效，并注意调摄，劳逸结合，防湿防感冒，随访半年病未复作。

【按语】：风湿性心脏病，属中医"心悸""心痹"范畴。《素问·痹论》中有"……复感于邪，内舍于心……心痹者，脉不通，烦则心下鼓"，说明湿邪缠绵不去，内犯于心，心气不足痹阻则心悸，内阻于肺则上气喘息。而本案以周身关节酸痛、心悸、气喘为主要表现，正合以上病机，为风湿内犯、心气不足所致。治取防己黄芪汤益气固表，祛风利湿，宗《内经》："气虚宜掣引之，血实宜决之"，选用参芪、黄精，以补气为主，用田七疏通血气，谓之气足血行，血行湿自除；加高丽参补气健脾以健脾利湿，黄精补气润心肺又益肾，使气足血行湿自去；又加薏苡仁利湿除湿邪。继则配合健脾活血通络而收功。

（三）痞证（反流性胃炎）

> 林××，男，28 岁，1998 年 7 月 14 日初诊。
>
> 主诉：胃脘痛 4～5 年，痞胀、呕逆半个月。
>
> 现病史：5 年前因早餐不食、时常饮酒而致胃脘痛，饿时较甚，屡治屡发，胃镜检查示十二指肠炎症，近半个月来胃脘痞胀，伴呕逆、泛酸水，不知饥，食后作胀，大便较干，小便正常，面色欠华，神疲乏力，舌苔薄腻，脉弦细。
>
> 体检及理化检查：T 37℃、P 80 次/分、R 20 次/分、BP 130/80 mmHg，腹软，上腹轻压痛，肝脾未触及，心律齐，胃镜示十二指肠炎症、反流性胃炎。

西医诊断：反流性胃炎。

中医辨证：痞证（脾虚肝郁，寒热夹杂）。

治则：辛开苦降，和胃消痞。

方药：半夏泻心汤加减。处方：党参 15 g、半夏 10 g、蒲公英 15 g、黄连 3 g、红枣 5 g、干姜 5 g、乌贼骨 8 g、砂仁 5 g、瓦楞子 10 g、丹参 20 g、甘草 5 g，共 6 剂，水煎服，一日两次。

二诊（7 月 18 日）：药后胃胀、呕逆已除，酸水减少，知饿纳增，舌苔较薄，宗上方再 6 剂。

三诊（7 月 24 日）：上症皆除，舌苔薄腻，脉弦细小滑，右关弱，改用异功散加蒲公英、黄连、砂仁、丹参健脾清胃，理气活血治之。

四诊（7 月 31 日）：面色有华呈红润，精神转佳，舌苔稍腻，脉弦，右关弱，承上方加扁豆、山药、黄芪补气健脾祛湿，再 6 剂。

五诊（8月13日）：无诉不适，以上方调治半个月，经胃镜复查胃炎已消失。

【按语】：慢性胃炎属中医"胃脘痛""痞证"范畴。病多由饮食不节、脾胃虚弱、情志所伤及外邪侵袭所致。而本例症见胃脘痞胀，不知饥，不思食，食后胀，多呃逆，大便稍干，神疲乏力，为脾虚胃热之候。宗《伤寒论》半夏泻心汤法，以辛开苦降，散结除痞，选用半夏、干姜、党参、红枣、甘草辛温散寒，甘温补脾；辅以蒲公英、黄连清泄胃热；选海螵蛸、瓦楞子制酸；丹参活血以治久病入络之用；砂仁理气降逆。继健脾清胃，理气和血治之而收工。

（四）臌胀（肝硬化）

> 苏××，男，71岁，2009年10月5日初诊。
>
> 主诉：腹胀胁隐痛一个月，下肢浮肿6天。
>
> 现病史：10年前患急性黄疸型肝炎，经治疗后黄疸退，继用保肝药（不详）治疗一个月，唯尿时黄，劳作易疲乏，自以为老年之故而不介意。一个月前脘腹作胀，右胁隐痛，在当地卫生院治疗未见好转，转住县医院，诊为"早期肝硬化"，经治疗7天，胁痛消除，腹胀亦减。出院后，患者下肢浮肿，尿少，腹胀，纳可，大便稍溏，精神稍萎，面色黧晦，舌暗，苔薄腻微黄，脉弦细，带滑，右关弱。
>
> 体检及生化检查：T 37.3℃，P 76次/分，R 20次/分，BP 120/76 mmHg；全身皮肤黏膜、巩膜无黄染，肝掌稍显，无蜘蛛痣，体表淋巴结未触及肿大，心肺正常，腹平软，肝肋下0.5 cm触及，轻度触痛，质地软，表面光滑，脾脏左肋下1.5 cm触及，质地软，表面光滑，余（—）。血常规、肝功能正常；B超示肝脾肿大，肝硬化。

西医诊断：早期肝硬化。

中医诊断：臌胀（肝胃不和，湿浊气滞）。

治则：疏肝健脾，行气利水。

方药：四逆散加味。处方：柴胡6 g、白芍15 g、枳实10 g、大腹皮15 g、茵陈15 g、茯苓30 g、郁金10 g、丹参30 g、白术10 g、黄芪20 g、内金15 g、薏苡仁30 g、枸杞15 g、车前子15 g、甘草3 g，水煎服，一日两次。

二诊（10月12日）：服药6剂，小便清长，下肢浮肿消退，腹胀减轻，舌苔腻减退转为微黄稍燥，口干，此乃阴亏之象，以上方加鳖甲、石斛养阴软坚散结。

三诊（10月18日）：腹胀消，水肿退，口干减轻，舌暗苔薄，脉弦细，考虑为水湿渐尽，继用柴芍异功散加鳖甲、枸杞。调治2个月，诸症悉愈，面色转华润，精神已振，B超示肝脾无肿大。

【按语】：肝硬化属中医"臌胀""癥积"范畴。本病多因湿热内蕴，湿阻困脾，运化失施；热伤肝体，肝失疏泄，日久邪阻肝络，气滞血瘀而致。脾主大腹，腹胀为病在脾，属脾失运化所致，下肢浮肿，脉滑苔腻可考虑为湿，湿盛则肿；肝郁气滞血瘀，故面色黧晦，舌暗，脉弦细，肝脾肿大。治宜疏肝健脾、行气利水。方中以四逆散疏肝理气；加白术、大腹皮、薏苡仁、茵陈、内金、郁金健脾祛湿，利水消胀；丹参、枸杞补血活血养肝；黄芪补气扶正，以防驱邪伤正。二诊水湿减退，因利湿伤阴，见舌燥口干，故用鳖甲、石斛滋阴养肝，以纠其偏。三诊重于补土抑木，化生气血之源以养肝，使肝之疏泄得畅，脾之运化得健，去除病之根本，故而病愈体康，免于复发。

（五）水肿（早期尿毒症）

陈××，男，37 岁，2003 年 6 月 28 日初诊。

主诉：患高血压病 5 年余，面浮肿、尿少 6 个月。

现病史：患高血压病 5 年，服复方降压胶囊，血压时高时降，今年 1 月出现头痛、面浮肿、尿少、乏力，肾功能检查示早期尿毒症，于厦门 ×× 医院治疗 16 天，头痛减轻，继后求中医治疗。刻诊：精神淡漠，疲乏，面稍浮肿，小便短少，纳差欲呕，形寒肢冷，头稍痛，舌暗红，苔薄腻，脉左弦，右关弱，尺沉滑。

体检及理化检查：T 37℃，P 76 次 / 分，R 20 次 / 分，BP 148/98 mmHg，心肺查体未见异常，肝脾未触及。生化检查：血尿素氮 9.9 mmol/L、血肌酐 341 μmol/L、尿酸 566 μmol/L。尿检：尿蛋白＋＋。

西医诊断：高血压、慢性肾炎、早期尿毒症。

中医辨证：水肿（脾肾阳虚，湿浊内阻）。

治则：健脾温肾、升清降浊。

方药：温胆汤加味。处方：茯苓 15 g、制半夏 10 g、陈皮 15 g、姜竹茹 10 g、枳实 10 g、附子 8 g（先煎）、大黄 6 g、山药 15 g、芡实 15 g、黄芪 30 g、赤小豆 15 g、甘草 3 g，水煎服，一日一剂，分 2 次服。配服白花蛇舌草（叶）60 g、鸭蛋 2 个，用鸭蛋炒叶，每 3 天服一次。

二诊（7 月 4 日）：服上方 6 剂，面浮肿消失，小便较长，他症减轻，药已中病，宗上方。

三诊（7 月 28 日）：上方计服 36 剂，肾功能复查血尿素氮、二氧化碳、血肌酐、尿酸已正常，唯头晕时痛、汗出怕风，BP 170/120 mmHg，舌苔腻微黄，脉浮，治宜健脾利水、平肝止痛。处方：黄芪 30 g、白术 10 g、防己 10 g、天麻 15 g、双钩藤 15 g、牛膝 15 g、川芎 10 g、白芷 5 g、连翘 10 g、赤小豆 20 g、蝉蜕 8 g。

四诊（8 月 3 日）：服药 6 剂后，头晕头痛已除，腰酸耳鸣，改服六味地黄汤加杜仲 10 g、连翘 10 g、赤小豆 15 g、蝉蜕 8 g、石莲子 30 g、丹参 20 g，计服 15 剂，病获愈，随访一年未复发。

【按语】：此案四诊，系脾肾阳虚、湿浊内阻，气机升降失常，选用温胆汤理气清胆、布津调水为用，加大黄、附子，法《金匮要略》大黄附子汤意。附子之辛热、大黄之涤荡，逐寒饮以拯挽先天肾功、治理太阴之里阴证，再加山药、芡实以强劲脾胃后天；入黄芪补气，概览一切表证。三诊重估肝肾，清解留存之毒，攻补兼备、步步为营，病愈而未再复发。案例中，白花蛇舌草合鸭蛋验方，突显鲜明之举，鸭蛋营养元素丰富，直入肺脾二经，验方具有清热解毒、利湿通淋、大补虚劳、滋阴养血之功效，参与案中，画龙点睛，相得益彰。

五、医论医治

"调中州、安五脏"的理论从生理观、病理观、实用价值等方面论述，始终围绕中州脾胃的特性和生理功能，结合脾胃与四脏等其他各脏腑的生理病理关系，治疗与脾胃相关的各种疾病，体现了脾胃后天之本在疾病治疗中的重要性（详见第二章）。

六、本流派传承

第一代：祖师庄世德，晋邑名医 对外感发热、疑难杂症的诊治有独到之处。

第二代：骆安邦（1921—1999 年），晋江市中医院主任医师、院长、国家级老中医药专家，擅长危急重症、疑难杂症。

第三代：周来兴（1943—　　），永春县中医院主任医师、名誉院长，国家级老中医药专家，擅长脾胃、肝胆等疑难杂症。

第四代：周艺（1981—　　），北京中医药大学厦门医院（厦门市中医院）副主任医师，擅长糖尿病及脾胃等疑难杂症。

第六节　消化性溃疡中医诊治的思路与方法

消化性溃疡（简称"溃疡病"）属中医"胃痛"范畴。其发病机制尚未完全明了，目前公认的观点是多种因素综合作用，导致胃黏膜破坏因素和防御因素失衡，进而引起消化性溃疡。中医药对本病的认识和研究有着悠久的历史。纵观中医学对溃疡病的认识，呈现出在脏腑定位上以脾胃为中心，在病机病性上以虚为重点，在治疗上以辨证施治为主。这些认识为现代中医诊治溃疡病奠定了坚实的理论和实践基础。但由于条件有限，中医学对溃疡病病因病机的认识尚不是很全面和深入，诊断方法较单一，治疗措施不够完善，理论探索和临床研究也不够深入，因此有些理念和认识仍沿袭传统观念，从而阻碍了溃疡病诊治水平的提高。目前，中医学对溃疡病的临床研究已从传统型向现代型转变，但如何既保留传统中医的特色，又融入现代科学的新内容呢？笔者认为应以传统方法和现代技术相结合为重点，融合中西医认识为一体，在论治方法上要多角度认识病因病机，多层次诊断病证，多方位综合治疗，以此提高中医对溃疡病的诊治水平。

一、多角度认识病因病机

中医对溃疡病的认识是其病机以脾胃虚弱为主，治疗以补脾健胃为主，虽至今仍是不可否认的重要方法，但验之临床，这种以脾胃虚弱为主的学说有其局限性。因此，只有从不同角度、不同侧面进行分析，才能全面认识其病因病机。

首先，从脏腑生理病理变化来看，非独脾胃功能不足可致溃疡病，肝、肾、肺的功能失调亦可致本病。因肝主疏泄，助脾胃运化，故若肝失疏泄，则脾胃运化失司，肝气犯胃，气机阻滞。肺为诸气之总司，肺气不降则诸气皆不调，肝胃之气则不和。肾阴亏虚，水不涵木，肝失柔和之性，失于疏泄，肝气横逆犯胃，肾阳不足，火不暖土，脾肾阳虚亦是溃疡病常见的病机。

从病证上看，溃疡病有虚、实、寒、热，近年来多见寒热错杂、虚实夹杂证，以单纯证型出现者则较为少见，而以虚实相兼，寒、热、湿、瘀错杂者多见。生活方式的改变、精神压力的增大、生存环境的影响、营养状况的改善、饮食结构的变化、疾病谱的推移，使正虚的发病率下降，而发生湿热、气郁、瘀滞、痰浊的机会增多。国内研究通过对 416 例溃疡病胃镜诊断与证型之间的关系进行分析统计，发现脾胃虚寒者只占34.9%，而肝胃郁热者占 50.7%，肝气犯胃者占 9%，因虚致病的比例逐渐减小。

从现代医学角度看，目前一般公认的观点是多种因素综合作用，导致胃黏膜破坏因素和防御因素失衡，进而引起溃疡病。正常情况下，胃黏膜的破坏因素和防御因素的作用处于相对的动态平衡状态，与中医"阴平阳秘，精神乃治"相吻合。所以，一旦破坏因素作用增强和（或）防御因素作用减弱就会发生溃疡病。防御因素主要包括黏液 - 黏膜屏障、黏膜的血流和上皮细胞更新、前列腺素、表皮生长因子等，这些大多属于中医学"正气"之范畴，合乎"正气存内，邪不可干""四季脾旺不受邪"之义。破坏因素包括胃酸 - 胃蛋白酶的消化作用、胃幽门螺杆菌（Hp）感染、胃泌素分泌增多、胃窦部滞留、饮食不节和失调、吸烟、饮酒、情绪应激反应、药物的不良作用等，这些因素大多属于中医学之"邪气"。正如《脾胃论》所云："饮食不节、寒温不适，脾胃乃伤"，此病由之所生也。此外，溃疡病是典型的身心疾病，与人的精神、情志密切相关，临床上不少患者是因为长期的焦虑、忧伤、恼怒、怨恨、紧张等持续而强烈的精神刺激而发生溃疡病的。另外，本身患有溃疡病的患者如果遇到上述不良精神刺激和情绪反应，原有的病情也可能加重。中医同样认为，七情失和、肝气郁结、肝气横逆犯胃是造成本病发生的主要病因之一。这些认识说明了溃疡病的发生非独脾胃虚弱所致，而是与肝、肺、肾等脏腑功能失调密切相关，且饮食不节、外感邪气、情志失调、脾胃乃伤，是本病的主要病因。上述病因可单独致病，亦可相兼为病，而胃气郁滞，胃失和降，胃之气血瘀滞不通，"不通则痛"为其主要病机。

二、多层次诊断病证

对于溃疡病，如果单纯采用中医传统的望、闻、问、切四诊，很难对其做出准确诊断。因此，规范化、定量化、标准化已成为中医学术发展的一个必然趋势。充分吸收和借鉴现代科学新技术、新方法和新手段，将传统四诊方法内容加以延伸，能够切实提高中医的诊断水平，如可借助现代医学 X 线、胃镜、病理学检查等辅助检查，用客观化、微观化指标认识与辨别证候，弥补宏观辨证的不足，促进中医诊疗技术和方法的提高，有助于中医研究的深入，对扩展临床用药思路具有重要意义。例如，已有研究证实幽门螺杆菌（Hp）与溃疡病的发病密切相关，如果仅以舌苔黄腻、脉滑数等湿热或胃热来判断其 Hp 阳性率，明显是不够准确的。根据报道，对 500 例溃疡病患者进行尿素酶试验，结果阳性率达 73.8%；同时发现，阳性率与证型关系是郁热证＞瘀血证＞虚寒证＞气滞证＞阴虚证，说明临床表现为湿热证和胃热证并不是诊断 Hp 感染的唯一标准，而应以尿素酶试验或碳 14 呼气试验结果作为诊断 Hp 感染的主要依据。而且，在"无证可辨"的情况下只能参考西医诊断仪器和化验以及病理检查结果。例如在胃镜下，以中医望诊理论为指导，进行胃黏膜的微观辨证，若胃黏膜红白相间，以红为主，弥漫性充血，伴散在糜烂或散在出血点，或痘疹样改变，溃疡表面有黄厚或厚苔而污秽，或糜烂渗血，周边黏膜肿胀呈围堤样，则多为胃热型；若胃黏膜红白相间，白相居多，溃疡苔薄而清洁，或退而未净，周边黏膜肿胀渐消失，有向溃疡集中的黏膜皱襞，则为胃寒型或虚寒型；若胃黏膜色淡红或橘红色，或为弥漫型或斑片状，溃疡小或趋于平坦，或黏膜集中形成红色疤痕，则多为气阴两虚型；若胃黏膜充血、色暗红，伴陈旧性出血点，黏膜下可见紫色血管网，溃疡较大，易出血，呈胼胝样改变，则为胃络瘀滞型。胃镜观察可为无证可辨或早期及恢复期辨证以及继续治疗提供准确依据。因此，胃镜下胃黏膜的变化与尿素酶试验或碳 14 呼气试验的结果，可作为溃疡病辨证分型的微观和客观指标。

另外，还可以根据溃疡病在不同时期、不同阶段所表现出的具体证候，结合胃镜下的胃黏膜征象诊断溃疡病。例如，1978 年在杭州全国消化系统疾病学术会议上制定标准：

将溃疡底上面有渗出物覆盖，边缘水肿、充血，可形成一个红晕的环定为溃疡病活动期，其证型表现多数为胃热与肝胃气滞型；将溃疡底为薄层渗出物所覆盖，周围黏膜皱襞可呈辐辏状，溃疡面缩小或几乎愈合，有时可见毛细血管丛所形成的红晕定为溃疡病愈合期，显示溃疡病灶已趋向好转，其证型表现为胃热与肝胃不和型逐渐减少，而气虚湿滞证则多见；将溃疡面已看不到渗出物，可见充血即红色疤痕（此现象尚不稳定），当红色斑已消失仅遗留线状白色疤痕，表示已痊愈定为疤痕期，其证型表现以脾胃虚弱证与正常证型居多。溃疡病胃镜下的胃黏膜征象变化规律具有一定的特点，对了解与掌握本病各期不同的证型特点与转化规律、指导临床用药、提高疗效等，无疑具有积极意义。

以上多层次的诊断，不仅有利于病因分类诊断和溃疡病多种证型的认识，更有益于临床治疗，为中医辨证理论提供了一种新的诊断手段，为疾病治疗和预防提供了更完整的思路。

三、多方位综合治疗

（一）整体治疗与局部治疗相结合

溃疡病在中医证候学上的表现是多种多样的，如脾胃虚寒、肝胃郁热、肝胃不和、气滞血瘀等，通过整体辨证、归纳病机，采用相应的温中健脾、调肝清胃、疏肝和胃、理气活血等治法，已取得肯定的疗效。但对于如何提高溃疡愈合质量，只强调整体治疗是不够的，随着胃镜的普及和病理组织学等检查的应用，在重视传统辨证论治方法的同时，不可忽视对溃疡病灶的局部治疗。近年来，有关外用类中药内服治疗溃疡病取得良好疗效的大量报道证实了这一点，如锡类散、赛胃安、加减生肌散、乌贼骨粉、田七粉、儿茶等，具有敛溃疡、护胃膜、抑制胃酸、生新肌的作用，对加速胃黏膜的修复、提升溃疡的愈合质量大有裨益。因此，溃疡病中医药治疗要重视整体辨证与局部治疗相结合，以提高溃疡愈合质量，预防溃疡病复发。

（二）辨病用药与特异治疗相结合

近年来，通过大量的临床与实验研究，发现了不少对溃疡病具有特异性治疗作用的方药，如大黄、槟榔、枳实、枳壳、白豆蔻有促进胃肠收缩、增强胃动力的作用；煅瓦楞子、乌贼骨、浙贝母等有制酸作用；白芍加甘草、佛手、川厚朴、元胡、徐长卿有缓解胃肠平滑肌痉挛和镇痛作用；白及、滑石等药有修复、保护受损黏膜的作用；黄连、蒲公英、白花蛇舌草、丹参、田七、赤芍有抗炎、抗 Hp、促进炎症吸收的作用；丹参、莪术、三七等具有增加胃黏膜血流量、改善血循环的作用；四逆散具有抗酸性胃溃疡的作用；四君子汤和柴胡疏肝散健脾疏肝，能分别恢复脾虚和肝郁证神经 - 内分泌 - 免疫网络的正常调控。通过现代药理研究，寻找一些中药的特异性治疗作用，参考现代医学治疗溃疡病的基本模式，选用具有特异性治疗作用的中药配入组方中，是提高临床疗效的又一途径。

（三）辨清分期与辨证施治相结合

溃疡病可分为活动期、愈合期、疤痕期。活动期的治疗应立足于辨病治疗，愈合期、疤痕期则以辨证为主。笔者通过大量临床观察发现，其溃疡病症状多样，各证型常纵横交错、互相兼夹，而脾胃虚弱是根本，胃络瘀阻是关键，寒热虚实是表象，治疗则以清热化瘀、健脾益气、温络活血为主，方选自拟溃疡汤，药用黄芪、党参、白术、茯苓、桂枝、蒲公英、川黄连、田七、陈皮、佛手干、乌贼骨等，寒温适宜，虚实同理，共奏健脾益气、清热化瘀、调节整体之功效。经对本药方应用于 210 例溃疡病患者的临床观察，结果显示治愈率为 86%，总有效率达 98%。愈合期、疤痕期为溃疡修复阶段，病情趋于缓解，治疗以脏腑辨证为主，脾胃虚寒，治宜温中健脾，选用黄芪、党参、白术、茯苓、桂枝、炙甘草，以抗胃黏膜损伤，增加胃黏膜血流量和前列腺素 E2，促进溃疡愈合；肝胃不和，治宜疏肝和胃，选用柴胡、白芍、枳壳、香附、陈皮、佛手之类，以达肝气条达、胃气自安、气机调畅之效；气郁化火，治宜清降肺气、理气疏肝，选用百合、台乌药之属，以达肺气肃降、诸气皆调、行气止痛之功；脾肾阳虚，治宜温补脾肾，选用白术、干姜、肉桂、补骨脂、附子之辈，以达补火暖土、脾胃健运之目的。在脏腑辨证用药中要特别注意脾胃的生理特点，遵循"脾宜升则健，治以燥药升之""胃宜降则和，治以润药降之"的治则，并根据病情选用一些具有抑酸解痉、抗菌护膜的中药配入方中，使辨证与辨病有机结合。此外，还要注意三因辨证，因时不同，即夏季易温热，秋冬多脾虚或虚寒，春季每肝郁或化热；因地不同，即南方易伤阴伤气，多气阴两虚而夹湿，北方则每每寒凝阻滞气血；因人不同，即男女有别，女性更兼经带胎产，或老少有异，老者每伴脾肾亏虚、中气不足、劳倦过度，病则脾气愈虚，肝气素旺，情志郁怒，肝郁常易化火犯胃，以及肥人多痰湿、瘦人多虚火；等等。因此，在治疗用药上，应综合考虑上述因素，如笔者于寒冬少加桂枝、干姜温散；秋燥酌配沙参、百合润燥；春夏加入藿香、扁豆祛暑化温；等等，既为治疗所需，亦预防溃疡病复发。同时，辨时论治也值得参考，笔者按子午流注，择时在辰巳脾胃旺之时给药，因时而治，以充分发挥其功效，值得进一步探讨。

（四）治疗与预防相结合

由于溃疡病病程长、复发率高，顽固者常年不愈、反复发作，因此强调治疗的长期性和持续性有一定的意义。通过系统、科学地治疗，可以提高溃疡病的愈合质量，减少溃疡病复发。所谓系统治疗，就是活动期溃疡病患者通过接受科学治疗达到高质量愈合后，还必须接受阶段性的抗复发治疗，以体现中医学"治未病"的学术思想。特别要注意的是，在无证可辨的情况下要重视辨病施治，建立科学的诊疗标准，严格采用日本的 3 期 6 级法，通过正规治疗，使溃疡愈合达到镜下白色疤痕期或近乎正常黏膜，即中医

"除邪务尽"的学术观点。治疗除了以药物为主的手段之外，还应与预防相结合，采用综合预防来减少本病复发，提倡"志闲而少欲，心安而不惧，形劳而不倦，气从以顺"，做到"精神内守，病安从来"，以及饮食有节，从而达到保健防病的目的。要求患者做到：

养生调摄，对可能诱发溃疡病复发的因素进行自我调节，如戒烟酒、保持规□□养成健康的饮食习惯，避免服用对胃黏膜有损害的药物，具体包括忌食□硬、烤、煎等不宜消化的食物；在溃疡病活动期宜采取半流食或流食；□面宜避免辛香走窜、对胃黏膜刺激性强的药物或西药，如吲哚美辛、阿司□要注意休息，在寒冷季节要注意保暖。

□疡病与不良心理—社会因素刺激强度有关，七情所伤，气机不畅，肝气横□□治疗上除了用药物调理气机外，还应结合调心，增强自我保护意识，保持□避免过度紧张，才能促进疾病早日康复。

□食疗法，如用猪肚 1 只、何首乌 60 g、小茴香 20 g（炒），猪肚洗净，装入□加水煮烂，去药渣，食肉饮汤，日服 3 次，3 天服完，12 个猪肚为 1 个周期；□、高丽参 l0 g、茶油 10 mL，用法同上；或牛奶 250～500 mL，每天分两次□坚持。美国科学家研究证明，牛奶含有磷脂物，能在胃黏膜表面形成很厚的□能抵抗外来有害因素，保护胃黏膜，促进溃疡愈合（《民间药膳药酒良方选）》。

□，常灸足三里、中脘，或摩、按、揉、推中脘、气海、天枢、足三里等穴，均□气、增强防御因子的作用，可达到"四季脾旺不受邪"，提高机体抗溃疡病复□□。

□五，适度锻炼，增强体质，提高抗病力。适度锻炼是指既非过度安逸，又非进行超□度的剧烈运动，以散步、慢跑、气功、太极拳等运动为宜，可根据各人体质不同而选择。

以上综合措施对溃疡病的尽早愈合和复发预防均可以起到重要的作用。

总之，对溃疡病的诊治，要以中西医结合为重点，多角度全面认识病因病机，多层次进行诊断，多方位开展综合治疗，只有这样方可提高溃疡病的疗效。

（原载于《中国医药学报》2004 年第 1 期）

第七节　治疗疑难杂症的思路与经验

一、治疗思路

疑难杂症多缠绵难愈，证候复杂，治多从调气血、祛痰浊入手。《内经》云："出入废则神机化灭，升降息则气立孤危。"盖人身一小天地，气机有一毫窒碍则气血逆乱，病由此生也。《医学心悟》云："杂症主治在于气血痰郁"。诚如《丹溪心法之郁五十二》所说："气血冲和，万病不生，一有怫郁，诸病生焉"，故有"百病生于气""血为百病之胎"之说。笔者认为气血冲和，百病不生，一旦气滞血凝，脏腑经脉失其濡养，功能失常则疾病丛生。而疑难病症多由气血乖违、机体功能紊乱致寒热夹杂、虚实互见、缠绵难愈所引起，久病入络、久病必瘀、攻之无效、补之无益，唯有疏其血气，令气血条达，方能奏效。具体治则："人身以调气为上，调血次之。"根据气血相关理论，气机失常是形成血瘀最常见的病因。瘀血一旦形成，反过来又可导致或加重气滞，从而形成恶性循环，故在治疗上祛瘀必兼理气，治气亦可治瘀。古人云："怪病多为痰作祟"，故治痰也是治疗疑难杂症常用之法。

二、治疗经验

（一）治气

治气以通达气机为先，而气与肝气、肺气、脾胃之气有关，肝主疏泄，斡旋周身阴阳气血，调节精神、气机、水谷运化。一旦肝失常度则阴阳失调，气血乖违，于是气滞、血瘀、痰生、火起、风动，诸疾丛生。因此，通过舒畅气机、疏肝解郁，可根治多脏腑疾病。临床辨治无论运用何法，均可配以舒畅气机，如取枳壳、郁金配金钱草治疗胆囊炎、胆结石；川楝子、泽兰配当归芍药散治疗月经不调、卵巢囊肿；四逆散加丹参、檀香、田七治疗冠心病、心绞痛；逍遥散加丹皮、赤芍、板蓝根治疗乙型肝炎。脾胃为气机升降枢纽，脾主升，胃主降，若脾气失健不升，胃气失和不降，湿、痰、瘀诸疾内生，则心下痞满、脘胁胀痛、形体消瘦等症迭生。笔者习以升麻、柴胡、苍术升脾气，旋覆花、制半夏、代赭石、百合降胃气，使升降有度、脏腑平衡，则病自安，临床辨证加入诸方中，治疗胃炎、胃下垂等，颇多效验。肺主气，以降为顺，肺气上逆则为咳喘。因而呼吸系统的疑难杂症多缘于肺失宣肃，故对咳呛频繁、喘促胸闷、痰多气涌、头胀目眩等肺气上逆症，用药每加入苏子、葶苈子、旋覆花、枇杷叶等肃降之品，以使上逆之肺气得以肃降，如用旋覆花、半夏曲配冬瓜子、葶苈子、大枣治疗渗出性胸膜炎，其效甚验；又如取白前降气、前胡宣肺，一宣一降，治疗急慢性气管炎均有良效，而关键在于随症增减；对寒痰为患、阻滞气机、咳逆上气等症，则用五味子、干姜辛温酸敛、下气平喘、化痰止咳治之；对肺热气逆咳嗽则以桑叶、桑白皮轻清泻肺、降气止咳平喘治之。以上治疗均为平逆之法。

张××，女，38岁，已婚，2010年5月26日初诊。

主诉：反复发作头痛十余年，近十天头痛加剧。

现病史：头部两侧疼痛，反复发作十余年，每于外感、情志不遂、失眠以及月经来潮时诱发，经××院诊为"血管神经性头痛"，屡服中西药但未能控制。十天前因与人发生口角，夜眠不佳，继则头痛复作，头晕且胀，头晕目不欲睁开，两颞抽掣，血管跳动，触之弹指，并有胸闷胁胀、睡眠不宁、口干微苦、大便稍秘、小便色黄。望诊：痛苦不安，情志抑郁，面有升火，舌质红，苔薄黄，舌下静脉露张紫黯。闻诊：无异常。切诊：脉弦细。

体检：T 37.2℃，P 85次/分，R 20次/分，BP 150/90 mmHg，心肺查体未见异常，肝脾未触及。

西医诊断：血管神经性头痛。

中医辨证：头风痛（肝郁头痛）。

治则：疏肝解郁。

方药：芎芷逍遥汤加味。处方：当归10 g、白芍20 g、茯苓20 g、白术10 g、柴胡6 g、川芎15 g、白芷8 g、甘草3 g、夏枯草10 g，水煎服。

复诊（5月30日）：服药3剂，头痛大减，他症随之消失，唯头晕、腰酸，改用六味地黄丸、逍遥丸调治半旬，头痛已止，随访半年未发作。

【按语】：本例两侧头痛、胸闷胁胀、情志抑郁、脉弦细为肝疏泄不及之象；舌红、苔黄、口苦系肝郁化火之征；久痛入络必夹瘀，故舌下静脉露张紫黯，证属肝气郁结、肝郁化火、气滞血瘀。分析病证，肝气郁结、情志不遂为病之本；郁火上扰、瘀血内阻为其标。虽以头痛为主，却为气郁，当通达气机为先，符合逍遥散证之病机，即所谓"气行则血行，血行风自灭"。方中柴胡、白术、当归、白芍、茯苓疏肝解郁治其本，川芎行气活血止痛，白芷芳香通窍以止痛，夏枯草清肝散郁火治其标，标本合治，其效显著。

（二）治血

治血以活血为主，或清热活血，或温经活血，或活血通络，或活血止血，但处方用药多以"通"字着眼，以"气血流畅而安脏腑"为治疗原则。对于各种感染发热，若多用寒凉往往会导致血受寒则凝之弊，治疗用药则宜"温病用凉药需佐以活血化瘀之品，始不至于有冰伏之虞"。笔者习于清热解毒方药中加丹皮、丹参、赤芍等化瘀之药，不仅能提高疗效，还能防止血瘀形成。再者，血受热煎熬成块，故在清热方中配入活血药，不但能改善微循环，促进炎症消失，还能达到降温的作用，如治急性传染病，邪入营血，常取丹参、丹皮、大黄加入清营汤，效果颇佳；又如急慢性肝炎，根据肝的病理易郁易滞，易涩易阻，从而影响气血运行而致瘀的特点，可取茜草、丹参、赤芍、丹皮、桃仁、大黄配入辨证方药中，以提高疗效，降低转氨酶；对血得寒则凝，宜温经活血，可使阳复寒去瘀血化，取附子、肉桂配活血药，治疗寒痹、四肢冰冷，效果颇佳；以阳和汤加丹参、赤芍等治疗骨结核、骨髓炎，用于其证属寒、尚未溃疡的病例，可使病灶逐渐消除，骨质恢复；对于久病入络、脉络痹窒、败血留瘀而成顽痛、癥积者，常用辛温可走窜通络之品，如桂枝、小茴、威灵仙、羌独活、酒制地龙、蜈蚣、全蝎、庶虫等与活血药配伍，使其能引诸药直达病所，且通行血脉；临床多以活血药为基本方，佐以桂枝、地龙等治疗子宫肌瘤；以活血药配庶虫、鳖甲、甘杞、牡蛎、马鞭草治疗肝硬化。凡出血必有瘀血停滞体内脉外，瘀血不去，新血不生，血难循经而行，以致出血反复不止。活血与止血同用，则去蓄利瘀，使血反故道，血止则不留瘀，如以失笑散加田七、川芎、白芍治产后恶露不止、月经淋漓不断，配仙鹤草、大黄治疗上消化道出血等；又如田七配白及，一散一收，化瘀止血治疗肺结核咯血。除此之外，根据"血为气之根，气为血之帅"的相互依存关系，临床上应注意气血双治，或理气活血，或益气活血。笔者习用血府逐瘀汤，随症加减治疗多种疑难杂症，如以肺主皮毛为依据，加桑白皮、桑叶、荷叶疏风宣肺，引药入肺治面部色素沉着及多种皮肤病；又如用补阳还五汤治疗心脑血管疾病、顽固性水肿等气虚血瘀者，多获良效。

> 黄××，男，42 岁，2012 年 1 月 24 日初诊。
>
> 主诉：右胁闷痛，伴疲乏、纳差三个月。
>
> 现病史：三个月前右胁不舒、疲乏，由他人发现面部成片毛细血管扩张而到××医院检查，发现肝功能及血常规异常而住院，结论是"早期肝硬化"。住院时以西药保肝为主，住 50 多天未见好转出院，而求中医治疗。刻诊：在胁下有时闷痛，纳差，食后脘腹胀，体倦肢怠。望诊：精神稍萎，面黯黑色，颈项部出现蜘蛛痣，手见肝掌，舌暗红，苔薄黄。闻诊：少气懒言。切诊：右胁下触痛，脉弦细。
>
> 体检及理化检查：精神淡漠，T 37.2℃，P 78 次 / 分，R 20 次 / 分，BP 135/85 mmHg，心肺查体未见明显异常，腹稍胀无肿块；目无黄染，肝触及 0.5 cm，有压痛，脾肿大 2 cm，颈项无淋巴结肿大。肝功能：总蛋白 80.3 g/L、谷草转氨酶 108.8 U/L、谷氨酰转肽酶 676.9 U/L。血常规：红细胞 2.5×10^{12}/L，血红蛋白 8.5 g/L，白细胞 2.6×10^9/L，血小板 440×10^9/L。B 超：肝脾肿大。

西医诊断：慢性肝炎、早期肝硬化。

中医辨证：癥积（肝脾不和，气滞血瘀）。

治则：疏肝健脾，理气活血。

方药：四逆散加味。处方：柴胡 6 g、枳壳 10 g、白芍 30 g、白术 10 g、茯苓 30 g、丹参 20 g、川楝子 10 g、谷芽 15 g、麦芽 15 g、赤芍 15 g、莪术 10 g、鳖甲 30 g、甘草 3 g，水煎服。

二诊（1 月 26 日）：服药 5 剂，胁痛减轻，纳增，但口干、睡眠欠佳，舌红，脉细带数，乃肝阴亏损，治改滋养肝阴。处方：生地 15 g、沙参 15 g、川楝子 10 g、甘杞 12 g、当归 10 g、麦冬 10 g、甘草 3 g、赤芍 15 g。

三诊（2 月 7 日）：服上方 7 剂，睡眠转佳，口干已止，舌红转淡，但胃脘胀闷，脉弦细，此属脾胃不健，治宜健脾和胃。处方：党参 12 g、白术 10 g、茯苓 30 g、陈皮 10 g、赤芍 15 g、谷芽 15 g、麦芽 15 g、内金 10 g、丹参 15 g、甘草 3 g。

四诊（2 月 14 日）：后用一贯煎加健脾之类，如白术、茯苓、麦芽、谷芽，配活血丹参、赤芍之品，调服 60 剂后，诸症悉愈，肝功能复查正常，B 超肝脾无肿大，肝掌及蜘蛛痣亦消失。

【按语】：肝硬化属中医"癥积""膨胀"范畴。本病多因湿热久郁，肝脾两伤，日久则气滞血瘀而致胁痛；舌红、脉弦细属肝阴亏损；纳差、倦怠属脾失健运；肝脾肿大乃气滞血瘀之征，病性属虚中夹实、肝脾不和、气滞血瘀之证。治以疏肝健脾、理气活血，方中柴胡、枳实、白芍、川楝子疏肝理气；白术、谷芽、麦芽、茯苓健脾利湿；赤芍、丹参化瘀而收功。现代药理研究证实，活血祛瘀对改善肝脏微循环、免疫调控、抑制病毒复制、促进肝功能恢复等方面具有重要的临床价值，故本例用活血祛瘀药贯穿治疗始终。

（三）治痰

怪病多为痰作祟，《锦囊秘录》云："痰之为物，随气升降，无处不到，或在脏腑，或在经络，所以为病之多也"，故有"痰生百病"之说。《医学心悟》中有"杂症主治在于气血痰郁"，说明疑难病症治疗除从气血调治外，治痰是常用之法，并云："寻常之痰，可用二陈辈，而顽痰胶固致生怪症者，自非滚痰丸之类不济也"，提出治痰之代表方。盖痰证之情状，变幻不一，非见痰治痰。盖痰即水也，其本在肾，其标在脾。在肾者，以水不归源，水泛为痰也；在脾者，以治痰之本，若因脾虚失运，不能化湿，积湿生痰，治以健脾燥湿化痰。笔者习以二陈汤加枳实、姜竹茹、酸枣仁、夏枯草、夜交藤，交通阴阳，治疗失眠、夜游症；配天麻、丹参、钩藤、龟板、山茱萸，滋肾、平肝、熄风，治疗癫痫；取仙鹤草、泽泻、天麻、石菖蒲加入温胆汤，利湿化痰、平肝开窍，治疗内耳性眩晕；取党参、丹参、田七合温胆汤，除湿化浊、益气活血，治疗冠心病（痰浊瘀阻），每获效验。若因肾虚水泛为痰，上犯于肺而致咳喘者，治宜补肾以引其归藏。临床所见之肺心病、慢性支气管炎，哮喘均有肾虚之象。笔者常以补骨脂、五味子、胡桃、淮山、车前子补肾纳气利水，使肾气充足则水无泛溢之虞，气化复常，而水湿祛、痰自除；配以生脉散、白术、茯苓、苏子、葶苈子、制半夏、陈皮，健脾养心、降气化痰，治疗肺心病；佐以麦冬、制半夏、茯苓、白术，清心润肺、健脾化痰，治疗慢性支气管炎；投以麻黄、炙地龙、制半夏、苏子、炒莱菔子、白术、茯苓，宣肺、化痰、定喘，治疗虚寒性哮喘。对于外邪之痰者，有因风而生、因热而生、因湿而生、因寒而生，当随症辨治，如风热之痰，以桑叶、荆芥、防风、蝉衣、川贝、桑白皮等辛平清肺祛痰。笔者习用泻白散加蝉衣、鱼腥草、黄芩，治疗肺部感染之咳喘；配石膏、芦根清痰火，治疗急性肺炎（痰火壅肺）；风寒之痰，以麻黄、紫苏、制半夏、干姜辛温宣肺化痰；临床上常以三拗汤加细辛、前胡、苏子、炒莱菔子、制半夏、蜜炙地龙，治疗寒性哮喘。痰浊留凝经络，则以软坚消痰为主。笔者治疗痰核、瘰疬及子宫肌瘤、卵巢囊肿，多取山慈菇、制半夏、僵蚕、海藻、昆布、浙贝、丹参、赤芍配夏枯草、柴胡，引经解郁而获效验；对半身瘫痪者则用搜逐风痰配补气活血通络之品，治之多验。

> 骆××，男，66岁，2012年12月31日初诊。
>
> 主诉：头晕且重一年余，加剧20天。
>
> 现病史：去年一月间开始头晕、头重，经治不愈。一个月前因少腹生外痈手术，后头晕头重加剧，两眼昏花，视物模糊，胃脘闷胀，嗳气泛酸，多口涎，痰白质黏，全身乏力，四肢欠温，夜难入寐，大便量少，小便清长，性情急躁易怒。
>
> 望诊：精神稍萎，呈慢性病容，面色晦暗，舌红苔腻。闻诊：声音低弱。切诊：弦滑。
>
> 体检及理化检查：T 37℃，P 80次/分，R 20次/分，BP 138/90 mmHg，心肺查体未见明显异常，肝脾未触及，腹软。血常规：WBC $7.8×10^9$/L、Hb 110 g/L、PLT $123×10^9$/L。

西医诊断：梅尼埃病。

中医辨证：眩晕（痰浊内阻，肝阳上亢）。

治则：健脾化痰，平肝止晕。

方药：泽泻汤合半夏天麻白术散加减。处方：泽泻30 g、白术10 g、制半夏10 g、茯苓20 g、陈皮15 g、天麻10 g、双钩藤15 g、炙甘草3 g，水煎服，每日一剂。

医嘱：节情志、慎饮食、多休息。

二诊（2013年1月4日）：3剂药后眩晕减半，口涎减少，舌苔转薄，脉弦，药已中的，宗上方再3剂。

三诊（1月8日）：眩晕已平，饮食正常，睡眠转佳，改用六君子丸健脾祛湿以杜绝痰源，配杞菊地黄丸滋水涵木以平其肝、善其后，随访半年未再复发。

【按语】：本例因饮食不节伤脾、情志急躁伤肝，致脾失健运、聚湿生痰、肝阳上扰，痰浊随之上蒙而为眩晕。纵观脉证，胃脘闷胀、多涎痰白、苔腻、脉弦滑乃脾失健运、痰浊中阻之候；情志急躁、舌红、脉弦为肝旺之征。治以健脾化痰、平肝止晕。方中重用泽泻利小便，导湿邪下行；白术、茯苓、陈皮、半夏健脾理气化痰；天麻、钩藤平肝治晕，继以六君子丸健脾助运，以杜绝痰湿之源，配杞菊地黄丸滋水涵木以平肝阳之亢，使病愈又无复作之患。

（原载于《中国中医药现代远程教育》2010 年第 17 期）

第八节　清清香的防病治病作用探讨

清清香是根据中医"内病外治""气血闻香则行，香善走，透达经络脏腑而无所不达""百病皆生于气"，而"辛走气"的理论，选用辛味芳香中草药配制而成，具有清新空气、驱邪杀菌、提神醒脑等功效，是防病保健理想之香。现结合临床探讨其防病治病的作用。

一、理论源流

中药外用是以中医整体观念和经络学说为理论指导，是"内病外治"的具体应用。外用的芳香中药可以通过皮肤、黏膜吸收，是中药外用的重要理论基础。吴师机云："病先从皮毛入，药即可由此进。"《内经》云："夫邪之客于形也，必先舍于皮毛""外治不由脏腑，却直达脏腑，尤贵能识脏腑。"指出外邪多由肌表、口鼻侵袭，药物可以通过皮肤、口鼻吸收，且药效可作用于脏腑，而达到治病的目的。

香薰在我国自古有之，它是一种原始治病方法，如马王堆汉墓出土了一批香囊、熏炉，内有辛夷、佩兰、花椒、肉桂等芳香类药物，这些都说明了当时已有用芳香类药物防治疾病、辟秽消毒、清洁环境的风俗习惯。香薰疗法在运用过程中不断得到完善充实，并一直流传至今，如端午节时将艾叶、菖蒲等草药挂在门边或进行燃烧，其烟雾就有杀虫毒、避浊气的作用；在清代宫廷中也有"避秽香"防治天花的记载。

如今，芳香疗法不仅是一种生活时尚，还是一种防病治病与强身健体的自然疗法。现代中医将西方的芳香疗法与中医的香薰疗法相结合，将气味芳香的药物，如丁香、藿香、白芷、麝香等，制成适当的剂型。这类药物辛香走窜可解表散邪，芳香化湿可健脾开胃，芳香理气可活血止痛，芳香辟秽可开窍醒神，可作用于全身或局部以防治疾病，以"简、便、廉、验"的特点，足以弥补内服药之不足，可广泛地应用于临床。防感冒的"清清香"及香囊正是运用了这一技术，把古老的中医传统与现代生活相结合，既可以防病治病，又沁人心脾、舒畅心情、疏通气血、调和阴阳，进而达到强身健体的作用。《甲型 H1N1 流感中医药预防方案（2009 版）》中就提出香薰法可作为预防甲型 H1N1 流感的一种外用方法。

二、现代研究

香，古今都是以辛香与芳香的中草药为主要原料配制而成的。古人云："气血闻香则行，香善走，透达经络脏腑而无所不达""百病皆生于气""辛走气"，所以，可用外熏烟雾令空气产生阵阵清香，净化空气，通过嗅觉和触觉反应恢复身体的精神平衡，达到防病治病的目的。现代研究表明，芳香中药大多含有挥发油成分，经离体和动物模型试验证实，挥发油具有促渗作用，可提高药物在细胞内的渗透性。医学研究还认为，嗅神经是大脑发出的第一对脑神经，神经纤维通过很薄的一层筛板分布在鼻黏膜上，且鼻黏膜下血供丰富，黏膜上的纤毛可增加药物吸收的有效面积，使药物迅速入血。而且，芳香气味分子通过呼吸道黏膜吸收后，能促进人体产生免疫球蛋白，提高人体的抵抗力；气味分子还能刺激人体嗅觉细胞，通过大脑皮质的兴奋 - 抑制活动调节全身新陈代谢，平衡自主神经系统功能，达到生理和心理功能的相对稳定，保持身心健康。据福建医科大学研究报告，吸入乌沉香对呼吸道具有保护功效；有抗 I 型变态反应的作用；无毒，且有益健康；对过敏性疾病有预防作用。经福建省卫生防疫站检测证实，该香能有效消灭空气中的自然菌，净化空气，改善环境。同时，芳香中草药大多含有辛味。有关药理研究表明，辛味药的发散解表作用，主要表现在解热、抗菌、抗病毒、协助发汗等方面；辛味药的行气作用，主要表现在对消化功能的双向调节作用，既能抑制胃肠运动，又能兴奋胃肠运动；辛味药的活血作用，主要表现在血液循环系统方面；辛味药的开窍作用与其能兴奋和抑制中枢神经系统有关。再者，辛入肺走气，开通玄府，调节气机升降通道，以利解表驱邪。辛能散能行，能润能温，既通且补，具有驱邪、扶正、治病的作用。现代研究进一步证实了清清香具有防病治病作用。

三、临床应用

将理论源流和现代研究相结合，可为中医学的临床应用提供理论依据。据此选用以黄花条、水剑草等为主的芳香中草药，按制香的工艺配制而成的"清清香"，香味清纯持久，不但能清新空气、芳香辟秽、驱邪杀菌，而且可健脾开胃、提神醒脑、消除疲劳、提高工作和学习效率。方中黄花条气味芳香，性辛微寒苦，能清热解毒，现代药理研究显示其有抗病毒和抗菌的作用；菊花辛微苦寒，具有疏风清热解表的作用，现代药理研究显示其对葡萄球菌、链球菌、流感病毒等有抑制作用，有防治流行性感冒的功效。多年来，经过临床观察，证实"清清香"应用于临床，对普通感冒、流行性感冒（流感）、慢性疲劳综合征等有防治作用。应用方法：在房间或室内，点燃清清香，每日2次，每次1～3支。经临床疗效观察，清清香治疗风热型感冒132例，治疗组使用清清香外薰加内服三九感冒灵颗粒，对照组仅口服三九感冒灵颗粒，疗效对比（总有效率92.4%：78.1%）有显著差别，治疗组优于对照组。有关该实验及其结果的论文于2010年发表在《福建中医药》第三期，并获得科技进步奖。对清清香治疗45例流行性感冒（流感）的疗效观察结果显示，总有效率达88.9%。在流感流行期间，将清清香点燃，置于教室及人群密集处，结果发现易感人群明显减少，进一步证实清清香具有治病和防病的作用。有关该实验及其结果的论文于2010年刊登在第12届中国科协年会22分会场《中医药在重大卫生事件中的地位和作用论坛论文集》中。另外，对清清香治疗38例慢性疲劳综合征的疗效观察结果显示，有效率达78.9%，同时对减轻和消除各种疲劳症状均有显著疗效，尤其是头痛和睡眠紊乱。有关该实验及其结果的论文于2009年发表在《福建中医药》第二期。

四、实验报告

清清香在实际应用中做了如下实验：

实验一：在感冒流行的秋冬时节，选两组各8户人口为3～5人的家庭，其中已有2户家庭中有感冒患者，进行熏香对比观察，一组8户家庭采用清清香，另一组8户家庭不采取本措施。熏香时保证家中有人，每日熏香时间为30分钟，连续熏香5天。10天后观察结果，发现经常熏香的一组家庭中，有2户家庭中各有一位年龄较大者感染了流感，但症状较轻。其中6家均未出现感染流感的患者；而未采取本措施的一组，各家都有两三人出现了不同程度的感冒症状。

实验二：××小学的三年级一班，患流感学生达十几人，后采用清清香在教室内进行熏香，连续7天，结果10位患流感的学生症状明显减轻，且全班其他20多名学生无一被传染上。

五、探讨

清清香依据理论源流和现代研究，以黄花条、水剑草等芳香中草药为主要原料，按制香的工艺配制而成，具有香味清纯持久、清新空气、驱邪杀菌、健脾开胃、芳香避秽、消除疲劳等功效，经临床应用，治疗感冒总有效率达92.4%，治疗流行性感冒总有效率达88.9%，治疗慢性疲劳综合征总有效率达78.4%，进一步证实清清香既能治病又能防病，具有"简、便、廉、验"，无不良反应，可免受服药之苦的特点，还能弥补内服药之不足，是防病治病、强身健体的理想之香。尤其在当今空气污染及人群处于亚健康的情况下，清清香可发挥较大作用，特别是在甲型流感等传染病流行期间应用具有深远意义。今后还应广泛开展大量的临床研究，使之更具有科学性、先进性和实用性；使"香"的功效向强身健体转化，为人类发挥更大的作用。

（原载于《福建中医药》2013 年第 4 期）

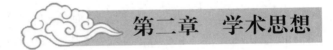

第二章　学术思想

┝ 第一节　学术思想与临证经验 ┥

一、学术思想

（一）人以气为本，当调气为先

天地之间的一切事物实际上就像太阳东升西落一样，升降回旋，如环无端，构成一气周流，以生万物。而人身是一小天地，体内同样有一气周流。气者，一身之主，有升有降，有出有入，内无七情所伤，外无寒暑所犯，则一气周流百骸舒畅，维持人体生命正常运转。若人体被七情所干、寒暑所犯，气机窒碍则气血逆乱，病由此生，正如《内经》中"出入废则神机化灭，升降息则气立孤危"所言，故有"百病生于气"之说。据此，笔者在临床上重视气的作用，认为一气周流，气机畅达，百病不生，而一有郁滞，则诸病丛生，治当调气机为先。而气与脏气相关，气之升在于肝气与心气，气之降在于肺气、肾气，脾胃之气位居中焦而成为肝、心、肺、肾升降的枢轴，而气之升始于肝木，肝之疏泄斡旋周身阴阳气血，调节精神、气机、水谷运化。一旦肝失常度则阴阳失调，气血乖违，于是气滞、血瘀、痰生、火起，风动，诸病从生；若气机畅达，则其他方面的障碍均可减轻或消失。所以，多数病证可以通过调气机、疏肝郁来治疗，临床辨证无论运用何法，均可配以调畅气机。

（二）强调五脏有病，当从脾胃论治

中医学"土为万物之本""脾旺四季不受邪""内伤脾胃，百病由生"的理论，指出脾胃为后天之本、气血生化之源、气机升降之枢纽，在人体生命活动中占有重要的地位，与一切疾病发生有着密切的关系。笔者结合几十年的行医经验，认为随着当今人们的生活环境、饮食习惯改变，脾胃病的主要病因也产生了变化，精神压力大则肝郁乘脾、恣食酗酒则伤胃、冷饮凉食则损伤脾阳等成为内伤脾胃的主要因素，致使脾胃运化失常，损及内脏，体质下降，富贵病之势突显，故而提出"调中州，安五脏"的学术观点，以健脾和胃、消食助运、振生化之源、增强体质，从而达到有病治病、无病

防病，强身健体的目的。而在临床上，则强调五脏有病当从脾胃论治，并以此治愈不少疑难杂症。

（三）治疗脾胃病，突出以调和

根据《内经》中"谨察阴阳所在而调之，以平为期"的观点，脾属阴，主升主运化，喜燥，其病多虚寒，以运为补。胃属阳，主纳主降，喜润，其病多实热，以通为用。基于这些生理病理特点，笔者治疗脾胃病突出调和之法，以调节脾胃之间和阴阳之间的协调平衡，达到"阴平阳秘，精神乃治"的目的。在具体治疗用药上，提出燥湿与滋润相济，升降同施，寒湿并治，气血同调，补通相合，以平为期，适其度；掌握升之勿亢、降之勿刚、润之勿腻、温之勿燥、清之勿寒，不偏不倚、无过不及的平衡状态，使古人的"中和之道"观点得到进一步发挥，并使其具体化，这正是笔者治疗脾胃病的用药特点。

（四）善用经方，贵于辨证

笔者对经典有较深入的研究，对古今名家学术经验也非常重视，且不局限于既学领域，而是广泛涉猎、深造细研、博采众长，把所学的医学知识和经验融入实践中，并在实践中继承挖掘，不断加以创新。例如对《金匮要略》有关痹证的研究，结合自己的临床经验，总结治痹八法，将其运用于临床，随症加减，不但对痹证有效验，对其他病证若运用得当也能获得显著的疗效。古方新用不乏其例，如用防己黄芪汤治疗肩凝、类风湿性关节炎、风湿性心脏病、慢性肾炎、多汗症等屡收奇效。

（五）治疗疑难杂病，多从气血痰瘀

疑难杂症多缠绵难愈，证候复杂。治多从调气血、祛痰浊入手。《内经》云："出入废则神机化灭，升降息则气立孤危"。盖人身一小天地，气机有一毫窒碍则气血逆乱，病由此生也。《医学心悟》云："杂症主治在于气血痰郁"。诚如《丹溪心法之郁五十二》所说："气血冲和，万病不生，一有佛郁，诸病生焉"。故有"百病生于气""血为百病之胎"之说。笔者认为气血冲和，百病不生，一旦气滞血凝，脏腑经脉失其濡养，功能失常则疾病丛生。而疑难病症多由气血乖违，机体功能紊乱，以致寒热交杂，虚实互见，缠绵难愈，则出现久病入络，久病必瘀，攻之无效，补之无益，唯有疏其血气，令气血条达，方能奏效。具体治法则宗："人身以调气为上，调血次之"。根据气血相关理论，气机失常是形成血瘀众病因中最常见的。瘀血一旦形成，反过来又可导致或加重气滞，从而形成恶性循环，故在治疗上祛瘀必兼理气，治气亦可治瘀。古人云："怪病多为痰作祟"，故治痰也是治疗疑难杂症常用之法。

二、临床经验

（一）重视气在人体的作用，治疗以调气为先，调畅气机

调畅气机首选四逆散，方中柴胡具有生发之气，能调肝解郁，较好地疏通升散之气，把体内郁滞之气疏通；枳壳代替枳实，作用相对缓和，其味苦，能降能下，行气散结，与柴胡同用则一升一降，合而周流；白芍偏于敛润，有护阴柔肝收敛之效，与柴胡配伍，一升一敛，可防肝气太过而暗伤肝血；与甘草缓急和中，调和诸药，使气者升降行散有度，周流畅通无阻，所以在临床上广泛运用调气之法。例如，用四逆散加丹参、檀香、田七活血行气，治疗冠心病、心绞痛（气滞血瘀型）；用四逆散合异功散疏肝和胃，治疗慢性浅表性胃炎（肝郁脾虚型）；用四逆散合痛泻要方补土抑木，治疗结肠炎（肝胃不和型）；用四逆散加郁金、茵陈、金钱草、鸡内金疏肝利胆，治疗胆石症（肝胆湿热型）；用四逆散合四物汤调气血，治疗月经不调、痛经（气滞血虚型）；等等，均取得效验。另外，将四逆散用于男性病也获得了很好的疗效，如下所示：

> 陈××，男，36 岁，2013 年 10 月 10 日初诊。
>
> 现病史：患者半年来精神压力较大，情志不遂，阳举不坚，同房力不从心，导致夫妻不和、精神抑郁。胸闷胁胀，遇事易怒，头晕心悸，失眠多梦，腰膝酸软，四肢欠温，查阴茎松弛，舌边红，苔薄黄，脉沉弦尺弱。初投温肾壮阳、填精补髓剂十余帖，除腰酸膝软好转外，余症如故。后周老揣度病机，此证当系情怀不畅，气机逆乱，伤及心、肝、肾，宗筋失养所致。

治则：疏肝解郁，通络兴阳，宁心定志，荣养宗筋。

方药：四逆散加味。

处方：柴胡 6 g、枳壳 10 g、白芍 15 g、五味子 10 g、菟丝子 10 g、车前子 10 g、甘杞 10 g、覆盆子 10 g、远志 10 g、当归 8 g、丹皮 10 g、甘草 6 g、蜈蚣 2 条，研细末冲服。

二诊：服药 6 剂后，诸症悉减，阴茎有欲勃之势，效不更方，嘱其继服原方 12 剂。

三诊：诸症悉瘥，阴茎勃起坚而有力，同房能成功，夫妻言归于好。

【按语】：方中以四逆散疏肝解郁，以五子衍宗汤填精补髓、疏利肾气，以白芍、当归、丹皮养肝经之血；以远志宁心定志；妙用蜈蚣一味，取其入肝经，走窜力速，内至脏腑，外达经络，以开肝经之气血郁闭，使肝气条达、肾气疏利，则疏泄正常、经络畅通、气血得行、宗筋得养；以甘草培补中土，以后天养先天，诸药协同，气血兼顾，经脏同治，有补有通，寓通于补之中，共奏疏肝解郁、补肾宁心、通络兴阳之功，阳痿自能痊愈。

（二）重视脾胃的作用，认为"调中州"可"安五脏"

> 陈××，男，65 岁，于 2004 年 3 月 8 日初诊。
>
> 主诉：疲乏、头晕、纳少、面浮半个月。
>
> 现病史：患者 3 个月前因疲倦、头晕、腰软住院治疗，诊为"骨髓异常增生综合征"，经化疗 2 个疗程，头晕乏力加重，由于身体难以再接受化疗，故求诊于我处。刻诊：头晕乏力，经家属扶行入诊，心悸，动则气促，面浮肿、色苍白，下肢皮肤出现散在性紫癜，少气懒言、纳少眠差，口稍苦而干，大便量少，小便稍黄，舌质暗淡有齿印，苔薄腻微黄，脉细数，右浮大，关部沉按无力。
>
> 血液检查：白细胞＞ 20×10^9/L，血红蛋白 45 g/L，血小板减少。B 超提示肝脾肿大。

西医诊断：骨髓异常增生综合征。

中医辨证：脾肾两虚，气血不足，湿毒内蕴。

治法：健脾益肾、活血解毒。

方药：异功散加味。

处方：太子参 15 g、白术 10 g、茯苓 15 g、陈皮 10 g、红枣 5 g、黄芪 15 g、黄精 15 g、鸡血藤 15 g、白花蛇舌草 15 g、女贞子 10 g、红花 3 g、丹参 15 g、生麦芽 15 g、甘草 3 g，水煎服。

二诊：服上药 6 剂，纳增，头晕、心悸减轻，乏力改善，大便稍溏，原方加砂仁 2 g、制半夏 6 g。

三诊：病情好转，药已中的，守上方加减调治半年，病情稳定，头晕、心悸、乏力明显改善，面色转红润，食纳正常，二便调，血红蛋白上升，血小板也上升至正常。

【按语】：病属虚劳，亦称虚损。脾肾两虚、气血亏虚、血行不畅、湿毒内蕴、正虚与邪结是本病发病的关键。治宜健脾益肾以扶正，重在甘温补中。从脾胃立论，以化气血之源；祛邪又在健脾化湿、活血祛毒之中，谓之祛瘀生新而复源，体现"中土安和，天地位育矣"（《不居集》）之意。方中太子参、黄芪、白术、茯苓、陈皮、红枣，甘温补中、健脾益气以化源扶正培本；黄精、女贞补肾益精以温煦脾胃之运化；白花蛇舌草、甘草清热解毒祛其邪；久病入络多夹瘀，故加丹参、红花、鸡血藤通络活血、祛瘀生新；妙用麦芽疏肝、益脾、消食以振胃气。药证合拍，发挥诸药的作用，难病则愈。

（三）以调和为主，达到"以平为期"的目的

根据脾胃生理特点，治疗脾胃病时强调以调和为主，达到"以平为期"的目的，如用食疗的参肚汤（高丽参、沙参、半夏、砂仁、何首乌）预防溃疡复发，疗效显著。方中以高丽参、半夏、砂仁益气燥湿健脾，配沙参、何首乌滋阴养胃，脾得阳则运，胃得阴则自安，体现了燥与润相济的功效；还根据以上组方原理，独创了胃1号、胃2号、胃3号方以治疗胃肠病。其中，胃2方（党参15 g、半夏10 g、干姜6 g、红枣6 g、蒲公英15 g、黄连3 g、莱菔子15 g、田七4 g、白芍15 g、甘草3 g）的依据是：脾为阴脏，多寒，胃为阳腑，多热，"阳盛则热，阴盛则寒"，两者相互影响，而致寒热错杂的临床证候，法当寒热并治，方中以党参、干姜、红枣甘温益气补其虚；蒲公英、黄连苦寒清胃泄热；白芍、甘草酸甘化阴和阳；莱菔子、三七消食运脾、祛瘀和血。整方寒热并用，苦降辛开，温阳和阴，补通结合，故气机自然升降得调，寒热得清，气血调和，邪祛正复，脾胃调和则胃病自安。笔者常用此方加减治疗慢性胃炎、消化性溃疡、口腔溃疡、贝赫切特综合征（又称白塞病）。若寒偏重，则加肉桂辛温散寒、健胃温中；若热偏盛，则加白花蛇舌草清热消炎、调和寒热，纠其所盛，达到平衡。由于组方严谨，温无大热，寒无大苦，阴阳调和，药性平和，因此疗效确切。

（四）疑难杂症多从气血痰瘀入手

骆××，男，66岁，2012年12月31日初诊。

主诉：头晕且重一年余，加剧20天。

现病史：去年一月间开始头晕、头重，经治不愈。一个月前因少腹生外痈手术，后头晕头重加剧，两眼昏花，视物模糊，胃脘闷胀，嗳气泛酸，多口涎，痰白质黏，全身乏力，四肢欠温，夜难入寐，大便量少，小便清长，性情急躁易怒。望诊：精神稍萎，呈慢性病容，面色晦暗，舌红苔腻。闻诊：声音低弱。切诊：弦滑。

体检及理化检查：T 37℃，P 80次/分，R 20次/分，BP 138/90 mmHg，心肺查体未见明显异常，肝脾未触及，腹软。血常规：WBC $7.8×10^9$/L、Hb 110 g/L、PLT $123×10^9$/L。

西医诊断：梅尼埃病。

中医辨证：眩晕（痰浊内阻，肝阳上亢）。

治则：健脾化痰，平肝止晕。

方药：泽泻汤合半夏天麻白术散加减。处方：泽泻30 g、白术10 g、制半夏10 g、

茯苓 20 g、陈皮 15 g、天麻 10 g、双钩藤 15 g、炙甘草 3 g，水煎服，每日一剂。

医嘱：节情志、慎饮食、多休息。

二诊（2013 年 1 月 4 日）：3 剂药后眩晕减半，口涎减少，舌苔转薄，脉弦，药已中的，宗上方再 3 剂。

三诊（1 月 8 日）：眩晕已平，饮食正常，睡眠转佳，改用六君子丸健脾祛湿以杜绝痰源，配杞菊地黄丸滋水涵木以平其肝、善其后，随访半年未再复发。

【按语】：本例因饮食不节伤脾、情志急躁伤肝，致脾失健运、聚湿生痰、肝阳上扰，痰浊随之上蒙而为眩晕。纵观脉证，胃脘闷胀、多涎痰白、苔腻、脉弦滑乃脾失健运、痰浊中阻之候；情志急躁、舌红、脉弦为肝旺之征。治以健脾化痰、平肝止晕。方中重用泽泻利小便，导湿邪下行；白术、茯苓、陈皮、半夏健脾理气化痰；天麻、钩藤平肝治晕，继以六君子丸健脾助运，以杜绝痰湿之源，配杞菊地黄丸滋水涵木以平肝阳之亢，使病愈又无复作之患。

（五）选用经方，以辨证为主

> 陈××，男，48 岁。
>
> 现病史：患慢性肾炎十余年，历求数医，多次住院治疗，病情时轻时重，近一个月来症状加重。面色苍白，下肢浮肿，按之没指，尿少，腹胀，纳差，自汗，恶风，舌淡苔腻，脉浮沉按无力。
>
> 小便检查：尿蛋白＋＋＋，隐血＋，示慢性肾炎。

中医辨证：久病必虚，为气虚湿盛所致。

治则：宣肺健脾益肾，补气活血利水。

方药：防己黄芪汤加味。

处方：防己 10 g、白术 15 g、黄芪 50 g、炙甘草 3 g、益母草 20 g、芡实 30 g，水煎服。

复诊：先后以此方加减调治三个多月，顽疾获愈。

【按语】：防己黄芪汤是《金匮要略》方，用于治疗风湿表虚证。虽并未指出可用于治疗肾炎，但笔者在实践中辨证，认为凡属于气虚湿着致病者，投用本方加减，均能收到异病同治的疗效。本例症见浮肿、尿少、腹胀、纳差、自汗、恶风、舌淡、脉浮沉按无力，与《金匮要略》湿病脉证条文中的"风湿脉浮身重、汗出恶风者，防己黄芪汤主之"汤证合拍。方中黄芪益气利水，防己去湿，白术佐之，与黄芪同用，使气壮血行而水湿自退；妙加益母草活血利水，芡实健脾益精祛湿，故用之效验。

辨证论治是中医特色，不但在初诊时应注意四诊合参，详于辨证，而且在整个病程中均要细细观察，方能遣方用药切中病机。

张××，男，62岁。

现病史：左侧胸腹反复抽痛难忍，伴灼热感一年余，经多家医院全身体检示无器质性疾病，均按神经痛治疗，未能治愈。近日来疼痛加剧，以止痛药度日。诊之舌质暗红，边有瘀斑，苔薄腻，脉弦滑，左关带涩，局部无压痛，二便正常，情志稍烦躁。

中医辨证：无病可辨，当以辨证为主。舌暗红，边有瘀斑为瘀血之征；脉弦主肝，脉涩为肝郁气滞；烦躁系肝郁化火之象；抽痛、灼热感则为瘀热之候；其痛病位为肝经循行之处，辨证为肝郁气滞、气血不通。

治则：疏肝解郁，理气活血止痛。

方药：四逆散加减。

处方：柴胡6g、枳实10g、白芍80g、川楝子12g、元胡10g、板蓝根15g、甘草6g，仅服8剂而愈。

【按语】：四逆散在《伤寒论》中虽主治少阴阳郁证，但笔者取其疏畅气机之功，用于肝经郁滞。方中白芍量大，与甘草配合可缓急止痛，又加金铃子散助理气止痛之力，妙用板蓝根清肝之郁热。方药与病证相合，见效神速。

三、传承心得

重整体、重平衡，"调中州，安五脏"是笔者的主要学术思想，重视脾胃、调气血在治病中的作用和"疏通论"是主要治疗观，调气血、祛痰湿为疑难杂症的治疗思路。未病先防，治在未病之先；已病防变，治在发病之初；掌握病机，治在未病之先，是主要防治观。

进行阴阳平衡的调理是治病的重要环节，阴阳搭配是组方法则的创新思路，如浮与沉、升与降、热与寒、养阴与补阳、行气与补气、利湿与滋阴等，是调理阴阳平衡，达到"阴平阳秘、精神乃治"的获胜治法。

四、医案

（一）便血（上消化道出血）

颜××，女，28岁，2008年9月4号初诊。

主诉：胃脘痛2年，便血3天，呕血1次。

现病史：2年前因劳累致胃脘痛，饥饿时痛甚，得食减轻，时感烧心、泛酸，胃镜检查示：十二指肠球部溃疡。服过西咪替丁等药，胃痛时发时止，3天前因进食较硬干饭，胃痛复发，自觉胃中灼热，脘胁作胀，头晕乏力，拉柏油色样便，一日2次或3次，今早呕血一次，咖啡色样，有血块，来我院住院，予以止血治疗，要求配合中药治疗，会诊见面色苍白，全身乏力，舌淡，边有齿痕，苔腻微黄，脉细略数。

体检及生化检查：T 36.9℃，P 82次/分，R 22次/分，BP 100/62 mmHg；心肺正常，腹平软，中上腹压痛，无反跳痛，肝脾肋下未触及，肠鸣音正常。大便隐血阳性，血红蛋白 8.0 g/L。

西医诊断：上消化道出血。

中医辨证：便血（气虚失摄，血溢脉外）。

治则：补脾益气，降火化瘀。

方药：四君子汤加味。

处方：党参30 g、白术10 g、茯苓15 g、陈皮10 g、仙鹤草30 g、三七3 g、甘草3 g、大黄粉1.5 g，水煎服，一日两次。

二诊（9月6日）：连服3剂，呕血、便血已止，大便隐血检查阴性，唯见头晕、乏力，药已中的，原方再服3剂。

三诊（9月11日）：头晕、乏力减轻，便血未见，纳少，苔薄腻，脉细。原方去仙鹤草，大黄、三七改为0.5 g研末冲服，加山药30 g，红枣5 g，补脾健胃，服6剂，巩固疗效。

【按语】：本例为劳倦伤脾，脾不统血，血溢于肠则为便血；久病入络，复伤于食，传导失司，积热伤阴络，则胃痛，舌边瘀，苔薄腻微黄；面色苍白、头晕乏力、心悸为气血不足之象。方中以四君子汤补脾益气以摄血，仙鹤草收敛止血，现代药理研究证实其有强心作用；三七既能活血止血，又能止痛；大黄、陈皮降火调气，气降火降，血自宁。唐容川说："大黄一味，能推陈致新……既速下降之势，又无遗留之邪。"乃治胃出血之妙药。总之，在血症之中，已离经之血，终归属于污血，在出血时，配活血之品，有防留瘀之弊。整方具补而不滞、血止不留瘀、活血化瘀不伤正之功，继则加山药、红枣、白芍补脾和阴善其后，故收效甚佳。

（二）黄疸（阻塞性黄疸）

宋××，女，35岁，2004年8月15日初诊。

主诉：右胁胀痛彻背，身目俱黄，伴纳呆、呕恶8天。

现病史：因恣食肥甘，劳倦过度，于8月10日出现精神疲乏，而后右上腹胀闷作痛连胁，目黄尿赤，肌肤发黄，食欲欠佳，时呕恶。在外按"急性黄疸型肝炎"

给予西药保肝配中药茵陈蒿汤治疗 3 天，诸症未瘥，右胁疼痛加剧，黄疸加深而求诊。刻下症见：精神稍萎，痛苦不安，面色青黄，形体壮实，右上腹绞痛且胀难忍，痛串胁背至肩，痛时喜屈腰背，身目俱黄，色泽鲜明，口唇暗红稍干，可闻呻吟及痛呼声，口有臭气，纳呆呕恶，小便短赤，大便稍秘。舌体活动自如，舌质暗红，苔黄腻，舌下带暗红，脉沉弦滑。

体检及理化检查：T 37.3℃，P 82 次/分，R 21 次/分，BP 136/78 mmHg。神清，急性病容，巩膜皮肤黄染，心肺查体未见明显异常，颈软，腹平坦，右上腹压痛，伴肌紧张，肝大 0.5 cm，脾未触及。血常规：WBC $9.5×10^9$/L，N 87%，L 13%。肝功能：黄疸指数 26 U，谷丙转氨酶 49 U（赖氏单位）。B 超：胆总管内及胆囊内分别有 1.2 cm×0.8 cm、0.8 cm×0.6 cm 强光团。

西医诊断：胆囊炎、胆石症、阻塞性黄疸。

中医辨证：黄疸（肝胆湿热）。

治则：疏肝清热、利胆止痛。

处方：金钱草 30 g、茵陈 15 g、郁金 10 g、柴胡 6 g、白芍 90 g、甘草 15 g，水煎服，一日一剂，分两次服。

医嘱：每日服一剂，饭后给药，饮食宜清淡，忌油腻之品，进食低脂肪饮食，心情调畅，多注意休息。

二诊（8 月 21 日）：服上药 3 剂，腹痛缓解，黄疸减退，苔薄黄，脉弦，药已见效，宗上方加重清热利胆理气之品。上方加海金砂 15 g、麦芽 30 g、内金 15 g、木香 5 g、枳壳 10 g，共 3 剂。

三诊（8 月 26 日）：腹痛十去九，黄疸退，纳增，呕恶止，唯头晕乏力，苔薄，脉弦细，邪退正伤，原方加红参 10 g 以扶正，尽祛余邪。

四诊（8 月 29 日）：昨大便通下，排出椭圆形黄色结石两枚，腹痛消失，诸症悉平，唯食欲欠佳，经 B 超复查结石已消失，继改用健脾利胆善其后。

【按语】：胆石之症，其病机主要是肝郁气滞，湿热久羁，胆汁受其煎熬而成。肝主疏泄，与胆相表里，其经分布两胁。肝郁气滞，疏泄不利，胆道受阻痉挛则右胁痛连肩背；湿热蕴结，胆道阻塞，胆汁外溢则发为黄疸；肝木横逆脾胃则纳呆呕恶；舌苔黄腻、脉滑乃湿热之象，脉弦为肝脉所主，痛则冗弦脉。其病位在肝胆、脾胃，病性为实热症，肝胆湿热，胆道受阻，络脉拘急而作痛。治宜疏肝清热、利胆止痛。方中柴胡、郁金疏肝利胆止痛，金钱草、茵陈清热利胆排石，重用白芍缓急止痛；继则加重清热利胆理气，祛其邪；待邪退后，复用健脾抑木之法，复其正，善其后，而获愈。

（原载于《福建中医药》2014 年第 1 期）

第二节 学术思想、临证经验综述

中医药的发展与传承、继承是古今必由之路，名医们各怀绝技，独当一面，是一份宝贵的财富，应当发掘、继承、创新，使其更好地为人民健康服务。为继承弘扬老中医药专家学术思想与临证经验，现将笔者的学术思想、临证经验做一综述。笔者以"调中州、安五脏"的学术观，创立治法、配方，如食疗参肚汤、胃1方、胃2方、一青二白汤等经验方，具有较高的临床价值和实践意义，应该传承下去。

笔者坚信传统中医药学富含哲理性、科学性，终将成为未来世界的主导医学，突出"调中州、安五脏"的学术观，主张机体生病，当从脾胃论治，治脾胃"以平为期"。于治疗疾病的各个阶段，注重脾胃以治未病、以防传变、以防复发，还能安抚脏腑、灌养四肢百骸、通达经络、升阳益阴、调和气血。

笔者的学术思想崇尚王道与重视人道，但予实邪病证的治疗，常见霸道之举，亦决不姑息。笔者学术整合的过程，恰是临证执教数十年"中医梦"的实现，更是这一理论体系转化为实践的一个闪亮点。

一、注重食疗防病治病

人以食为天，治疗脾胃病时要"五分靠药物，五分靠饮食调理"。例如参肚汤，具有健脾补虚、清热祛湿的作用，用于溃疡病、慢性胃炎等脾胃病的治疗及辅助治疗均有较好的疗效。临床上对96例消化性溃疡病的患者进行维持治疗，对抗溃疡病复发具有显著疗效。

配方组成：猪肚1个（洗净），人参或高丽参5～10 g、制半夏10 g、砂仁5 g、沙参15 g、茶油50 mL。用法：将人参等药品纳入猪肚内，外用线把猪肚缝合，炖2小时，分2天服完，7天服用1次，服用12次为一个疗程（三个月）。维持治疗时间以秋、冬、春季为主，一般治疗1～3个疗程。

食疗法，多取中医"同器相求"的理论渊源，以胃治胃，以胃补肠，再与药理结合，以达到消腐护膜、清热除湿、收敛解毒之功效，从而利于溃疡病灶的愈合。临床病例观察且有抗复发的超强作用。

二、以调理脾胃为宗，补益五脏为旨

笔者配制一青二白汤的经验方，运用于临床多种病证多获良效。配方组成：大青叶

15 g、白术 30 g、白芍 30 g、杜仲 12 g、鸡血藤 12 g、枸杞 12 g、山萸肉 10 g、红参 10 g、牡丹皮 10 g、绞股蓝 10 g、茯苓 9 g、柴胡 6 g。功能：调理脾胃、补益五脏。主治：各种虚劳病证，如现代西医学中的胃弛缓症、胃肠功能紊乱、甲状腺疾病、糖尿病、肾上腺疾病、更年期综合征、贫血、癌症放化疗等多系统、多脏器、多种慢性消耗性疾病，以及类属中医虚劳临床范畴者、亚健康人群。用法：水煎服，每日一剂，一剂两煎，汤液混合（约 300 mL），晨起与临卧时温服，红参一味，可从药渣中捡出，蘸饴糖食用。方解：方名"一青二白"，简意此方以调理脾胃为宗，补益五脏为旨。大青叶领军，蠲清浮躁淫邪、菌毒于内里，白术、白芍为臣，补脾胃、醒脾运、益气血，激发胃肠蠕动，疏布一身血液，三药顾护气血阴阳，又皆具强壮脏腑、提高机体免疫力的功能，故可解除虚劳病之寒、热、痹、痛、瘕、积等证候。枸杞、杜仲、山萸肉、牡丹皮，陪佐白芍隅经肝肾之药性；红参、鸡血藤、绞股蓝，堆砌白术增灌心腑之药力；茯苓、柴胡做使者，香悦脾土、溢盈表里、运化精微、交通脏腑。整方布局源自"调中州、安五脏"的临床经验理论。加减：虚劳多汗，减牡丹皮加黄芪、防风；潮热，减红参加黄柏、怀牛膝；肢冷，减甘杞果加桂枝、制附子；心悸，减杜仲加龙骨、牡蛎；滞痛，减绞股蓝加葛根、田七；失眠，减山萸肉加半夏、麦冬；烦扰，减鸡血藤加大黄、甘草；便秘换炒白术为生白术。注意事项：慎摄饮食、避恶情绪。

三、配方用药突出脾胃特性

脾主运主升，喜燥恶湿，病理多湿多寒；胃主纳主降，喜润恶燥，病理多实多热。笔者根据脾胃的特性遣方用药，组成周氏胃 1 方、胃 2 方。

胃 1 方组成：黄芪 15 ～ 20 g、党参 15 g、白术 10 g、茯苓 20 g、桂枝 6 g、川连 3 g、蒲公英 15 g、白芍 15 g、佛手干 10 g、海螵蛸 8 g、甘草 5 g、白及 8 g、田七 3 g 等。伴反酸加吴茱萸 3 g、牡蛎 15 g；呕吐清水加干姜 6 g、肉桂 2 g（后下）、制半夏 10 g；伴出血加仙鹤草 15 ～ 30 g、大黄末 1 ～ 3 g（冲服）。每日一剂，水煎取汁 200 mL，分早、晚 2 次温服，早服择时于上午辰巳（7 ～ 11 时）脾胃经旺盛时服药。连服 4 周为一个疗程，病愈后改用参肚汤巩固，抗复发。

胃二方组成：制半夏、蒲公英、干姜、大枣、莱菔子、党参、茯苓、甘草、黄连、田七。兼嗳气加砂仁、佛手；兼反酸加浙贝、海螵蛸；兼食积加神曲、二芽；兼腹胀、大便秘结加枳实、槟榔、冬瓜仁；兼 Hp 阳性加白花蛇舌草。每日一剂，水煎分 2 次服，治疗寒热错杂型慢性浅表胃炎、萎缩性胃炎，肝脾不和、肝气郁结型胃炎，且佐用永春佛手茶，可巩固胃 2 方疗效。胃 1 方、胃 2 方，燥湿与滋润同用，升降同施，寒温并治，补通结合，治气、治血、治痰、治浊，进一步体现出根据脾胃特性治疗脾胃病证的用药特点。

四、利水法配合他法的临证运用

利水法，是指运用具有渗湿、利水作用的药物，以祛除人体潴留的水湿之邪。基于现代人受湿严重，笔者在利水法的基础上配以宣肺、温阳、清热、活血、理气、强心等法则用于水湿为患诸证，疗效显著。宣肺：肺为娇脏，水之上源，不耐邪侵，风邪所伤，则肺气失宣，不能通调水道，水溢于肌肤，发为水肿，治疗当宣肺利水，以麻黄连翘赤小豆汤为主，谓之"疏上源，以利下流也"。温阳：脾虚则土不制水，肾虚则水无所主而妄行，脾肾之间，脾虚水湿盛必损其阳，导致肾阳亦虚，若肾阳衰微，不能温养脾土，则可使水肿加重，温脾补肾治则为正法也，以真武汤为主。清热：湿与热合，引起湿热，治当清热利水，以自拟三根汤（苦参根、白茅根、山豆根）为主。湿祛则热清，反之清热可蠲出湿邪，裙带关系也。活血：血之于水，在生理、病理上密切相关。血行则水行，血瘀则水停。景岳曰："或以败精，或以槁血，阻塞水道而不通也。"故遇此当以活血利水之法，以桂枝茯苓为主。理气：淋证除肾虚、结热、气化失司外，与肝气疏泄息息相关，影响了三焦水道的运行和气化，乃至水道不利，治当理气行水，以五苓散合四逆散为主。强心：心居膈上，贯于宗脉，心力不足，运行不利，水伏而成邪，脾健则湿化、强心则水可利也，以生脉散合防己黄芪汤加减治之。

五、专利清清香养生、防病、治病

随着时代的发展，燃香已经不是单纯的品香、咏香、朝拜的概念了，而是以天然芳香原料作为载体，融自然科学、人文科学、生命科学为一体，越来越受到保健、养生、防病等领域的重视与应用。笔者总结香的防病养生作用主要有：第一，养神安神，香味香气是天地之正气，沁人心脾，使人心情平静、舒畅、精神乃致，所以品香的过程有助于改善情绪、平静心灵，从而养生健体，达到治病的效果；第二，开窍醒脑，香气能开窍醒脑，配合活动经络，能很快地消除疲劳，提高工作和学习的效率；第三，调和气血，"气血闻香则行"，辛能行气活血，使气血调畅，阴阳平衡，而无病体安矣；第四，芳香避秽，香能净化空气，祛邪、杀虫、抑菌，还能适当阻断疾病的传播与蔓延途径，达到防病治病的目的；第五，香薰归属中医外治，中医外治学历史悠久，香料品种众多，理论检索书目亦多，现代中药化学证实了香料的成分十分丰富，有助于机体健康。

笔者奇思妙想，选用黄花条、水剑草等芳香中草药为原料，以香都工艺技术为介导，发明了专利清清香。专利已经转化为商品流通，其具有防病、治病、抗疲劳的作用，经大样本病例临床观察证实有效。

（原载于《中国中医药现代远程教育》2020年第6期）

第三节 "调中州，安五脏"理论源流与临床应用

一、"调中州、安五脏"的含义

"调中州、安五脏"始终围绕中州脾胃的特性和生理功能，结合脾胃与四脏等其他各脏腑的生理病理关系，治疗与脾胃相关的各种疾病。正如《脾胃论》云："善治病者，唯在治脾，治脾以安五脏。"说明脾胃是五脏六腑生化之本。

二、"调中州、安五脏"的生理观

（一）土生万物，滋养五脏

《中藏经》云："胃者人之根本也，胃气壮，则五脏六腑皆壮。"脾土四季皆旺，俾中州脾土功能正常，其他脏腑皆得精微物质滋养则皆健壮。

（二）土主生化，五脏之本

《灵枢·营卫生会》云："人受气于谷，谷入于胃，以传与肺，五脏六腑皆以受气。"说明脾胃是五脏六腑生化之本。

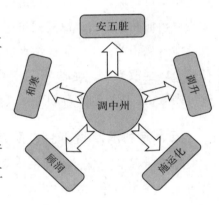

（三）土主升降，运化之枢

《脾胃论》云：脾胃为后天之本，居中焦，通连上下，是升降运化的枢纽，升则上输于心肺，降则下归于肝肾，若脾胃气虚就会导致升降失常，气机紊乱，百病由生。

（四）运化精微，滋养九窍

《脾胃论》云："九窍者，五脏主之。五脏皆得胃气，乃能通利……胃气虚，耳、目、口、鼻俱为之病。"

（五）滋润经络，四肢百骸

《内经》云："阳明者，五脏六腑之海，主润宗筋，宗筋主束骨而利机关也。"

三、"调中州，安五脏"的病理观

（一）内伤脾胃，百病由生

《脾胃论》曰："百病皆由脾胃衰而生也"。李东垣云："胃虚则脏腑经络皆无以受气而俱病"。脾胃为气血生化之源，后天之本。若脾胃运化功能失职，不能正常化生水谷精微，其他脏腑得不到滋养，就会造成五脏六腑之功能失调而出现各种病证。故强调五脏有病，当治脾胃。

（二）恣食厚味，心理压力，难病突显

当今脾胃病多见饮食失调，情志怫郁是冠心病、脑卒中、高血压、糖尿病等疾病的主要病因，使这些病发病率呈显著上升。过食肥甘，恣食厚味，喜饮生冷，饮酒过度等食伤，以及久坐少动，心理压力过大，情志失调，不慎调摄，导致脾胃损伤，进而出现心、脑、肝、肺、肾脏腑疾病，此在一些慢性病、疑难病中尤为突出。从现代对脾的研究，认为脾的生理功能不仅限于消化系统，而是多系统功能的综合，通过治脾可治疗多系统的疾病。所以"调中州、安五脏"不仅是对中医经典理论的发扬升华，也是根据现代疾病特点而发，对现代疾病谱具有指导性和普适性。

四、"调中州、安五脏"的实用价值

（一）调中州以治未病

中医历来强调治未病。张景岳言："土气为万物之源，胃气为养生之主。胃强则强，胃弱则弱。有胃则生，无胃则死，是以养生家必当以脾胃为先。"说明通过调理脾胃功能可以防止疾病发生的重要性。

（二）调中州以防传变

《金匮要略》云："见肝之病，知肝传脾，当先实脾。"故在治肝病时往往采用扶土抑木或清肝护脾之法，以防止肝病传脾，同时临证处处顾护脾胃，扶助正气，辅佐他脏，在防治慢性病、老年病时尤为重要。

（三）调中州以防复发

疾病复发的核心是脾胃功能。《诸病源候论》云："夫病新瘥者，脾胃尚虚，谷气未复，若即食肥肉鱼脍、饼饵枣粟之属，则未能消化，停积在肠胃，使胀满结实，因更发热，复为病者，名曰食复也。"可用健胃运脾入手而收功。

（四）调中州以安五脏

《医权初编》云："治病当以脾胃为先。"《类经》云："治五脏以调脾胃。"《景岳全书》云："凡欲治病者，必须常顾胃气，胃气无损，诸可无虑。"凡出现各种五脏气血津液不足或虚损劳伤，可采用补养后天之法以助五脏生化，恢复其正常生理功能，求其复原，调脾胃，安五脏，医家之王道也。

（五）调中州旁四肢达经络通九窍

调中州可以长肌肉、利机关、通九窍、滋脉络，凡出现肌肉肥瘦、四肢百骸不利、九窍不通、脉络病变等均可从脾胃论治。

五、病案介绍

（一）水肿（先天性心脏病）

> 颜××，女，40岁，2008年11月2日初诊。
>
> 主诉：右下肢浮肿15天。
>
> 现病史：半个月前因"先天性心脏病"到福州××医院做心脏介入手术，出院后右下肢浮肿，心时悸，纳食少，小便短少，大便稍溏，面色苍黄，精神萎靡，口唇及肢端轻度发绀，舌淡，苔腻微黄，脉滑，沉按无力。尿检正常，心率86次/分。

中医辨证：心脾两虚，血瘀湿着。

治则：补脾养心，益气活血，利湿消肿。

处方：党参20g、白术10g、茯苓30g、猪苓15g、牛膝20g、丹参30g、薏苡仁30g、赤小豆30g、红枣7枚、炙甘草3g，共7剂，水煎服，一日一剂，分早晚两次服。

二诊（12月9日）：服药后下肢浮肿消退，纳增，小便清长，唯心时悸，夜寝难安，原方加麦冬10g、五味子6g，以养心宁神。

三诊（12月16日）：上症悉愈，继用归脾丸调治。

【按语】：脾失健运、心失所养、心气不充、血行不畅、水湿内停为本病发病机理。治病求本，本为脾胃，故健脾以养心，治脾以化湿。方中以党参、茯苓、白术、炙甘草健脾益气养心，以化气血之源；以猪苓、薏苡仁、红枣、赤小豆补脾渗湿利水；配入丹参补血活血通络，使血行水行湿自去；辅以木瓜舒筋活络、和胃化湿，牛膝引血下行、利尿消肿。全方重在恢复脾胃功能，以补后天生化之源；再用归脾丸调善后，使脾健心盈、心有所主，心盈则脾胃功能正常，水肿自消。

（二）积聚（肝硬化）

> 康××，男，65岁，2005年8月16日初诊。
>
> 现病史：患肝硬化3个月，右肋时有闷痛，纳食减少，食后脘腹胀满，体倦乏力，下肢浮肿，少气懒言，动则气促，大便溏薄，小便短微黄，精神萎靡，面色黧晦，面容憔悴，颈项出现蜘蛛痣，手见肝掌，舌暗红、苔腻微黄，脉弦细，右关弱。
>
> 血生化：肝功能异常。B超：肝脾肿大。

中医辨证：肝郁脾虚，湿浊内停，气滞血瘀。

治则：疏肝理气，健脾利水，活血化瘀。

处方：柴胡6g、白芍15g、白术10g、茯苓30g、太子参15g、麦芽15g、谷芽15g、川楝子10g、丹参30g、鳖甲30g、大腹皮10g、甘草3g，水煎服。

二诊（8月22日）：服药6剂，胁痛腹胀减轻，纳香，下肢浮肿消退，体倦乏力改善，但口稍干，睡眠欠佳，原方去大腹皮，加麦冬、甘杞、五味子滋肾养阴。

三诊（9月5日）：精神较爽，疲乏明显好转，睡眠较佳，口干已止，唯腹稍胀，大便尚未成形，舌红苔薄，脉弦细，上方去川楝子、麦冬、白芍，加鸡内金20g、赤芍10g、陈皮10g，以健脾和胃、化源养肝。

四诊（10月5日）：后用四君合一贯煎加二芽、丹参、赤芍调治2个月，诸症悉愈，肝功能复查正常，B超复查肝脾无肿大，肝掌及蜘蛛痣亦消减大半。

【按语】：肝硬化属中医"积聚""臌胀"范畴。本例以肝郁气滞、脾虚运化失职、水湿与血瘀内结为主，属正虚邪实之证，治宜扶正除邪。方中以太子参、茯苓、白术、甘草健脾和胃，脾运得健，肝体得养，正气得旺；佐二芽消食助运；配柴胡、白芍、川楝子疏肝理气，以利脾胃升降纳运，又利气疏血行湿除；丹参、鳖甲活血化瘀，软坚消肿；加入大腹皮行气宽中、利水消肿，以利水湿消退。继则健脾胃、养肝肾以扶正，活血化瘀以消肿而收功。

（三）哮喘（支气管哮喘）

> 郑××，男，50岁，1985年10月15日初诊。
>
> 主诉：咳嗽反复发作30余年。
>
> 现病史：胸闷气促，咳喘难安，呼吸困难，夜不能平卧，动则气喘，口唇发绀，痰稀量多，纳少便溏，腰酸尿频，舌晦暗，苔白滑，脉沉细，右寸滑，尺弱。
>
> 胸片：肺纹理增粗，伴轻度肺气肿。

中医辨证：脾虚痰阻，肺肾两虚。

治则：健脾益气，宣肺化痰，补肾纳气。

处方：党参 15 g、白术 10 g、茯苓 30 g、陈皮 10 g、姜半夏 10 g、蜜麻黄 4 g、莱菔子 15 g、苏子 10 g、紫菀 10 g、补骨脂 10 g、炙甘草 5 g，共 6 剂，水煎服。

二诊（10 月 21 日）：服药后症状明显改善，唯腹稍胀，上方去麻黄，加厚朴、旋覆花各 10 g（袋包）下气燥湿、降逆平喘。

三诊（11 月 10 日）：按上方调治 20 天，病情稳定，而后连续 3 年接受三伏日灸贴消喘膏（细辛、白芥子、元胡、甘遂、麝香等），随访多年顽疾未再发作。

【按语】：哮喘与肺、脾、肾三脏关系密切，脾为生痰之源，在疾病发生发展中起核心作用。脾虚则化源不足，损及肺、肾，运化无力，聚湿成痰成饮，影响肺肃降，肾失摄纳，痰浊壅阻，气道不畅，肺气上逆为喘，肾虚少纳气为促。治以脾胃入手、补脾益气、温运中州为主。方中党参、茯苓、白术、甘草补脾益气，以化源治其本；陈皮、半夏、莱菔子燥湿消食化痰助其运；麻黄、紫菀、苏子宣肺肃降下气平其喘；补骨脂补肾纳气固其根。继采用三伏日灸贴消喘膏温肺肾以通阳气，降逆平喘固本而顽疾愈。

（原载于《福建中医药》2012 年第 5 期）

第四节　"脾旺不受邪"学术思想探析

《金匮要略·脏腑经络先后病脉证第一》曰："夫治未病者，见肝之病，知肝传脾，当先实脾，四季脾旺不受邪，即勿补之。"也就是说，脾的功能健旺，则人体百病不生。本节重点从其理论依据、具体含义及脾不旺的病理变化等方面来论证这一观点。

一、"脾旺不受邪"的学术渊源

在《易经》中，脾属土，对应坤卦。《易经·说卦》曰："坤也者，地也。万物皆致养焉。"也就是说，万物生长都依赖于大地的滋养。可以说，《易经》奠定了"脾旺不受邪"的哲学基础。

《素问·太阴阳明论》中的"脾不主时何也？岐伯曰：脾者土也。治中央，常以四时长四脏，各十八日寄治，不得独主于时也……故上下至头足不得主时也"，提出脾土是"生万物而法天地"的观点。脾脏贮藏胃的精气，而为胃行其津液，以营养四肢百骸，脾土的这种作用，就好像天地滋养万物一样，所以它能从上到下、从头到足输送水谷精微，无处不到，而不专主于一时，而是四时皆主。脾气分旺于四季，脾气健旺则四脏之气皆旺，不为外邪所侮，《金匮要略》中"四季脾旺不受邪"的学术思想即形成于此。

《黄帝内经》中论述了脾胃为五脏运转之"枢轴"的思想，如《素问·刺禁论》曰："肝生于左，肺藏于右，心部于表，肾治于里，脾为之使，胃为之市。"所谓"使"和"市"，也就是通畅无阻之意，可引申为转枢。也就是说，在脏腑气机升降出入的运转体系之中，肝气从左而升，肺气从右而降，心为阳脏，气布于表，肾为阴脏，气治于里，但这些运动的正常运转均有赖于脾胃的转枢作用。脾运化水谷精微，并将之输送至其余四脏，为五脏之"使"。脾胃的转枢功能健旺，脏腑的气机才能正常运转，才不会停滞为病，正所谓"出入废，则神机化灭；升降息，则气立孤危"（《素问·六微旨大论》）。《素问·经脉别论》也提出了脾具有"四布水精"的功能："饮入于胃，游溢精气，上输于脾，脾气散精，上归于肺，通调水道，下输膀胱，水精四布，五经并行"。《素问·玉机真脏论》中说道："脾脉者，土也，孤脏以灌四旁者也。"这些论断均提示了脾脏在五脏的中心地位，"脾脏不受邪"的学术思想初步形成。

二、脾的生理特点

（一）脾主运化

《素问·厥论》曰："脾主为胃行其津液者也。"《素问·太阴阳明论》曰："脏腑各因其经而受于阳明，故为胃行其津液。"《灵枢·决气》曰："中焦受气取汁，变化而赤，是谓血。"脾主运化，指脾脏将食物转化为水谷精微和津液并将其吸收、传输至全身的功能。食物首先被运送至胃中，胃的受纳腐熟作用将食物初步消化为食糜，此时脾气的推动与激发进一步将食物消化，其中的精微部分也依赖于脾气的激发而由小肠吸收，化生为精、气、血、津液，进而经过脾气转输至周身，濡养五脏六腑、四肢百骸，故称脾为"气血生化之源""后天之本"。精、气、血、津液是组成人体的基础物质，以及五脏六腑进行各项生理活动的物质基础。脾气旺盛，运化功能强健，气血生化充足，脏腑组织正常运转，则体内正气充盛，卫外屏障稳固，外邪自然无以侵犯人体。

（二）脾主升清

精、气、血、津液是构成人体的基本物质，而气对人体尤为重要。《素问·宝命全形论》曰："人以天地之气生，四时之法成。"《难经·八难》又云："气者，人之根本也。"皆说明了气对人体的重要性。气通过升、降、出、入运动推动和促进五脏六腑的生理运动，维持着体内的新陈代谢，气运行不息，则生命不息，气运行停止，则生命终止。

脾将水谷精微等营养物质上注于心肺，继而化生气血，营养周身。脾气主升，胃气主降，脏腑经络之气皆需通过脾胃之升降才能正常地运转。脾胃和调，则气机升降出入有序，气血调畅，阴阳平秘，健康少病。

（三）脾主肌肉

《素问·痿论》曰："脾主身之肌肉"。外邪侵犯人体皆由肌表而入，而肌肉遍布于体表，故肌肉的丰盛对机体抵御外邪亦十分重要，就如"城墙"一般，即《灵枢·经脉》中所云："人始生，先成精……肉为墙，皮肤坚而毛发长"。脾气健旺，肌肉得到水谷精微的营养，才能健壮丰盛而为"墙"，保护人体，抗御外邪。

（四）脾滋元气

元气是构成人体和维护机体正常生理活动的基本物质，是生命活动的原动力。元气充足，才能激发脏腑发挥其正常的生理功能，抵御外邪，正如《脾胃论·脾胃虚实传变论》曰："元气之充足，皆由脾胃之气无所伤，而后能滋养元气，若胃气之本弱，饮食自倍则脾胃之气所伤，而元气亦不能充，而诸病之所由生也。"强调了元气在人体内的重要作用，元气越充沛，则脏腑的生理功能越旺盛，抵御外邪的能力也就越强，而元气只有依赖脾胃之气的滋养才能维持充沛。又如《医方集解》所说："人之元气强壮，邪气焉能为害。"脾为气血生化之源、元气之母，元气的生成完全依赖于"后天之本"，所以，脾脏的强弱与自身抵抗疾病的能力密切相关。

（五）脾充卫气

《灵枢·师传》所云："脾者，主为卫"。《灵枢·营卫生会》说："人受气于谷，谷入于胃……其清者为营，浊者为卫，营行脉中，卫行脉外"。卫气行于脉外，皮肤、肌肉之间，主要起防御外邪侵犯、温养周身、调节腠理的开合、排泄汗液的作用。它是人体抵御外邪的第一道屏障，《医旨绪余·宗气营气卫气》曰："卫气者，为言护卫周身，温分肉，肥腠理，不使外邪侵犯也。"卫气充盛，卫外得固，则外邪不易侵犯。而卫气的生成来源于脾所运化的水谷精微中剽悍滑利的部分，所以卫气的充养也依赖于脾的运化功能。

三、"脾旺"则五脏安和

清代沈金鳌在《杂病源流犀烛·脾病源流》中说："盖脾统四脏，脾有病，必波及之，四脏有病，亦必待养于脾，故脾气充，四脏皆赖煦育；脾气绝，四脏不能自生。"强调了脾脏在五脏之中处于统领的地位，脾旺则四脏皆旺，脾衰则四脏不能生。

（一）脾旺则肝疏泄畅通

脾主运化，肝主疏泄。脾的运化功能旺盛，气血生化来源充足，肝脏得到濡养，有利于肝气疏泄的畅达。正如《杏轩医案·辑录·谢翁证治并答所问》中所说："木虽生于火，然江湖海无土之处，无木生。是故树木之枝叶萎悴，必由土气之衰，一培其土，则根本坚固，津液上升，布达周流，木欣欣向荣矣。"例如，对于慢性肝炎，笔者往往以柴芍四君汤健脾疏肝来治疗。

（二）脾旺则心血充盈

心主血，营气和津液在脉中"奉心化赤"而化为血液，而脾所运化的水谷精微又是化生心血之源。脾气健运，有利于心血的充盈。《济阳纲目·卷一·调经门·论心脾为经血主统》曰："脾气化液而生血……故曰生化之源。心统血者，脾气化液入心而变见为血也。故虽心之所主，亦藉脾气化生。"例如，归脾汤补益心脾，用于治疗心脾两虚证的心悸、贫血、紫癜等，可获得明显效果。

（三）脾旺则肺不受邪

脾主运化，化生吸收的水谷精微为水谷精气，肺主气，司呼吸，不断吸进大自然的清气，肺脾两脏共同保证宗气及一身之气的生成。脾的运化功能健旺保证了肺正常生理功能的维持。马元仪《印机草·喘息类》曰："肺为气化之源，又寄养于脾土也。"脾主运化水液，散布于肺，肺主行水，继而维持全身水液运行和输布功能正常。例如，用健脾养肺以培土生金法治疗慢性支气管炎、哮喘、肺结核等疾均可取得满意效果。

（四）脾旺则肾健不受邪

脾为气血生化之源、后天之本，肾藏先天之精气，为先天之本。而先天与后天之间又相互资生、相互协调。脾的运化功能健旺，能够不断地培补和充养肾中所藏之先天精气及其所化生的元气，先天之本得固，人体抗邪能力自然增强。正如《景岳全书·论脾胃》中所云："是以水谷之海，本赖先天为之主，而精血之海又必赖后天为之资。故人之自生至老，凡先天之有不足者，但得后天培养之力，则先天之功亦可居其强半，此脾胃之气所关于人生者不小。"脾主运化水液，协助肾主司水液的输布代谢。例如，用健脾利水之法治疗肾炎水肿、健脾降浊之法治疗"肾衰"之证、补脾益肾之法治疗骨髓异常增生综合征和五更泻等可取得满意效果。

四、脾"不旺"的病理变化

（一）脾气亏虚

脾为气血生化之源，若脾气亏虚，则气血生化乏源，脏腑官窍失却水谷精微的营养，元气、卫气均得不到及时充养，人体便不能正常发挥其抗御病邪的功能，诸病由生。《丹溪心法附余·调食》中提出："人之一身，脾胃为主……人惟饮食不节，起居不时，脾胃损伤，胃损则不能纳，脾损则不能化，脾胃俱虚，纳化皆难，元气斯弱，百邪易侵。"饮食不节伤于脾胃，运化失常，则元气虚弱，百邪易侵。

（二）脾气不升

脾胃为人体气机升降之枢纽，若脾气不升，则脾胃的转枢功能失常，气机的升降出入运动不能正常进行则会引起气滞、气逆、气陷、气脱、气闭等多种气运失常的情况，如肝气不舒、肺气郁滞、胃气上逆、中气下陷等，百病由生。清代黄元御《四圣心源·精神》谓："阴升阳降，权在中气，中气衰败，升降失职，金木废其收藏，木火郁其生长，此精神所以分离而病作也。"强调了中气在气机升降中的重要作用，书中还说："中气衰则升降窒，肾水下寒而精病，心火上炎而神病，肝木左郁而血病，肺金右滞而气病……四维之病，悉因于中气。中气者，和济水火之机，升降金木之轴。"中气一病，"四维"皆为之病。

五、脾"不旺"诸病丛生

脾"不旺"时气血生化乏源，元气亏虚，卫外不固，气机升降失常，外邪易侵，诸病丛生。以《金匮要略》中涉及疾病为例，脾胃本脏病主要有腹满、寒疝、宿食、脾约、黄疸、吐衄、下血、呕吐、哕、下利、肠痈等，他脏病主要有心脾阳虚的胸痹、脾肺阳虚的肺痿、寒湿困脾的肾着、中气不足的虚劳等。

六、小结

脾为"气血生化之源""后天之本"，脾所运化的水谷精微濡养脏腑组织、四肢百骸，脾气健旺，则正气充足，外邪难以入侵。张仲景提出的"脾旺不受邪"的观点，经过千百年来历代医家的理论论证和临床实践，已经成为现代医生防病、治病及强身健体的重要原则，也定将继续在临床治疗中起指导作用。

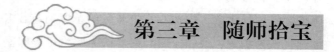

第三章 随师拾宝

第一节 蔡友敬老中医治疗小儿急重症验案三则

　　蔡友敬主任医师是全国名老中医，行医任教60余年，学验俱丰，教学相长。临证时多采用先师之法，但又不墨守其方，善于吸取新知、推陈出新，心法甚鲜，方药精效，擅长内科，对儿科一些危重难症确有独到经验，笔者随蔡友敬老师学习一载，特将先生治疗小儿急重症验案三则整理如下：

一、虚喘（喘息型肺炎并发心力衰竭）

> 　　黄××，男，4岁，于1974年3月10日住儿科。
>
> 　　主诉：发热、咳嗽10余天，胃纳差、呕吐2天。
>
> 　　体格检查：发育一般，嗜睡，鼻煽，呼吸稍促。心率145次/分，肺呼吸音粗，肝大1 cm，胸片示肺纹理增粗。诊断为肺炎。
>
> 　　现病史：患儿于2月28日突然发热，咳嗽不规则，有时气喘。近6天来较烦躁，纳呆伴呕吐2次，大便一日2次，曾在当地保健院诊治，未见好转而来住院。初诊为肺炎，给予青霉素、链霉素、泼尼松等治疗，虽热度减退，但于4月2日气喘烦躁，心律达150次/分，肺部可闻及喘鸣音及干湿性啰音，肝大3 cm。当时诊断为喘息型肺炎并发心力衰竭，给予毛花苷C抗心衰，以及氯丙嗪、异丙嗪等措施，未见好转，并认为患儿病危。于4月2日下午请蔡老会诊：患儿嗜睡、烦躁、喘息、气短、口唇发绀，有汗出，体温37.2℃，舌红少津，口舌有些糜烂，腹稍胀，脉细数，重按无力，呈促脉之象。

　　中医辨证：正虚邪实之证，急宜扶正。

　　治则：益气定喘法。

　　处方：边条参1.5 g、麦冬4.5 g、五味子3 g、鲜球兰叶15 g、牡蛎9 g、川贝3 g、川连1.5 g、陈皮1 g、炙甘草1 g，服一剂。

二诊（4月3日）：药后当天早上喘稍平，口唇发绀改善。但于下午突发高热40℃，呼吸急促，喜端坐呼吸，心率达160次/分，口腔糜烂，舌头有白点。西医考虑为霉菌感染，停用抗生素，先按心衰抢救，给予毒毛花苷K，但口唇仍发绀，面色发灰，脉细欲绝，认为病危，通知家属。蔡老认为此为正虚邪盛之故，给予扶正祛邪之方，原方加金银花6g、连翘6g、球兰叶30g，清肺热之盛，助用苏子1.5g降气。

三诊（4月4日）：病情转危为安，气喘明显改善，口唇转红润，发热已退，心率130次/分，脉细略数，仍宗上法，原方去苏子、陈皮、牡蛎，加黄芩1.5g。

四诊（4月6日）：喘平，咳少，体温36.5℃，食欲与大便正常，唯小便较短，双肺仍可闻及少许干湿性啰音，肝大缩小剩1cm。西医认为心衰已明显改善，但蔡老诊察认为正气渐复，余邪未尽。原方加茯苓4.5g、杏仁3g，续服2剂，诸恙已愈。

【按语】：《内经》云："邪之所凑，其气必虚"。中医认为病程较长者，邪稽不解，必伤其正。本例肺受邪未净，反复发热、咳嗽，是其标，但喘促气短、烦躁、汗出、脉细数无力，乃心肺之气不足之象，是其本，故急以生脉散加牡蛎、炙甘草益气生津，以强心固本，同时助以球兰叶、川连、银翘之类清肺祛邪治其标。若治病不知标本虚实，则正气愈虚，邪气愈盛。所以在邪盛正虚脱之际，急需配合中医以扶正祛邪，方能奏全效。由此进一步说明中医是可治急症的。

二、痫疯

> 张××，男，1岁，1974年2月18日就诊。
>
> 现病史：半月前患儿服人参、鸡汤，第二日即发热、便秘，当地医生给予退热药，当时热虽稍退，但后成痫疯。发时痰壅喉间，气促昏倒吐痰沫，两目上吊，抽搐。1～2日发作一次，醒后如常人。2月5日于小儿科住院治疗，但上症未减，请蔡老会诊，当时无发作，但大便秘结，舌苔黄腻，脉滑略数，指纹青紫。

中医辨证：痰热内伏，风动痰扰。

治则：清痰热，熄风镇痉。

处方：天竺黄6g、胆星3g、川贝1.5g、枳实3g、茯苓6g、竹茹3g、黄芩1.5g、龙齿9g、白芍6g、钩藤1.5g、郁李仁6g、莱菔子1.5g，水煎服，一日2剂。

二诊：服前方大便已通，5天来未见发作，舌苔薄黄，脉滑，病情虽有好转，但痰热未退尽，依前方去郁李仁再进3剂，后查访10天来痫疯未再发作而出院。随访半年病无复发。

【按语】：无痰不作痫，痰盛则神乱，痰清则窍通。诸风掉眩，皆属于肝。阳动则风生，肝缓则风熄。本例是幼儿，为纯阳之体，人参、鸡汤均系助阳之品，阳盛则风动，同时又会积蕴成热。昏倒、目吊、抽搐、吐痰沫、便秘、苔黄、脉滑数，总不外风、痰、热之证。蔡老审因辨证，治以清热痰熄肝风为主，配郁李仁解便通腑，加莱菔子去痰消积，又能解人参之性，拟法完善，从而取得良效。

三、疫毒痢（中毒性菌痢）

陈××，1岁，于1973年5月12日入院。

主诉：高热、下利、抽搐。

现病史：因高热、下利、抽搐就诊，入院检查时体温39.4℃，当日下半夜体温突降至35.5℃。面色苍白，口唇发绀，神志不清，瞳孔散大，对光反射消失，呼吸不规则，汗出，肢冷，心跳168次/分，血压85/52 mmHg。大便常规：黏液＋、白细胞＋＋＋、红细胞＋，西医诊为"中毒性菌痢"，并给予补液、抗休克、抗菌等措施抢救一天，病情仍未见好转，请蔡老会诊。症见：面苍无华，神昏，目不转睛，汗出、肢冷、舌淡无苔，脉沉伏微细欲绝。

中医辨证：疫毒痢，为阴伤阳脱之危候。

治则：宜益气救阴回阳为先。

方药：参附四逆汤加减。

处方：西洋参1.5 g、附子1.5 g、干姜1.5 g、山茱萸2 g、白芍6 g、白术6 g、茯苓6 g、红枣5枚、炙甘草1.5 g，水煎频服。

二诊：服药后面色转红，脉现见效，神志清，呼吸平顺，四肢回温，尚有轻度抽搐，体温39℃，舌红，苔微黄。阳回而内热显，邪毒炽盛，并见动风之势，改为清热解毒、平肝熄风之法。处方：金银花1.8 g、连翘1.8 g、川连4 g、钩藤1 g、白芍2 g、黄芩1 g、葛根1.3 g、滑石10 g、甘草3 g，以此加减连进5剂，热退搐止，下利亦除，粪检正常，以后用参苓白术散调理脾胃善后，痊愈出院。

【按语】：疫毒痢阴伤阳脱，投以温剂乃权宜之计，汗出脉微肢厥，不回阳则无以理阴，故此回阳为妥，谓之"急则治标"。然疫痢多属热毒内蕴，乃病之本，一见阳回，则需大剂清热解毒之品图其本。总之，热炽伤阴是其常，亡阳是其变，临证审慎至关重要。

（原载于《世界传统医学杂志》1998年第2期）

第二节　骆安邦治疗疑难杂症经验

骆安邦老师业医50余载，于医、教、研诸方面建树颇多。笔者随师待诊，观察其诊治疑难杂症确有独到之处，下面列举验案5则，冀其经验得以弘扬。

一、寒热并用以治白塞病

陈××，女，40岁，1991年3月10日就诊。

主诉：口腔溃疡屡治屡发8年，伴阴部溃疡、目赤糜烂4年。

现病史：患者口腔溃疡屡治屡发8年，伴阴部溃疡、目赤糜烂4年，西医诊为"贝赫切特综合征"（又称白塞病），辗转8家医院未能治愈，遂求治于骆安邦老师。症见：口舌糜烂，大阴唇上下各有4 cm×2 cm及3 cm×4 cm大小溃疡两处，伴目赤多泪、视物不清、口淡纳差、便溏尿黄，舌质淡胖，苔黄腻，脉弦细数。

检查：咽分泌物培养有链球菌。会阴溃疡分泌物涂片：可见革兰氏阴性双球菌（淋球菌）。血常规：白细胞5.8×10⁹/L，中性粒细胞71%，淋巴细胞24%，嗜酸性粒细胞5%。血培养华氏反应与尿常规均未发现异常。

中医辨证：狐惑病，为脾虚湿热所致。

治则：温阳化湿，清热解毒。

方药：甘草泻心汤。

处方：甘草12 g、干姜10 g、制半夏10 g、黄芩10 g、川连6 g、太子参20 g、红枣5枚，共4剂，水煎服，一日一剂。

二诊：用药4天后，症状减半，药已中的，不必更方。

三诊：续进7剂，口腔、阴部溃疡痊愈，目赤多泪明显好转，苔腻退，余薄黄，湿已化，余热未尽，仍以前方减黄芩为5 g续服。

四诊：继进5剂，药后诸症已平。后以异功散加土茯苓变温阳化湿为健脾利湿善其后，随访病愈至今未复发。

【按语】：白塞病，一般多认为与《金匮要略》所载"狐惑病"相似，多由邪热与湿毒内蕴所致。本例则由脾虚失运、湿邪难化、酿毒腐及血肉而致蚀烂，湿热上蒸则口腔糜烂，下注则阴部生疮溃疡。舌苔黄腻为湿热蕴蒸之征。口淡、纳差、便溏、舌淡胖、脉细则为脾阳虚之象。治宜温阳化湿、清热解毒。以寒热苦辛与甘补合用，使中气运而湿热得化，毒邪得解，病获痊愈。然犹恐脾未健，湿毒复生，故用异功散健脾益气善后。

二、通利合用以除胆结石

> 庄××，男，40岁。
>
> 主诉：右季肋疼痛反复发作5年。
>
> 现病史：患者右季肋疼痛反复发作5年，经××医院检查，诊断为胆结石。一个月前因过食肥甘，右上腹突发绞痛彻背，继则身目俱黄，畏冷发热，回乡求诊骆老师。症见：形体肥胖，目与肌肤俱黄，便秘尿赤，右上腹持续疼痛，剧时伴呕吐黄水，口苦唇燥，脘痞纳呆，舌暗红，苔黄腻，脉弦数有力。右上腹部可触及增大之胆囊，如鸡蛋大，压痛＋＋。
>
> 肝功能：黄疸指数25单位，谷丙转氨酶48单位。

中医辨证：肝胆湿热蕴结，腑气不畅。

治则：通腑逐瘀，清热利胆。

方药：硝石矾石汤加减。

处方：芒硝（冲泡）15 g、明矾12 g、金钱草30 g、茵陈15 g、甘草3 g，共3剂，水煎服。

二诊：服上方3剂，大便泻下，排出结石1颗，黄褐色，质硬，痛止，黄疸随之消退，改用健脾疏肝利胆之品。

三诊：调理半旬病获康复，B超复查胆结石已消失。

【按语】：根据胆的"中清不浊"，六腑"以通为用"的原则，治胆石症当予和解迫降。然而骆老师认为病急证实，正气未衰，非以峻下通降之品莫及，选用硝石矾石汤加利胆之品逐瘀，清泄利胆。方中以芒硝咸寒苦降、泻下逐瘀以通腑，配明矾咸寒酸收、清热泄浊，又防芒硝过分伤正；再加金钱草、茵陈清热利胆，因药专力雄，取效迅速。现代药理研究证实芒硝具有解痉止痛之力，明矾具有抗菌消炎之功，故能起到多功效的治疗作用。方中明矾量大，此不难看出骆老师辨证之精确、用药之胆识。

三、轻清宣化以退久热

> 林××，女，9岁。
>
> 主诉：发热日晡增剧，每于午后寅时发热，体温均在38.5℃左右。
>
> 现病史：患者发热日晡增剧，每于午后寅时发热，体温均在38.5℃左右。经中西药治疗一个月热仍未退，邀骆老师诊治。症见：发热寅时重（T 38.3℃），恶风无汗，咳轻痰少，精神稍萎靡，食欲与二便正常，舌质较红，苔腻微黄，脉浮细数。
>
> 检查：血沉3 mm/h，白细胞$10×10^9$/L，中性粒细胞63%，淋巴细胞37%。

中医辨证：风湿发热。

治则：轻清宣化。

方药：麻杏苡甘汤。

处方：麻黄 5 g、杏仁 10 g、薏苡仁 20 g、甘草 3 g，共 3 剂，水煎服。

二诊：仅服 3 剂，久热竟霍然退尽，体温降至正常，唯咳仍在，苔腻转薄，脉小滑，改用泻白散清肺止咳而收功。

【按语】：对于风湿发热一症，骆老师认为不能只看发热这个现象而单纯退热，否则不仅热不能清，反而湿愈缠绵难化，故当轻清宣化以退热。笔者证于临床颇能应手获效。

四、益气温阳以止盗汗

李××，男，44 岁。

主诉：半年前因车祸头部受外伤，出血多，过后即感体倦无力，夜间汗出如雨，醒来则止。

现病史：患者半年前因车祸头部受外伤，出血多，过后即感体倦无力，夜间汗出如雨，醒来则止。多方求医，以植物性神经紊乱及阴虚盗汗处理，效果不显，转请骆老师诊治。症见：入睡则盗汗（以头项及胸背为主），汗出如水，衣衫尽湿，汗出味淡，肌肤冰冷；伴恶风怕冷、头晕心悸、神疲倦怠、口干少津、食欲不振，面色少华，舌淡胖，苔薄腻，脉沉细。

中医辨证：失血伤阴，阴损及阳，阳虚卫表不固，汗液妄泄，非阴虚盗汗。

治则：益气温阳，固表敛汗。

方药：玉屏风散加味。

处方：生黄芪 30 g、白术 10 g、防风 10 g、附子（先煎）10 g、党参 20 g、荞麦 30 g、牡蛎 20 g、白芍 15 g、甘草 3 g，共 2 剂，浓煎。

二诊：服药一剂盗汗减半，2 剂则去十之八九，他症减轻，原方加当归、五味子补血养阴。

三诊：再服 6 剂，盗汗止，恶风怕冷随之即除。盖汗为心之液，故汗止后，改用归脾丸补养心脾调理善后。随访半年盗汗未再复发。

【按语】：阳虚自汗，阴虚盗汗，此其常也。然临床并不尽然，阳虚盗汗亦有之。前医不详其辨，误以阴虚盗汗治之则罔效。本例虽有失血耗阴之因，但阴损及阳，阳虚表卫不固，汗液妄泄。汗出味淡、肌肤冰冷、恶风怕冷、舌淡、脉沉细等为阳虚证候，故用玉屏风散益气固表，助附子温阳固卫，又以白芍、牡蛎、荞麦、五味子养阴敛汗，配入益气温阳方中，以阴中求阳，使阳气充盛，汗孔开阖复常，则汗证自愈。

五、塞因塞用以疗癃闭

> 陈××，女，28岁，时值中秋佳节住院，候产分娩。
>
> 现病史：临盆难产，依赖产钳术助产，母子幸获安然无恙，但产后则小便滴沥不通，少腹膨胀如鼓，痛苦异常，经服五苓散等通利之剂，小便仍闭塞不通，此后两个昼夜皆赖插管导尿，小便始通，弃管而尿复不通，反复插管，恐感染机会多，于是邀骆老师会诊。症见：面色㿠白，呈痛苦面容，呻吟不安，尿意频急，胀坠欲解，却又点滴俱无，精神极度疲惫，短气懒言，体重身倦，腰膝无力，舌淡苔白，脉缓无力。

中医辨证：脾肾气虚，膀胱气化失司。

治则：塞因塞用。

方药：补中益气汤加味。

处方：炙黄芪30 g、党参15 g、白术12 g、柴胡5 g、升麻5 g、当归10 g、桂枝8 g、通草6 g、炙甘草3 g，共2剂，水煎服。外用生葱捣烂炒热温烫少腹。

二诊：1剂知，2剂已，内外兼治，小便通畅，痛苦顿失，继则改用济生肾气汤温肾化气利水，病遂霍然，安然出院。

【按语】：本例因临产努挣伤气，内耗气血，损伤脾肾，膀胱气化失司，则州都之关门不利，故而致癃闭。此因虚致闭，不宜通利，故以补中益气汤补益中气，使气足气化得行，小便自通；佐以济生肾气丸温补肾阳，使命门火旺，肾主开阖则尿自如。

第三节　骆安邦治疗急危重症经验

骆安邦老师临证宗法于《伤寒论》《金匮要略》，长于内科、妇科，治疗急危重症，妙用经方，屡起沉疴。现据骆老师治验，结合笔者随师的学习体会，整理以下病案公诸同好。

一、清热利窍，救治咽疮

> 陈××，男，25岁。
>
> 主诉：畏冷发热，头痛身倦，咽喉疼痛。
>
> 现病史：初起畏冷发热、头痛身倦，继而咽喉疼痛，干燥灼热，吞咽不利，痰

延多。前医按风热感冒投苦寒清泄之药而罔效，咽喉疼痛逐渐加剧，咳嗽时疼痛波及耳后、下颌及颈部，吞咽困难，滴水难入，手足烦热，午后颧红，咽峡嫩红肿胀，两侧扁桃体表面溃而成疮，声音嘶哑，舌红无苔，脉细数。

中医辨证：热毒炽盛，灼伤喉络。

治则：清润降火，散结消肿。

方药：《伤寒论》苦酒汤。

处方：半夏 15 g、白米醋（即苦酒）2 杯，煎沸趁热冲泡鸡子白，多次少量含咽服之。

二诊：药投 2 剂，咽喉疼痛大减。再进 2 剂，声转洪亮，咽痛消失，汤水可入，且能进稀粥，继以银耳、百合炖服调摄，病遂霍然。

【按语】：咽喉乃胃肺之门户，患者为风热邪毒侵袭，蕴结肺胃，火毒上炎，而致咽喉嫩红肿痛。火毒蒸腾，灼伤肌膜而化脓成疮。宗《伤寒论》中"少阴病咽中伤，生疮不能语言，声不出者，苦酒汤主之"之法，以苦酒消肿敛疮，半夏涤痰散结，鸡子白清润利窍，全方具有敛疮通声之功，而无伤津之弊，故效显著。笔者证之临床多验。

二、下瘀祛邪，止痛救脱

李××，女，30 岁，经产妇。

现病史：产后腹痛，累及心胸，脐下坠痛如针刺，痛甚则四肢厥冷、自汗淋漓。病容痛苦，呻吟床第，头痛眩晕，温温欲吐，心悸气短，恶露不多。诊视时其人神志淡漠，呼之不应，面色苍白，口唇青紫，舌淡边紫，脉沉细涩。

中医辨证：瘀血不去，正伤虚厥。

治则：下瘀祛邪，救逆回阳。

方药：下瘀血汤合四逆汤。

处方：先用大黄 8 g、桃仁 10 g、蟅虫 4 g、蒲黄 10 g、五灵脂 10 g，水煎服，一小时后再投附子 15 g、干姜 8 g、甘草 5 g、生黄芪 30 g。如此两方合用，药后即下瘀血块，腹痛顿减，肢温汗敛，元气得固。

复诊：继以枳实芍药散荡涤残瘀，使恶露净腹痛除，遂用八珍、归脾善其后。

【按语】：本例属瘀血致痛而厥，欲养正则恐瘀血猖獗，剧痛不休；欲破瘀，却虚脱危在顷刻。对此，骆老师采用祛邪安正、标本兼顾的办法，以下瘀血汤逐瘀祛邪治其标，四逆汤回阳固脱救其本，使垂危之险证转危为安。下瘀血汤攻血之力峻猛，临床运用必须审辨，以防偾事。四逆汤虽为辛温大热之品，但若亡阳四逆的症状典型，便可使用，不必犹豫，同时剂量要大，方可达到治疗目的。

三、峻补固脱，回阳疗崩

> 邵××，女，38岁，1980年2月5日初诊。
>
> 现病史：素体虚弱，善于思虑，经常失眠多梦，心悸气短。近3年来月经周期紊乱，每于行经期间腰酸腿软，小腹绞痛，头晕眼花，纳差便溏，疲倦乏力。近来因年终昼夜加班，劳累过度，月经超前来潮，量多色紫，心悸心慌，头重耳鸣，卧床不起，经××医院以止血强心处理，症状有所改善，过3～4日，夜寐欠佳，烦躁不安，小腹阵痛，骤然暴崩不止，血下如注，随即不省人事，血压测不到，经采取急救措施，患者仍奄奄一息，遂邀骆老师会诊。症见：面色苍白，呼之不应，头面冷汗，四肢厥逆，脉沉细欲绝。

中医辨证：暴崩骤脱，气血两伤，真阳垂绝之恶候。

治则：急则治标。急投独参汤，以高丽参10 g急煎灌入，20分钟后额汗收敛，可闻微弱呻吟和太息，继予大剂人参四逆汤加龙骨、牡蛎分次频喂，15分钟后厥回肢温，血压回升到8.0/4.0 kPa。阳回脱固，改用当归补血汤合胶艾汤，另配五炭（蒲黄、山楂肉、棕榈、侧柏、地榆）末，昼夜投2剂，过后下血渐止，肢温厥解，人事已省，口燥欲饮，予稀粥啜之。嗣后以十全大补汤、人参养荣汤加龟鹿胶以补气养血，固脱生津而善其后，调理月余恢复健康。

【按语】：本例暴崩因禀赋虚弱，劳伤耗气，冲任受损，不能制约经血，血妄而崩。其证属气随血散、阳随气脱危殆之候，急投大剂独参汤益气固脱，继进人参四逆汤以回阳救逆，阳回则以救阴，阴阳得济，则气血自守，用养阴凉血当归补血汤合五炭汤塞其流，澄其源，继以人参养荣汤加龟鹿胶补气养血、健脾滋养肝肾善其后，复其旧。骆老师认为塞流、澄源、复旧三者要有机联系，不能截然分割，如不审证求因而盲目使用止血之法，则往往塞而不止。若仅澄源而不塞流则缓不济急。复旧即在止血后善后调理，以巩固疗效。要善于掌握好这三个步骤，方可临证如临阵，用药如用兵，于运筹帷幄之中决胜千里之外，诚哉斯言。

四、泻火熄风，平治中风

> 赖××，女，54岁，1987年7月7日就诊。
>
> 主诉：患高血压病，屡治周效。
>
> 现病史：一周前操劳过度，猝然昏仆，神志不清，左侧半身不遂，急住××

医院，诊为"脑出血"，抢救两天，未见好转，家属恐其死于医院，抬回家备丧事，骆老师经友人邀往诊治。症见：神昏不语，面赤气粗，鼾声痰鸣，口眼歪斜，瞳孔不等大，左半身瘫痪，口噤，颈强，身热口臭，小便失禁，腹满便秘，舌红，苔厚腻，脉弦数有力。

中医辨证：肝阳暴涨，阳升风动，风中于腑之阳闭证。

治则：泻火通便，清心豁痰开窍。

方药：三化汤加味。

处方：大黄 15 g、川朴 6 g、天竺黄 10 g、枳实 10 g、羌活 5 g、竹沥水（冲服）30 g，配清心牛黄丸，每次 2 丸，每日 3 次。

二诊：药后大便下秽水粪块两次，面赤退，气促平，痰鸣减，但神未清，呻吟不已，躁动不安，舌苔黄厚腻转薄。改用风引汤：大黄 10 g，龙骨、牡蛎各 15 g，干姜、桂枝各 6 g，寒水石、滑石、赤石脂、白石脂、紫石英、生石膏各 30 g。

三诊：上方进 2 剂，热退神清，舌红绛无苔，脉细数。原方去大黄加生地、元参、菖蒲、郁金、地龙、双钩藤以辛凉甘寒、滋阴潜阳、开窍醒神。

四诊：再进 4 剂，二便通调，神志渐清，但表情淡漠，舌强语塞，偏身不遂，手足背浮肿，舌淡红无苔。治宜补益气血、化瘀通络、濡养筋脉。处方：黄芪 120 g，川芎、当归尾、红花、桃仁、赤芍、牛膝各 15 g，豨莶草 30 g。先后出入化裁 22 剂，肢体瘫痪日见好转，调理数月，病告痊愈，能料理家务。

【按语】：本病为肝阳暴涨、风火痰热相互交炽所致。初选三化汤，羌活祛风泄邪，大黄、枳实、厚朴行腑气，腑实得通，配清心牛黄丸清化痰热、开窍安神，神志自清；中期守仲景风引汤引风内泄，祛风开窍，扶正祛邪；至后期则以增液汤熄风，补阳还五汤补养气血、活血通络以濡筋脉，恢复肌体功能。

（原载于《中国医药学报》1992 年第 3 期）

第四节　骆安邦治疗尿毒症的经验

尿毒症是由慢性肾功能不全引起体内氮质及其他代谢产物潴留以及水、电解质、酸碱平衡等紊乱而出现酸中毒及胃肠、神经、循环等系统功能障碍的一种症候群。临床主要表现为少尿或无尿，恶心，呕吐，浮肿，腹胀，身倦乏力，嗜睡神昏，舌淡，苔腻或黄腻，脉濡细或沉滑等症状。属于中医"关格""癃闭"的范畴。骆安邦老师系全国名老中医专家，从事医、教、研 50 余年，在尿毒症的救治方面积累了宝贵的经验。他认为，尿毒症虽多因脾肾阳衰，湿浊内阻，盛邪壅塞三焦，气机逆乱所致，但与枢机开合不利有关。骆老剖析胆属少阳，为枢，是脏腑功能枢机的开始，枢机不利，而致关闭格拒的证候。在病情危重时，肾功能受损严重与浊邪弥漫壅滞互为因果，造成恶性循环，湿浊之邪刺激消化系统，可引起功能紊乱，进一步加重病情，治以急治其标为主，兼顾治本，泄浊与扶正并举，常以温肾泄浊、调和胆胃、升清降浊为先，继用温阳利水之法。骆老师自拟泄浊解毒汤，基本方为：制半夏、陈皮、茯苓、姜竹茹、枳实、附子、大黄、牡蛎、生姜、红枣、甘草。方中半夏辛温降逆止呕以化浊，竹茹入胆胃，清痰浊之热；枳实行气导滞以利气机；茯苓、红枣、甘草益气和中；附子温肾阳，化气利水；大黄苦降泄浊解毒，且能降低血中氮质；陈皮降浊理气和胃；妙用牡蛎滋阴济阳，又取其味咸制酸以中和尿酸。诸药合用，有清胆和胃、清热化痰、温阳泄浊之功，使脾运健、肾气足，升降正常，气化得运，开合得施，二便得通，浊阴不泄而自降，呕吐得止，纳谷转佳，邪祛正复，对少尿或尿闭、恶心、呕吐、浮肿、神疲乏力，舌淡，苔腻，脉濡，中医辨证属虚中挟实、寒热错杂的早期尿毒症患者用之颇有效验，曾挽救不少患者。本方经笔者用于临床，视因加减，疗效确切，对于病情较重的尿毒症患者，配合西医抢救可获良效，是值得研究推广的验方。

李××，男，21 岁，于 1992 年 5 月 18 日初诊。

主诉：肾炎病史 5 年，屡治屡发。

现病史：患者肾炎病史 5 年，屡治屡发，近半个月来，反复感冒，缠绵不已，昨日突发高热，引起全身浮肿、无尿而住院。症见：高热（T 40℃），全身浮肿，面色㿠白，精神淡漠，烦躁不安，呻吟不已，频频呕吐，胸闷气急，腹满肢冷，二便不通。

尿检：尿蛋白＋＋，红细胞＋＋，白细胞＋＋，颗粒管型＋＋。血液检查：血红蛋白 50 g/L，红细胞 2.5×10^{12}/L，白细胞 9.0×10^9/L，肌酐 2475 μmol/L，尿素氮 29.6 mmol/L，二氧化碳结合力 35.5%，胆固醇 3.9 mmol/L。西医诊断为肾衰期尿毒症，按尿毒症急救，除高热退外，余未见起色。邀诊时症见舌淡，苔白腻，脉沉细弱，此为关格、癃闭。

西医诊断：肾衰期尿毒症。

中医辨证：脾肾阳虚，浊阴壅滞，湿毒内盛，气机逆乱。

治则：升清降浊，健脾温肾，调和胆胃，化气利水，泄浊解毒。

处方：制半夏、陈皮、茯苓各 15 g，大黄 20 g，姜竹茹、枳实、附子各 10 g，牡蛎 30 g，甘草 5 g，生姜、红枣各 5 g，水煎冲玉枢丹 2 枚，日夜急投 2 剂。

二诊：服药后，泻出秽臭难闻粪便 2 次，呕吐大减，尿量稍增，腹软，苔腻稍退。浊邪已泄，病情有转机，守原方再进 2 剂。因呕吐已控制，精神尚未全清，故玉枢丹改用至宝丹冲服。

三诊：呕吐已止，大便再下，尿量增多，神志已清，但倦怠，虽觉饥而不纳，口淡仍恶心。此乃正虚邪盛、肾阳亏虚、脾阳不振。治宜扶正祛邪兼顾，方改真武汤加大黄15 g、牡蛎 30 g、黄芪 30 g，服 4 剂后，尿量骤增，浮肿消失，尿检除蛋白＋＋外，余指标均在正常范围内。

四诊：神疲乏力，纳差，面色无华，二便正常，但觉腰腿酸软，此乃肾阳亏虚、脾阳不振，邪虽祛正未复。方改香砂六君汤、金匮肾气丸、十全大补丸等先后进退，以健脾温肾行气，气血双补而善后，调理月余，复查肌酐、尿素氮，均属正常范围，痊愈出院。随访两年，病情基本稳定。

（原载于《中医杂志》1997 年第 12 期）

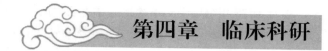

第四章 临床科研

第一节 溃疡汤治疗胃及十二指肠溃疡 420 例观察

笔者所作《溃疡汤治疗胃及十二指肠溃疡疗效观察》一文在期刊上发表后，随着诊治患者日多，又进行了总结，更新了原法原方，经临床验证，总有效率达 98%，治愈率达 84.3%，比原总有效率（97%）、原治愈率（78.6%）有所提高。笔者团队将 420 例治疗情况及个人的一些观点做如下系统性总结。

一、一般资料

本组 648 例均为门诊患者。治疗组 420 例，男 280 例，女 140 例；年龄为 15 ～ 67 岁，平均 41 岁；病程 1 ～ 15 年，其中以 1 ～ 5 年为多，占总数的 42%。对照组 228 例，男 160 例，女 68 例；年龄为 16 ～ 69 岁，平均 42 岁；病程 1 ～ 17 年，其中 1 ～ 5 年者占 40%。患者均有不同程度的上腹部疼痛，或伴泛酸、嗳气、呕吐、呕血、便血等症状。治疗前均经 X 线钡餐透视或胃镜检查证实有龛影或溃疡。其中，治疗组十二指肠溃疡患者 298 例，胃溃疡患者 70 例，复合性溃疡患者 30 例，合并十二指肠炎患者 14 例，合并胃炎患者 8 例。对照组十二指肠溃疡患者 172 例，胃溃疡患者 34 例，复合性溃疡患者 14 例，合并胃炎患者 8 例。

二、治疗方法

治疗组采用溃疡汤，方由黄芪 15 ～ 30 g、党参 15 g、白术 10 g、茯苓 20 g、桂枝 5 ～ 10 g、川连 2 ～ 4 g、白芍 15 ～ 30 g、陈皮 15 g、田七 1.5 ～ 2 g、甘草 4 g 等组成。反酸加自拟制酸散（乌贼骨、牡蛎、浙贝）；泛呕清水加干姜、制半夏；疼痛较剧加五灵脂；呕血或便血加仙鹤草、大黄末（冲服）1 ～ 2 g。水煎服，于上午辰巳（7:00 ～ 11:00）脾胃旺时服药，每日一剂，痛止则改为 2 日一剂。对照组用甲氰米胍，每次 200 mg，每日 3 次，饭后服，睡前再服 400 mg，两组均以治疗 4 周为一个疗程，每疗程结束后进行 X 线钡餐透视或胃镜复查。

三、疗效标准

参考 1978 年全国消化系统疾病学术会议的标准：

（1）痊愈：疼痛等症状消失，X 线钡餐或胃镜检查示溃疡愈合。

（2）有效：疼痛等症状明显减轻或基本消失，X 线钡餐或胃镜检查示溃疡病变有明显改善，龛影显著缩小原来的 1/2 以上。

（3）无效：疼痛等症状无缓解和 X 线钡餐或胃镜检查示溃疡病变无改善。

四、治疗结果

治疗组痊愈 338 例，有效 74 例，无效 8 例，总有效率为 98%；对照组痊愈 144 例，有效 48 例，无效 36 例，总有效率为 84.3%。两组有效率经统计学处理有显著性差异（$P < 0.05$）。治疗组治愈率为 80.5%，对照组治愈率为 63.1%，经统计（$\chi^2 = 11.02 > 6.63$，$P < 0.01$）有显著性差异，说明治疗组有效率、治愈率均明显高于对照组。

对照组 228 例中胃痛或胃脘部压痛者 216 例，治疗一周内胃痛消失者为 108 例（50%），2 周内胃痛消失者为 54 例（25%），3 周内胃痛消失者为 54 例（25%）；治疗组 420 例中有胃痛者 390 例，一周内胃痛消失者为 312 例（80%），其中 3 天内胃痛消失者为 70%，2 周内胃痛消失者为 60 例（15.3%），3 周胃痛消失者为 18 例（4.6%）。两组止痛时间在 1 周内、2 周内的对比，经统计学处理（$P < 0.01$），两组有显著性差异，故治疗组胃痛消失时间短于对照组。

五、典型病例

邱××，男，44 岁。1992 年元月 3 日诊治。

现病史：患者罹患胃脘痛 10 余年，屡治屡发。近 2 个月来疼痛加剧，经服中西药如溴丙胺太林（普鲁本辛）、香砂六君丸等未能控制，痛时得食则减，伴腹胀、纳差、烧心、口苦、神疲乏力，舌紫暗，苔稍黄腻，脉弦细，右关弱。

X 线钡餐透视和胃镜检查示：十二指肠球部溃疡并浅表性胃炎。

治疗：基本方加五灵脂、制酸散 2 剂后胃痛明显减轻，再 3 剂疼痛止，基本方去五灵脂、制酸散，改 2 天服一剂，6 周后胃痛等症状消失，复查 X 线钡餐与胃镜示溃疡已愈合，随访一年未复发。

六、体会

溃疡病病因众多且复杂，近年来又有大量资料提示幽门螺杆菌与本病明显相关，从中医病因学看，主要是脾虚、寒热、气滞血瘀为患。脾气虚弱是溃疡病的根本原因。四季脾旺不受邪，若脾虚则防护因子失调，易受邪而致病，所以，临床上多有疼痛得食则减，为"虚以自养"的特点，同时出现神疲乏力、脉右关弱等脾虚证，故健脾益气是治其本。寒热则是本病发病的主因。曾有人报道，在正常状态时，交感神经和副交感神经兴奋性是保持平衡的，如果失去平衡，副交感神经兴奋占优势，临床上则出现脾胃虚寒症状；若交感神经兴奋占优势，则临床上可见脾胃热象。无论出现哪方偏亢表现，均可能形成消化性溃疡。从中医角度看，除感寒热之邪和过食冷热之品所伤外，还有脏腑的病理特点，脾为阴脏，胃为阳腑，脾病多虚寒，胃病多实热，脾胃久病易致寒热错杂。临床表现既有胃痛喜按喜温、得食痛缓等虚寒证候，又有心烦、口苦、苔黄等实热症状，以及在镜下黏膜糜烂、充血、渗出、水肿之征，说明寒热是溃疡病的主要病因。因此，运用温清并用，调节交感神经与副交感神经，使之保持平衡，是治疗溃疡病的关键。"久痛久络""久痛必瘀"则是溃疡病的病理特点，其临床表现为胃痛多固定，舌暗红或边瘀点等瘀血征，所以，活血化瘀又是治本病不可忽视的治法之一。根据人体整体观和脏腑相关学说，其病虽在脾胃，但与肝密切相关，当七情刺激则肝木横逆，克犯脾胃则导致胃功能紊乱和自主神经失调而造成本病发生，因此，又当兼顾疏肝理脾。辨治之要，当权衡虚实、寒热兼顾、脏腑兼治、气血并调。据此，自拟溃疡汤，具有健脾益气、活血化瘀、温络清热、抑菌消炎的作用，经治溃疡病420例疗效观察，治愈率80.5%，总有效率98%，证实其为治疗本病的有效良方，且本方药物非大寒大热及燥烈之品，故无刺激胃黏膜之弊，久服无副作用，又体现出整体与局部、辨证与辨病的优越性，从而探索本病的辨证和治疗规律，是提高溃疡病疗效的一个途径。

（原载于《实用中医药杂志》1996 年第 6 期）

第二节　运用胃 1 方治疗消化性溃疡的经验

　　笔者于 1995 年进行用溃疡汤治疗 210 例胃及十二指肠溃疡患者的疗效观察，并将实验内容及其结果发表在《实用中医药杂志》上。消化性溃疡因病程长、复发率高，故发病率呈逐年上升的趋势，门诊量日益增多，为了提高疗效，笔者团队在既往研究基础上进一步总结经验，优化而重新制定了本方案，即"胃 1 方"，经临床验证，总有效率达 98.5%，比原总有效率 96% 有所提高。笔者团队将近年来运用胃 1 方治疗消化性溃疡的经验做如下报告。

一、资料与方法

（一）一般资料

350 例消化性溃疡患者均为 2008 年 11 月—2011 年 11 月我院门诊或住院患者。所有患者均经胃镜确诊为溃疡活动期。临床表现：起病缓慢，病程迁延，患者均有不同程度的上腹部疼痛，且为长期反复发生的周期性、节律性的慢性中上腹疼痛，伴有返酸、嗳气、恶心、呕吐等症状，可有神经功能症候群，排除消化道肿瘤及心、肝、肾等疾病。所有病例随机分为胃 1 方治疗组和西药治疗对照组。治疗组 200 例中，男 120 例，女 80 例；年龄 17～63 岁，平均（35.15±6.24）岁；病程为 3 个月～26 年，平均（7.25±3.48）年；其中，胃溃疡 60 例，十二指肠溃疡 110 例，复合性溃疡 12 例，合并胃炎 18 例。对照组 150 例中，男 90 例，女 60 例；年龄 18～59 岁，平均（36.18±5.36）岁；病程为 4 个月～25 年，平均（6.75±2.68）年；其中，胃溃疡 45 例，十二指肠溃疡 84 例，复合性溃疡 9 例，合并胃炎 12 例。经统计处理，两组在年龄、性别、临床表现、病程等方面无显著性差异（$P > 0.05$），具有可比性。

（二）治疗方法

1.治疗组

采用自拟胃 1 方，方由黄芪 15～30 g、党参 15 g、白术 10 g、茯苓 20 g、桂枝 6 g、川连 3 g、蒲公英 15 g、白芍 15 g、佛手干 10 g、海螵蛸 8 g、甘草 5 g、白及 8 g、田七 3 g 等组成；反酸加吴茱萸 3 g、牡蛎 15 g；呕吐清水加干姜 6 g、肉桂（后下）2 g、制半夏 10 g；伴出血加仙鹤草 15～30 g、大黄末（冲服）1～3 g。每日一剂，水煎取汁 200 mL，分早晚 2 次温服，早晨于上午辰巳（7：00～11：00）脾胃经旺时服药。连服 4 周为一个疗程。病愈后改用参肚汤（高丽参、沙参、砂仁、猪肚）继续治疗以预防复发。

2.对照组

口服奥美拉唑胶囊 20 毫克/次，2 次/日，阿莫西林胶囊 500 毫克/次，2 次/日，连服一周；随后口服奥美拉唑胶囊 20 毫克/次，2 次/日，连服 4 周。

（三）观察指标

在系统治疗 4 周后再行胃镜检查，根据疗效评定标准进行疗效评估，比较 3 天内疼痛缓解率。

二、治疗结果

（一）疗效判定

1. 疗效评定标准

疗效标准参考《中医病证诊断疗效标准》：

（1）痊愈：全部症状、体征消失，X线钡餐检查示龛影消失或胃镜检查示溃疡愈合。

（2）好转：主要症状和上腹部疼痛明显减轻，疼痛发作次数减少，X线钡餐检查示龛影缩小或胃镜检查示溃疡面明显缩小。

（3）未愈：主要症状及X线钡餐检查或胃镜检查均无明显改善。

2. 疼痛程度分级

溃疡疼痛程度分为轻、中、重三级。

（1）轻度疼痛：胃脘疼痛较轻，疼痛可以忍受，无痛苦面容。

（2）中度疼痛：胃脘疼痛较重，有痛苦面容，但无坐卧不安。

（3）重度疼痛：胃脘疼痛重，剧痛难忍，坐卧不安。

疼痛强度采用数字 $0 \sim 10$ 表示，数字越大表示疼痛程度越重，0为无痛，$1 \sim 3$ 为轻度疼痛，$4 \sim 6$ 为中度疼痛，$7 \sim 10$ 为重度疼痛。

（二）二组疗效比较（表 4-2-1）

表 4-2-1 二组疗效比较 [n（%）]

组别	痊愈	好转	未愈	总有效率
治疗组	140（70）	57（28.5）	3（1.5）	197/200（98.5）
对照组	90（60）	44（29.3）	16（10.7）	134/150（89.3）

注：与对照组比较 $P < 0.05$。

（三）二组疼痛改善情况比较（表 4-2-2）

表 4-2-2 二组疼痛改善情况比较

组别		无痛 /n	轻度 /n	中度 /n	重度 /n	疼痛消失率 /%
治疗组	治疗前	18	60	52	70	84
	治疗后	168	20	7	5	
对照组	治疗前	12	47	39	52	64
	治疗后	96	34	10	5	

注：与对照组比较 $P < 0.01$。

（四）不良反应

两组均未见明显不良反应。对照组出现不同程度的头晕、恶心、呕吐症状者11例；治疗组只有3例出现轻度腹泻、恶心症状，2例出现口干、便秘现象，未做任何处理便自行缓解。

三、讨论

消化性溃疡的病因众多且复杂，虽大多数消化性溃疡可在短期内获得愈合，但是其高发率以及少数难治性溃疡仍然是西医目前尚待解决的难题，而中医不仅能明显改善临床症状，还在改善溃疡愈合质量、减少复发和西药长期使用带来的耐药性与副作用、提高免疫力、预防复发等方面具有明显优势。

本病虽与饮食不节、情志所伤、劳倦过度、外邪客胃等因素有关，但随着对溃疡病深入研究，认为当今环境和生活习惯的改变，饮食趋于恣腻厚味以及饮酒过度等，易导致积滞化热，再复饮冷，热与寒互结，肠胃乃伤，既往多饥伤变为多食伤，此其一；生活节奏加快，心理压力较大，极易造成情志不遂、肝气郁结、横逆脾胃而加重本病诱发或导致复发，此其二；现代医学也认为消化性溃疡是多种因素综合作用导致胃黏膜破坏因素和防御因素失衡的结果，此符合中医阴阳失调的发病观，此其三；近年来又有大量资料提示幽门螺杆菌（Hp）与本病明显相关，此其四。根据脏腑生理病理特点，"胃属阳，其病多实热；脾属阴，其病多虚寒""胃为多气多血之腑"，以及"久病必瘀""久病必虚"的观点，其病因病机多复杂，故临床表现纯虚纯实、纯寒纯热者少，而虚实寒热错杂者最为常见。所以，"寒热互结，脾虚血瘀"是溃疡病的主导病机。治疗以优化治疗方案、整体治疗与局部治疗相结合、辨病与辨证相结合、治疗与预防相结合等多方位综合疗法入手，根据"虚实兼顾，寒热并用，气血同调"法组成"胃1方"，方中以党参、黄芪、白术、佛手干、白芍健脾益气，疏肝和胃，调节整体，增强防御功能，补其虚；用蒲公英、川连清胃解毒，抑菌消炎，以加强黏膜修复再生作用，与桂枝、白芍同用，温而不耗胃阴，寒而不伤脾阳；茯苓健脾化湿；桂枝、田七温通散寒、活血化瘀，有利于改善血循环和消除炎症，以提高疗效；乌贼骨、白及、甘草可制酸、生肌、护膜，消除致病因素及病理产物，使保护因子和攻击因子相平衡，达到阴平阳秘，精神乃治，病自愈的目的。愈后注意饮食调节，继续服用参肚汤等巩固疗效、预防复发。

本方药物非大寒大热及燥烈之品，故无刺激胃黏膜之弊，久服亦无副作用，又体现出整体与局部、辨证与辨病的优越性，疗效确切，值得临床推广。按子午流注，择时在辰巳脾胃旺之时给药，因时而治，可充分发挥其功效，也值得进一步探讨。

（原载于《医学前沿》2012年5月第2卷第15期）

第三节　运用胃2方治疗寒热错杂型慢性浅表性胃炎经验

当前的脾胃病多为寒热错杂、脾虚血瘀之证，这与现代人的生活环境和饮食习惯改变有关。而且，胃为多气多血之腑，属阳，病多实热；脾属阴，病多虚寒，这就导致脾胃病多偏寒热错杂之证。胃病为慢性病，久病伤及正气则虚，虚则气血不畅，血脉瘀阻则挟瘀。因此，笔者针对这一病因病机创立了"胃2方"，主治慢性胃炎寒热错杂、脾虚血瘀之证。

笔者团队临床观察以胃2方治疗寒热错杂型慢性浅表性胃炎，结果表明疗效满意，现报告如下。

一、一般资料

全部病例均来自2009—2011年永春县中医院脾胃专科门诊，主要临床表现均为：胃脘痞满不适，不知饥，不思食，食后胀痛，嗳气多，肢冷神疲乏力，口干喜热饮，大便干或虽溏而不爽，舌淡，苔薄黄，脉弦细。中医诊断：胃脘痛——寒热错杂型。按就诊顺序随机分为2组。

（1）性别：治疗组男146例，女99例；对照组男73例，女49例。两组性别经 t 检验，$\chi^2 = 0.2864$，$P > 0.05$，无显著性差异。

（2）年龄：治疗组平均年龄（41.23±12.75）岁，对照组平均年龄（40.76±13.13）岁。两组年龄经 t 检验，$\chi^2 = 0.2135$，$P > 0.05$，无显著性差异。

（3）病程：治疗组平均为（51.68±96.58）月，对照组平均为（50.83±101.24）月。两组病程比较经 t 检验，$\chi^2 = 0.2985$，$P > 0.05$，无显著性差异。

二、病例选择标准

（一）诊断标准

参照《福建省中医病证诊疗常规》中慢性浅表性胃炎的诊断依据：

（1）以胃脘胀满或胀痛、食欲不振、嗳气、泛酸、恶心为主要症状。

（2）胃镜表现：主要诊断依据，浅表性胃炎可见红斑（点状、片状、条状），黏膜粗糙不平，有出血点或瘀斑。

（3）Hp检测：阳性率可达 75% ～ 84%。

（二）排除标准

所有纳入病例在治疗前后均分别查胃镜、血尿大便常规、肝功能、肾功能、心电图，排除肝、胆、胰及肠道的器质性病变、重度萎缩性胃炎、胃黏膜糜烂、肠化生及不典型增生、胃息肉、胃癌、糖尿病、结缔组织疾病、精神病等全身性疾病，以及酒精中毒性胃炎、胆汁返流性胃炎、非甾体抗炎药引起的胃炎等，并排除妊娠或哺乳期妇女、有明显肝肾功能不全患者、肿瘤患者，以及不能全程配合检查治疗者。

三、疗效标准

参照《福建省中医病证诊疗常规》中慢性胃炎相关内容进行疗效判定：

（1）近期临床治愈：临床症状、体征消失；胃镜复查示活动性炎症消失，慢性炎症好转达轻度。

（2）显效：临床症状、体征基本消失，胃镜复查示黏膜急性炎症基本好转。

（3）有效好转：症状、体征明显减轻；胃镜检查示黏膜病变范围缩小 1/2 以上，炎症有所减轻。

（4）无效：达不到有效的标准，但未恶化。

四、治疗方法

对治疗组给予胃 2 方加减。基本方：制半夏、蒲公英、干姜、大枣、莱菔子、党参、茯苓、甘草、黄连、田七粉；兼嗳气可加砂仁、佛手；兼反酸可加浙贝、海螵蛸；兼食积可加神曲、二芽；兼腹胀、大便秘结可加枳实、槟榔、冬瓜仁；兼 Hp 阳性可加白花蛇舌草。每日一剂，水煎分 2 次服。对照组则给予胃得安（金陵药业福州梅峰制药厂，批号990821），每次 4 片，一日 4 次，连服一个月。两组均以治疗 4 周为一个疗程，每个疗程结束后复查胃镜。饮食忌生硬、辛辣刺激，应选择易消化之品，嘱戒烟酒、咖啡、浓茶。

安全性观察：①临床上注意观察可能发生的不良反应及可能出现的较为罕见的不良反应；②检查血、尿、大便常规，治疗前后各一次；③检查肝功能、肾功能、心电图，治疗前后各一次。

五、结果

（一）疗效比较（表 4-3-1）

表 4-3-1 2组临床疗效比较 [n (%)]

组别	例数	痊愈	显效	有效	无效	总有效
治疗组	245	147（60）	59（24.1）	29（11.8）	10（4.1）	235（95.9）
对照组	122	70（57.4）	31（25.4）	7（5.7）	14（11.5）	108（88.5）

注：治疗组与对照组经 R 检验比较，$P < 0.05$，差异性显著。

（二）不良反应

临床上未见明显不良反应、毒副作用。安全性检测结果表明，本品对心、肝、肾、周围血象均无不良影响，表明胃2方治疗本病疗效确切。

六、讨论

慢性浅表性胃炎是一种常见病、多发病，主要临床表现为胃脘部疼痛，因此在中医学中归属于"胃脘痛"的范畴。然而，又由于各种兼夹症不同，因此也包含了"胃痞""嘈杂""呕吐"等病在内。

辨证论治是中医学的特色与精髓，是经过了数千年的临床实践证实行之有效的治疗方法。慢性浅表性胃炎的病因病机研究应因地、因时、因人制宜。闽南多山区，雨雾多，气温变化较大，早晚凉中午热，寒、热、湿诸邪易犯胃；又富足之民恣食厚味，且常饮酒过度，再复饮冷，寒热更替，互结于脾胃，如《内经》所说的"饮食自倍，其胃乃伤"，暴饮暴食易伤及胃气；当今生活节奏加快，心理压力较大，极易造成情志不遂，肝气郁结，横逆脾胃，气机不畅，不通则痛。因此，慢性浅表性胃炎病因复杂，多有兼夹，非只一种。临床发现，纯虚纯实、纯热纯寒者少，而虚实互见、寒热错杂者最为常见。治疗应温清并用，以温补辛开健脾运胃，苦降清泄开解郁热。但本病郁热多在脾胃虚弱的基础上产生，过用苦寒药必损伤脾胃，所以要在健脾益胃的前提下使用清热药，才能消除苦寒清热药伤正之弊，这是一种调整药性、提高药效的配伍形式，疗效机理与增强机体免疫功能密切相关。在这一理论基础上创立的胃2方治疗寒热错杂型慢性浅表性胃炎取得了良好的疗效。

本方中党参、茯苓、甘草、大枣甘温益气以补其虚；制半夏、干姜辛温以开结散寒；黄连、蒲公英苦甘寒以清其热；莱菔子消食除胀助消化以振胃气；田七粉活血化瘀以行血止痛。整方相配，寒热并用，苦降辛开，补气和中，活血化瘀，补消结合，自然气机升降得调，寒热得清，邪祛正复，病得安。该方经临床应用疗效确切，无明显的毒副作用，值得临床推广。

（原载于《福建中医药》2012 年 7 月第 3 期）

第四节　针刺胃痛穴配合"胃2方"治疗寒热错杂型胃脘痛的临床观察

胃脘痛是一种临床常见病、多发病，其病名最早见于《黄帝内经》，并有对其相关症状的描述，历代医家常将胃脘痛与心痛混称，并未将其完全分化。至金代，始将胃脘痛单独作为病证名提出。后世对胃脘痛的认识和治疗有了非常大的发展。时至今日，胃脘痛的诊疗有了一套相当成熟的中医理论体系。胃脘痛，相当于现代医学中的急慢性胃炎、胃溃疡、胃肠痉挛、十二指肠溃疡等消化系统疾病。其与饮食不节、先天禀赋不足、情志因素、感受邪气等相关。其证型多样，主要分为气机郁滞、肝胃不和、寒热错杂、瘀血阻滞、痰瘀互结、胃阴不足、脾胃虚弱。而本院地处闽南地区，因其气候环境以及饮食习惯，故临床上以寒热错杂证最为多见。而西药在本病的治疗过程中多采用解痉止挛、促进胃动力、抑酸、抗 Hp 治疗，黏膜保护与胆碱抑制、调整肠道菌群、精神及饮食疗法等治疗，但效果往往不佳，病情极易反复发作。近年来，很多学者做了运用平衡针灸针刺胃痛穴治疗胃脘痛的临床研究，结果均显示能够取得良好疗效。本院也做了应用"胃2方"治疗胃脘痛的研究，疗效确切。随着临床需求越来越大，在快节奏生活的今天，治疗方法愈发需要在保证疗效的同时，缩短病程，见效迅速，故尝试将两者结合应用于临床。为进一步探讨针刺胃痛穴配合"胃2方"在治疗寒热错杂型胃脘痛中的应用效果，笔者团队选取2013年4月—2014年6月来我院治疗的176例寒热错杂型胃脘痛患者，将其随机分为观察组和对照组，分别施以不同的治疗方法，并观察其疗效，现将结果报告如下：

一、资料与方法

（一）一般资料

将176例患者随机分成两组，每组88例，观察组男48例，女40例，年龄为24～72岁，平均年龄为（48.50±5.64）岁，病程最短的2天，最长的8天；对照组男46例，女42例，年龄为26～75岁，平均年龄为（47.37±4.98）岁，病程最短的2天，最长的7天。两组患者在性别、年龄、病情、病程等一般资料上无显著差异，差异不具有统计学意义（$P > 0.05$），具有可比性。

（二）筛除标准

1.纳入标准

（1）因暴饮暴食、感受寒凉或进食被污染食物，数小时至24小时内急性起病。

（2）上腹部不适、疼痛，食欲减退或恶心呕吐。

（3）上腹部或脐周有轻度或重度压痛，肠鸣音明显亢进。电子胃镜检查可示胃、十二指肠病变。

2. 排除标准

年龄小于 20 岁；因各种原因表述能力不清者；患有心脏等重大疾病者；急性胃出血等危急重症患者；合并肿瘤等其他预后不良者。

（三）方法

1. 对照组

采用山莨菪碱 5 mg 肌注、口服雷贝拉唑片进行治疗。

2. 观察组

采用平衡针灸针刺胃痛穴配合"胃 2 方"治疗，胃痛穴定位：口角下 1 寸（约 3 cm），采用男左女右的取穴方法，向下颌迅速平刺，并针刺得气，每日针刺一次，每次 1 分钟。同时予以中药，选用"胃 2 方"，具体方药组成：半夏 10 g、干姜 6 g、党参 15 g、甘草 3 g、黄连 4 g，蒲公英 15 g，红枣 10 g，300 mL 水煎煮为一剂，1 剂 / 天，分早、中、晚三次，饭后服用。两组治疗期间均停止其他治疗。

（四）疗效判定标准

参照视觉模拟评分法（visual analogue scale，VAS）进行评分：在纸上划一条 10 cm 的横线，一端为 0，表示无痛，另一端为 10，表示剧痛，其间根据疼痛程度依次标上刻度 1～9，患者在治疗前及治疗后进行自我症状的评分，并做下记号，作为疗效评价。分别在治疗前，以及治疗后 5 分钟、15 分钟、30 分钟做下记号。

VAS 下降程度的判定标准：VAS 下降率 =[（治疗前 VAS 评分 − 治疗后 VAS 评分）/ 治疗前 VAS 评分]×100%。其中，VAS 下降率＞75% 为缓解，VAS 下降率达 51%～75% 为显效，VAS 下降率达 25%～50% 为有效，VAS 下降率＜25% 为无效。

（五）统计学方法

采用 SPSS 18.0 统计软件包对本次所有数据进行统计分析处理；计数资料用 χ^2 检验；$P < 0.05$ 表示差异有统计学意义。

二、结果

（一）两组起效时间对比

两组起效时间对比见表 4-4-1：观察组在 5 分钟时间内起效率明显高于对照组，差异有统计学意义（$P < 0.01$），而在 5～15 分钟、15～30 分钟时间内，差异不显著

（ $P > 0.05$ ），表明观察组的起效时间更短。

表 4-4-1　两组治疗起效时间对比 [n (%)]

组别	例数	0～5 分钟	5～15 分钟	15～30 分钟	无效
观察组	88	44（50）	23（26.1）	5（5.7）	9（10.2）
对照组	88	30（37.5）	22（25）	7（8.0）	29（33.0）

（二）两组治疗总有效率对比

两组治疗总有效率对比见表 4-4-2：观察组治疗有效率明显高于对照组，差异有统计学意义（ $P < 0.05$ ）。

表 2　两组治疗总有效率对比

组别	例数 /n	痊愈 /n	显效 /n	有效 /n	无效 /n	总有效率 /%
观察组	88	34	24	24	6	93.2（82/88）
对照组	88	20	18	24	26	70.5（62/88）
χ^2						8.542
P						< 0.05

三、案例举隅

陈××，男，38 岁，2013 年 9 月 18 日初诊。

主诉：胃脘灼热胀痛伴呃逆 5 天。

现病史：5 天前患者夜间饮酒，而后出现上腹部灼热胀痛，伴呃逆，在家自服胃痛药（药名不详），疼痛稍有好转。几日来，腹胀，纳差。刻诊：胃脘灼热胀痛，食后胀甚，痛时拒按，呃逆，精神疲乏，口苦，寐差，舌淡红，苔薄黄，脉弦滑。

体检及理化检查：T 36.4℃，P 70 次 / 分，R 20 次 / 分，BP 124/70 mmHg。神清，心肺未见明显异常，腹软，上腹部压痛，肝脾未触及。血、尿、粪便常规检查均正常，肝功能检查正常。电子胃镜示十二指肠球部溃疡。

西医诊断：十二指肠球部溃疡。

中医诊断：胃脘痛（寒热错杂型）。

治疗：

（1）立即予针刺胃痛穴，根据男左女右选穴原则，选用规格为 2 寸（约 6.5 cm）的一次性针灸针，于左侧口角下 1 寸快速进针，向下颌迅速平刺，并针刺得气，每日针刺一次，每次一分钟。一分钟后，患者当下自觉上腹部疼痛大为好转。

（2）予中药"胃2方"，其具体方药组成：半夏10g、干姜6g、党参15g、甘草3g、黄连4g、蒲公英15g、红枣10g，300 mL水煎煮为一剂，1剂/天，分早、中、晚三次，饭后服用。

医嘱：禁辛辣干硬食物，禁酒，调达情志，注意休息，每日针刺一次，积极配合治疗。

复诊：胃脘灼热胀痛已除，呃逆好转，继上述治疗方案半个月，病情告愈，随访3个月，未见复发。

【按语】：本例胃脘痛由饮食失宜所致，其证属于寒热错杂型。针刺胃痛穴后，当即止痛，治其标，而后予以中药，方选"胃2方"，方中半夏、干姜、党参、甘草、红枣，甘温健脾，散寒止痛；辅以蒲公英、黄连清泄胃热。全方共奏辛开苦降、和胃消痞之功，以治其本。将两种治疗有机结合，标本兼治。

四、讨论

胃脘痛是临床常见病、多发病，其发病有急、慢、轻、重之分，诊疗时应该明确诊断，对于危急重症，不应只进行止痛治疗，应迅速明确诊断疾病，根据具体实际病情需求，首先考虑应急处理，以免加重病情。

胃脘痛发病因素诸多，历代医家总结为外感六淫、内伤情志、饮食起居不当、体质差这四类因素。而临床所见，又往往不可单一评判，需辨证论治，综合治理。患者在治疗的同时，需要调摄饮食，放松情志，避免外邪侵袭，适当增加户外活动，应该避免其他不利因素的影响，以免加重病情，影响疗效。

目前，国家大力倡导发展中医药事业，中医治疗疾病的手段五花八门，在这"十八般武艺"当中，不该只择其一而从之，在中西医结合发展的当今，也应该重视中医治疗手段的有机结合。中医在治疗疾病的过程中，合理地选用两种或多种中医治疗手段，往往能够更好地提高疗效，提高患者满意度，更符合未来中医发展的需求。

平衡针灸为北京中医药大学王文远教授所创，为现代针灸技术的典范，其取穴精简，起效迅速，对多种急、慢性疾病皆能取得满意的疗效。针刺方法要求取穴精准，进针迅速，达到理想针感，同时必须达到临床所需的刺激量，才能获得最佳效果。因平衡针灸可治疗各种证型疾病，故在运用平衡针灸时，无须辨证明细，即可施治，且行之有效。伴随着全国范围内的积极推广，平衡针灸被广泛认识和接受，在临床上已成为常用针法。因其治法简单、疗效确切、起效迅速，故而受广大医者及患者接受。

笔者将自己的临床感悟积极地推广给其他中医学者与同仁，其应用经验方"胃2方"治疗胃脘痛患者每每奏效，并尝试应用针灸配合治疗，经临床验证，在迅速起到止痛作用的同时，也可提高有效率。胃脘痛其根本原因在于患者自身的脾胃虚弱，故在治疗当中应当尤其重视补益脾胃，在胃2方中，红枣、党参、甘草即为补益脾胃之意。

综上，配合使用上诉两种治疗方法治疗寒热错杂型胃脘痛，起效迅速，疗效确切，操作简单，值得推广。

（原载于《中国中医药现代远程教育》2017 年第 15 期）

第五节　胃 2 方治疗寒热错杂型胃食管反流病的临床观察

胃食管反流病是由胃食管腔长期接触胃液引起的胃食管反流和食管黏膜损伤综合征，患者常表现为胃灼热感、泛酸、吞咽障碍等不适症状。目前，胃食管反流病的治疗方法有一般治疗、药物治疗、外科手术治疗等，这些方法并不适合所有患者，而且临床效果有限。鉴于西医治疗的局限性，笔者根据 50 余年的临床经验，结合当地气候以湿热为主，人们又喜食寒凉，总结出当地食管反流病患者多为寒热错杂型，遂由《伤寒论》中的半夏泻心汤进行化裁而得"胃 2 方"，用于治疗寒热错杂型胃食管反流病。为进一步探讨胃 2 方在寒热错杂型胃食管反流病中的应用效果，笔者团队选取 2012 年 2 月—2015 年 3 月我院收治的 88 例寒热错杂型胃食管反流病患者的临床资料，对部分患者采用胃 2 方进行治疗，取得了良好的效果，现将结果报告如下。

一、资料与方法

（一）一般资料

入选病例均符合胃食管反流病诊断标准且经必要辅助检查确诊。将 88 例患者按照入院先后顺序随机分成两组，每组 44 例。观察组男 24 例，女 20 例，年龄为 24～72 岁，平均年龄为（48.50±5.64）岁；对照组男 23 例，女 21 例，年龄为 26～75 岁，平均年龄为（47.37±4.98）岁。两组患者在性别、年龄、病情、临床表现等一般资料上无显著差异，$P > 0.05$，具有可比性。

（二）筛除标准

（1）纳入标准：合并典型反流症状，内镜检查示反流性食管炎，但无继发性病因，有明确的胃食管反流依据。

（2）排除标准：诊断为消化系统疾病，合并心血管疾病、肝肾功能不全等其他疾病，有腹部、胃部手术史。

（三）方法

两组均行基础治疗，包括禁烟酒、睡前禁食、低脂饮食等，对照组在此基础上采用

"雷贝拉唑片＋多潘立酮片"进行治疗，雷贝拉唑片 10 毫克 / 次，1 次 / 天，多潘立酮片 10 毫克 / 次，3 次 / 天。观察组采用胃 2 方进行治疗，药方组成：半夏 10 g、干姜 6 g、党参 15 g、甘草 3 g、黄连 4 g、蒲公英 15 g、红枣 10 g，300 mL 水煎煮为一剂，1 剂 / 天，分三次服用。两组治疗期间均停止使用其他相似药物，连续治疗 8 周（一个疗程）。

（四）疗效判定标准

参照《中药新药临床研究指导原则》中的相关标准评估两组疗效。

（1）痊愈：症状、体征均消失，内镜下食管炎消失，反流现象消失。

（2）显效：症状、体征明显改善，反流时间平均缩短 70%，内镜下食管炎明显改善。

（3）有效：症状、体征有所改善，反流时间平均缩短 30% ～ 70%，内镜下食管炎有所改善。

（4）无效：其他情况均为治疗无效。

（五）观察指标

统计两组治疗总有效率：治疗总有效率＝[（痊愈＋显效＋有效）/ 总例数]×100%；观察治疗期间有无不良反应。

（六）统计学方法

采用统计产品与服务解决方案软件（Statistical Product and Service Solutions，SPSS）18.0 统计软件包对本文中所涉及的所有数据进行分析处理；计数资料用 χ^2 检验；$P < 0.05$ 表示差异有统计学意义。

二、结果

两组治疗总有效率及不良反应情况对比（表 4-5-1）：观察组治疗总有效率明显高于对照组，差异有统计学意义（$P < 0.05$），两组治疗期间均未出现恶心、呕吐、腹胀等严重不良反应。

表 4-5-1　两组治疗总有效率对比

组别	例数 /n	痊愈 /n	显效 /n	有效 /n	无效 /n	总有效率 /%
观察组	44	17	12	12	3	93.2（41/44）
对照组	44	10	9	12	13	70.5（31/44）
χ^2						8.542
P						< 0.05

三、讨论

胃食管反流病属中医"吐酸""嘈杂"范畴。中医研究认为，胃食管反流病是由饮食不节、情志不畅所引起的一种胸腹间气机异常、胃失和降，进而引起灼热、泛酸等一系列不适症状，在治疗上应当采用辛开苦降法。本次研究所采用的胃2方是在半夏泻心汤基础上，根据多年临床经验而得。方中的半夏具有和胃降逆的功效；干姜、黄连可以散寒降热；党参和红枣具有益脾的功效；炙甘草可调和药性；蒲公英清热和胃。诸药合用可纠正异常状态下的胃肠运动，促进受损黏膜的修复，进而改善临床症状。

本次研究结果表明，观察组经胃2方治疗后，治疗总有效率明显高于使用常规西药治疗的对照组，$P < 0.05$，有统计学意义，而且两组均未出现严重不良反应，证实本次研究具可行性及有效性。

综上，胃2方治疗寒热错杂型胃食管反流病效果优于单纯西药治疗，值得进一步推广。

（原载于《世界最新医学》2015年第98期）

第六节　健脾养胃散治疗脾胃虚寒型慢性胃炎临床疗效观察

脾胃虚寒型慢性胃炎是一种常见病、多发病，患病率高达20%～40%，占消化科门诊的50%左右，一般症见上腹胀痛、嗳气、烧心、嘈杂、恶心、呕吐等。目前，西药多采用促进胃动力、抑酸、抗Hp治疗、胃黏膜保护与胆碱抑制、调整肠道菌群、精神及饮食疗法等治疗，但效果不佳，易反复发作。近年来，人们生活习惯的改变使其病因已由过去的多饥伤转为多食伤，故笔者在永春养脾散基础上进一步调整组方，应用于临床上并取得了较为满意的效果。笔者团队选取2009—2014年我院收治的胃虚寒型慢性胃炎患者的临床资料，对部分患者采用健脾养胃散进行治疗，取得了良好的效果，现将结果报告如下。

一、临床资料

（一）一般资料

将患者按就诊顺序随机分成两组。治疗组：416例，男性256例，女性160例；年龄12～71岁，平均（40.67±12.4）岁；病程1～4周。对照组：208例，男128例，女80例；年龄11～69岁，平均（40.71±12.8）岁；病程1～4周。两组病例一般资料及主要症状无显著性差异（$P > 0.05$），具有可比性。

（二）病例选择标准

1.诊断标准

诊断标准参照《实用中医内科学》（上海科学技术出版社）：

（1）临床表现：胃脘隐隐作痛，绵绵不断，喜暖喜按，得食则减，时吐清水，纳少，乏力，神疲，手足欠温，大便溏薄，舌质淡，脉细弱。

（2）内镜检查：慢性胃炎。

以上两者需同时具备。

2. 排除标准

（1）患者不愿。

（2）实验室检查、B 超、X 线等检查排除肝、胆、脾及肠道器质性病变。

（3）无糖尿病、结缔组织病、精神障碍等疾病。

（4）无腹部手术史。

有以上任意一条均予以排除。

二、方法

（一）治疗方法

（1）对照组：给予永春养脾散（福建永春制药有限公司，批号 35020623），每次 3 g，早晚各一次，口服，小儿减量，连服 2 ～ 4 周，2 周为一个疗程。

（2）治疗组：给予健脾养胃散（院内自制药散）。组方：党参、茯苓、白术、陈皮、山楂、生麦芽、生内金、砂仁、槟榔、莲子、莱菔子、肉桂、白芍、金线莲等，每次 3 g，早晚各一次，口服，小儿减量，连服 2 ～ 4 周，2 周为一个疗程。

以上两组均要求患者在治疗过程中忌烟酒、辛辣等刺激性食物，宜少吃多餐，忌暴饮暴食。

（二）安全性观察

（1）临床上注意可能发生的不良反应，如头晕、头痛、恶心、腹痛、腹泻、皮疹及较为罕见的不良反应。

（2）进行血、尿、大便常规检查，治疗前后各一次。

（3）进行肝功能、肾功能、心电图检查，治疗前后各一次。

（三）统计学处理

采用 SPSS 18.0 统计软件包对本文中所涉及的所有数据进行分析处理；计数资料用 χ^2 检验；$P < 0.05$ 表示差异有统计学意义。

三、治疗结果

（一）疗效判定标准

（1）治愈：症状消失，胃镜检查及黏膜活检显示基本恢复正常。

（2）好转：症状基本消失或减轻，胃镜检查及黏膜活检显示组织学改变减轻或病变范围缩小。

（3）未愈：症状、胃黏膜组织学改变均无好转。

（二）主要症状用药前后观察（表 4-6-1）

表 4-6-1 健脾养胃散治疗脾胃虚寒型慢性胃炎证候（单个主症）用药前后观察

症状	病例数 /n	用药显效时间 /n				显效例数 /n	显效率 /%
		1 周	2 周	3 周	4 周		
腹胀	312	44	112	96	64	312	100
嗳气	96	0	32	48	0	80	92.3
泛酸	120	0	32	40	24	96	80
嘈杂	96	0	24	32	40	88	91.7
恶心	88	24	32	16	16	88	100
呕吐	12	4	8	0	0	12	100
腹痛	64	0	24	8	24	56	87.5
肠鸣	80	0	16	32	24	72	90
便溏	120	8	32	12	44	96	80.7
疲倦	60	0	12	36	48	96	80
食欲不振	112	0	60	28	8	96	85.7
厌食	24	4	8	8	0	20	83.3

注：主症消失为显效。

（三）两组治疗总有效率对比（表 4-6-2）

表 4-6-2 两组治疗总有效率对比

组别	例数 /n	痊愈 /n	显效 /n	有效 /n	无效 /n	总有效率 /%
治疗组	416	324	48	28	16	96.2（400/416）
对照组	208	136	32	16	24	88.5（184/208）
P						＜0.05

（四）不良反应

临床上未见明显不良反应、毒副作用；安全性检测结果表明，本方对心、肝、肾、周围血象均无不良影响，说明健脾养胃散治疗本病疗效确切。

四、典型病例

（一）案例一

> 陈××，男，54岁，患慢性浅表性胃炎10年。
>
> 主诉：胃脘胀满10年，加剧1个月。
>
> 现病史：患者10年来常因饮食不节而出现胃脘疼痛，求诊当地诊所，诊为"胃炎"并予以西药（奥美拉唑、复方氢氧化铝、庆大霉素等）治疗，症状屡治屡发。一个月前出现胃脘胀满，食后更甚，得热则缓，纳少神疲，在外服药未解。
>
> 刻下症见：胃脘胀痛，嗳气泛酸，精神疲乏，口不渴，小便正常，大便质软，脉沉细，舌淡，苔白。

中医辨证：胃脘痛（脾胃虚寒型）。

治则：益气温阳，健脾和胃。

方药：健脾养胃散。

医嘱：勿食生冷。

二诊症减；经三次诊治，随访6个月未再复发。

（二）案例二

> 黄××，男73岁。
>
> 主诉：胃脘痛反复发作8年余，加重20天。
>
> 现病史：8年前因劳累致胃脘痛，每于冬春或劳作则发，时治时发，近20天来胃脘痛加剧，下午脘腹稍胀，伴欲呕、形寒、神疲乏力。时有咳痰，大便稍溏，舌淡，苔腻，脉沉，右关弱，左细弦。
>
> 体检及生化检查：T 36.7℃，P 68次/分，R 16次/分，BP 115/65 mmHg；心肺正常，腹平软，无压痛及反跳痛，肝脾肋下未触及，胃镜示浅表性胃炎。

西医诊断：慢性浅表性胃炎。

中医诊断：胃脘痛（脾胃虚寒型）。

治则：补脾益气，温中健胃。

方药：健脾养胃散。

复诊：服药后胃痛减大半，劳累时稍感胃痛，再予以一个疗程治疗；经两个疗程治疗，随访1年，未诉任何不适。

五、讨论

脾胃虚寒型慢性胃炎属中医"痞满""胃脘痛""嘈杂""反胃"的范畴。本病见症以脾、胃、肝为主，脾胃气机升降失常影响胃动力功能而发病。当今人们的生活节奏加快，心理压力较大，饮食习惯改变，趋于滋腻，导致胃肠功能紊乱，即所谓的"饮食自倍，脾胃乃伤"。脾胃虚弱，食积阻滞，则出现上腹胀痛、烧心、嗳气、嘈杂、恶心、呕吐等脾胃症状。根据中医"四季脾旺不受邪"的理论和脾胃生理特点，秉承补通结合、润燥同用、升降同施、寒温同治的原则，以"调节平衡"，恢复脾胃功能，选用可药食同用的中药原料组合制成健脾养胃散，方中党参、茯苓、白术补脾益气；莲子健脾固肠、补中运脾；内金、莱菔子、山楂消食化积，以助运化，使补而不滞、消而不损；陈皮健脾理气；砂仁和胃降逆；麦芽消食和中，增强胃气功能以资脾运，使浊气下降而除胀宽肠，实有调中州升降之气的作用；少量肉桂温中助气，又能引火归元；佐以金线莲清肝泄热，温清兼顾，使温药不化火；妙用白芍，味酸微寒，养阴柔肝滋胃，使之温而不燥。全方补中有通，消中有运，温中有清，升降并调，共奏健脾消滞、理气和胃，达"调和平衡"之道。经临床观察，健脾养胃散治疗脾胃虚寒型慢性胃炎总有效率达 96.2%，同时主症腹胀消失率达 100%，对各证候均有显著疗效，与养脾散总有效率88.5% 比较，治疗组明显优于对照组。健脾养胃散临床疗效确切，药性平和，无明显毒副作用，对消化不良、溃疡病的调治效果也很好，对其他慢性病、疑难杂症，亦可从本方加减，以"调中州，安五脏"，达到治愈疾病的目的，值得临床推广。

（原载于《中国中医药现代远程教育》2016 年第 21 期）

第七节　春阳汤治疗肾虚阳痿 400 例

1989—1994 年，笔者用自拟春阳汤治疗肾虚阳痿 400 例，疗效显著，现报告如下。

一、一般资料

参照国家中医药管理局颁布的《中医病证诊断疗效标准》——阴茎不能勃起或勃而不坚，影响正常性生活的男子性功能减退症（不包括性器官发育不全或药物引起的阳痿），以及 1982 年全国中西医结合虚证研究与老年病防治会议对中医虚证辨证提出的肾虚证诊断标准：阳痿早泄、腰膝酸软、神疲乏力、舌淡、脉尺弱等肾虚患者为主要治疗对象。将患者随机分为治疗组和对照组，治疗组 400 例，年龄最小的 21 岁，最大的 60岁，其中，21～30 岁 64 例，31～40 岁 128 例，41～50 岁 112 例，51～60 岁 96 例；病程最短的 1 年，最长的 12 年，其中，1～3 年者 144 例，4～6 年者 180 例，7 年以上者76例。对照组300例，年龄最小的22岁，最大的59岁，其中，22～30岁52例，31～40岁92例，41～50岁78例，51～59岁78例；病程最短的1年，最长的10年，其中，1～3年者102例，4～6年者142例，7年以上者56例。两组患者的性别、年龄、病程等临床资料相似，具有可比性。

二、治疗方法

治疗组给予春阳汤煎服，每天一剂，10天为一个疗程，巩固疗效一个月。春阳汤药物组成：菟丝子、枸杞、覆盆子、五味子、车前子、远志、蜈蚣等；阳虚加巴戟天、淫羊藿；阴虚加女贞子、山茱萸。对照组给予龟龄集，每次10g，每日2次，温开水送服，10天为一个疗程，一般服1～3个疗程无效则改用其他药物。

三、疗效观察

（一）疗效标准

参照国家中医药管理局制定的阳痿的疗效评定标准：

（1）治愈：症状消失，性生活恢复正常。

（2）好转：阴茎能举，能进行性生活，但时好时差。

（3）未愈：症状无变化。

（二）总疗效比较

治疗组治愈330例（82.5%），好转60例（15%），未愈10例（2.5%），总有效率为97.5%。对照组治愈90例（30%），好转132例（44%），未愈78例（26%），总有效率为74%。经统计学处理P＜0.01，两组疗效差异显著，表明治疗组疗效优于对照组。

（三）见效时间

治疗组服药见效最快（3天）的有160例，占40%，最慢的（15天）有100例，占25%。对照组见效最快（10天）的有60例，占20%，最慢（26天）的有168例，占56%。两组差别有非常显著的意义，治疗组见效时间快于对照组。

四、病例介绍

陈××，男，35岁，1990年3月20日初诊。

现病史：患阳痿3年，经多方医治无效。症见：阳痿早泄，记忆减退，头晕耳鸣，腰膝酸软，形寒肢冷，精神不振，性欲淡漠，舌淡苔薄，脉沉细，两尺无力。

中医辨证：肾虚阳痿。

方药：春阳汤加巴戟 15 g。

复诊：服 3 剂后，阴茎能举；再服 7 剂，即能满意完成性交过程，达到性高潮；继服一个月，自述效果甚佳，余症消失，精力充沛。

五、体会

肾虚阳痿多因先天禀赋不足，或手淫早婚，或婚后恣情纵欲，房事太过，或大病、久病损伤肾气，气血不足，血虚精亏，宗筋失养，阴茎不能振作而为阳痿。肾为先天之本，主藏精，又主二阴，为作强之官。肾阴亏则宗筋失润，肾阳虚则作强无能，故治当以补肾为主。而肾虚阳痿与心肝有关，《广嗣纪要》云："阳道奋昂而振者，肝气至也，壮大而热者，心气至也，坚劲而久者，肾气至也。"由此可见治肾勿忘治心，填精勿忘疏肝以通络，意在补肾宁神、交通心肾、疏肝益肾，此比常法单一补肾为妙，体现了脏腑相关学说和整体观疗法的思想。方中以五子衍宗汤（枸杞、五味子、菟丝子、车前子、覆盆子）为主滋补肝肾、填精益气，该方经药理研究证实有雄激素样及促性腺激素样作用，故为治阳痿常用方；配远志、石菖蒲养心宁神；蜈蚣疏肝通络走窜兴阳道。诸药合用，共奏滋肾填精、补肾助阳、交通心肾、疏肝强肾、催情举阳之功效。对 400 例阳痿患者应用春阳汤进行临床疗效分析，有效率达 97.5%，优于传统中药"龟龄集"，且无明显的毒副作用，为治疗阳痿有效之良药。

（原载于《福建中医药》1999 年第 3 期）

第八节　三伏日灸贴为主治疗虚寒性哮喘 760 例观察

笔者自 1980 年开始采用冬病夏治的原则，以三伏日灸治为主，并参照《张氏医通》记载，制成"消喘膏贴"配合治疗单纯型支气管哮喘，中医辨证为虚寒性哮喘，取得显著疗效。现将随访过的 760 例病案初步总结如下。

一、一般资料

本组 760 例，其中男性 420 例，女性 340 例；年龄最小的 10 岁，最大的 58 岁，其中，10～20 岁 200 例，21～30 岁 140 例，31～40 岁 20 例，41～50 岁 120 例，51 岁以上 280 例；病程最短的 1 年，最长的 40 年，其中，10 年以下 420 例，11～20 年 260 例，21 年以上 80 例。

参考 1987 年全国中医内科学会肺病学组哮喘病诊断标准：有哮喘反复发作史，常为气候、饮食，精神因素等所诱发，胸片示心肺正常或轻度肺气肿，嗜酸性粒细胞正常或增多；排除心源性哮喘，以及急慢性支气管炎、阻塞性肺部疾病所致哮喘；中医辨证属虚寒性哮喘，症见哮喘，痰白质稀，形寒，神疲乏力，舌淡苔白，脉滑，按之无力。

二、治疗方法

灸治时间：每年在三伏日（初伏、中伏、末伏）灸治，连续 3 年。

取穴：主穴取大椎、肺俞（双）、风门（双）、膏肓（双）；脾虚加脾俞；肾虚加肾俞。

药物配制：细辛 15 g、白芥子 20 g、元胡 30 g、甘遂 15 g、麝香 1 g（或用冰片 3 g代），混研细末，姜汁调成糊状。

操作方法：在穴位置以厚约 0.2 cm 艾柱，隔姜灸 3 壮，以局部皮肤红润为度，后去姜片，将上述药糊分别贴敷原穴位上，盖上消毒纱布，胶布固定，贴敷 3 ～ 4 小时。

内服自制哮喘丸（高丽参、白术、茯苓、陈皮、半夏、补骨脂、苏子、五味子等），于冬季开始配用哮喘丸，每日一丸（约 6 g），连服 1 ～ 3 个月，以巩固疗效。

三、疗效标准

参照 1987 年全国中医内科学会肺病学组制定的哮喘疗效评定标准。

（1）痊愈：2 年以上未复发者。

（2）临床控制：哮喘症状完全控制，体征消失，不服任何药物，持续 1 个月以上不复发者。

（3）显效：哮喘症状减轻（在 Ⅱ 度以上者），发作次数明显减少，服药量减少 2/3 以上者。

（4）有效：哮喘症状减轻（在 Ⅰ 度以上者），发作次数减少，仍需服药维持。

（5）无效：无变化或加重。

四、治疗结果

痊愈 380 例，占 50%；临床控制 160 例，占 21%；显效 130 例，占 17.1%；有效 38 例，占 5%；无效 52 例，占 6.9%。总有效率达 93.1%。

五、典型病例

郑 ××，男，50 岁。

现病史：幼年开始咳嗽气喘，症状逐年加重，历经数医，屡治屡发，每日需服氨茶碱，发作严重时昼夜不能平卧、胸闷气促、呼吸困难，动则气喘加甚，口唇发绀，痰稀量少，舌苔白滑，脉沉细。胸片示肺纹理增粗伴轻型肺气肿。

中医辨证：虚寒性哮喘。

治疗：接受三伏日灸贴，症状明显好转，连续进行 3 年治疗，并配服哮喘丸巩固疗效，后随访 10 年未再发作。

六、体会

取大椎穴以统摄一身之阳，合阳气上通脑府，下联肾室，达到温肾通阳、固纳正气之功；肺俞、风门可疏风散寒、宣肺平喘、顺气化痰，且温灸之后敷上消喘膏，又可收到温肺肾以通阳气、降逆平喘、疏风化痰之效，从而达到治愈本病的目的。现代研究认为该疗法能激活微量元素固定在酶的部位，具有特定构型和底物发挥作用，增加肌体的防御机能，有利于疾病痊愈。再结合辨证配穴，益肺、补脾、纳肾治其本，使病情得到控制，不易复发，又资用哮喘丸巩固疗效全其美，使顽疾能获根治。

（原载于《实用中医药杂志》1995 年第 1 期）

第九节　刮抓疗法治疗小儿消化不良 200 例临床小结

笔者在临床实践中运用民间刮抓疗法治疗小儿单纯性消化不良 200 例（下称治疗组，另有 80 例采用西药治疗，为对照组），临床上收到较好疗效，报告如下。

一、一般资料

治疗组 200 例中，男 104 例，女 96 例；6 个月以下 20 例，6 个月～1 岁 80 例，1～2 岁 60 例，2～3 岁 40 例；病程最长者 10 天，最短者 2 天，平均 4.5 天；对照组 80 例中，男 50 例，女 30 例；6 个月以下 10 例，6 个月～1 岁 30 例，1～2 岁 26 例，2～3 岁 14 例。病程最长 9 天，最短 1 天半，平均 4.5 天。

诊断标准为大便次数增多，每日五六次，多在 10 次以下，大便稀薄带水，呈黄或黄绿色，混有少量黏液，偶有呕吐，体温正常或低热，一般无全身症状，水和电解质紊乱症状不明显，大便镜检有脂肪球及少许白细胞等。中医辨证标准：参考全国高等医药院校教材《中医儿科学》（上海科学技术出版社 1983 年版），分为伤食泻、湿热泻、风寒泻。

二、治疗方法

刮抓法：先在患儿背部两侧（即背俞穴）进行刮法，用食指侧面做刮法，自上而下（即大椎旁至尾椎旁），用力匀和，频率逐渐增加，刮至皮肤潮红为度。继则抓拿天枢穴、长强穴、大肠俞，以食指侧面和中指侧面对准穴位的皮肤抓起放下，放出"啪"声，如此数次，手法轻快敏捷，使局部充血呈红晕。风寒泻加抓拿大椎、肺俞，宣达腠理，驱邪外出；伤食泻加抓拿足三里、胃俞、脾俞，健脾和胃，调中理气；湿热泻加抓拿曲池，祛邪泄热。刮法或抓拿时医者指头均要沾驱风油以滑润，避免损伤皮肤，同时有驱风润肠之功。每天刮抓 1 次或 2 次，若 2 天无效则使用药物治疗。西药组：选用庆大霉素片和酵母片，剂量用法按常规，同样治疗 2 天，观察疗效。

三、疗效标准

（1）痊愈：便泄停止，大便成形，临床症状消失，大便镜检正常。

（2）好转：腹泻次数减少，其他症状减轻。

（3）无效：大便情况和症状均无改善。

四、治疗结果

治疗组痊愈 170 例（85%），好转 22 例（11%），无效 8 例（4%），总有效率 96%；对照组痊愈 24 例（30%），好转 30 例（37.5%），无效 26 例（32.5%），总有效率 67.5%。两组疗效有非常显著的差别（$P < 0.01$），治疗组疗效优于西药组。本组患者以伤食泻居多，以风寒泻效果最佳，湿热泻效果较差。

五、典型病例

> 周××，女，6 个月。
>
> 现病史：腹泻如水，每天七八次，伴低热（T 37.8℃），流涕，呕吐奶水，腹胀，肠鸣，泻前哭闹，泻后安宁，舌苔腻，指纹红紫，曾用庆大霉素、吡哌酸治疗 2～3 天，未效。

中医辨证：风寒泻。用刮抓法治疗 3 次而愈。

六、体会

张景岳云："凡病急患者，非刮者不可，以五脏之系，皆附于背也。"胃俞、脾俞、大肠俞、肺俞等分布于背部，曾有人报道，对胃运动进行实验观察，推拿胃俞、脾俞等穴位可起到不同效应的调节作用，以恢复脾胃的运化功能，可见刮抓法同样可起到类似的作用。再配以天枢穴、大肠俞和中涩肠止泻。长强穴为督脉与手足三阳之会，是调整全身机能的要穴，刮抓疗法可达到局部与整体的调治作用，故能收到较好的疗效。

刮抓疗法系民间疗法，笔者经 20 多年的验证和探讨，在刮抓疗法基础上加以辨证配穴，疗效更为显著，对小儿其他腹泻也有效，且简便易行、疗效可靠，无明显不良反应。

（原载于《实用中医药杂志》1997年第1期，转载于《世界传统医学杂志》）

第十节　再发汤治疗斑秃326例临床观察

笔者发表《再发汤治疗斑秃244例的疗效观察》一文后，随着诊治患者日多，又进行了总结提高，更新了原法原方，经临床验证，总有效率达97%，比原总有效率95%有所提高。同时，观察再发汤治疗斑秃效果及临床症状、体征在治疗前后的变化，并与304例口服西药对照组进行比较，结果显示中药再发汤不但能改善斑秃患者的症状和体征，而且治疗效果明显优于口服西药组，现报告如下。

一、临床资料

（一）一般资料

观察的病例均为门诊患者。两组患者共630例，其中，男性430例，女性200例；年龄最小的20岁，最大的50岁；病程最短的一个月，最长的5年以上。将其随机分为治疗组和对照组，治疗组（中药组）326例，对照组（西药组）304例，两组在年龄、性别、病程等方面经统计学检验差别均不显著，具有可比性。

（二）诊断标准

依据卫生部药政局颁发的《中药新药临床研究指导原则》第三辑中斑秃的诊断标准进行诊断：突然或短期内头发片状脱落，单发、多发甚至头发全部脱落（全秃），眉毛、腋毛、阴毛、胡须及毳毛脱落（普脱）；脱发区皮肤正常，无明显炎症反应，脱发区未见萎缩及瘢痕。中医辨证属肝肾不足证，症见：头发片状或弥漫性脱落，伴腰膝酸软、头昏耳鸣，舌质淡，苔少，脉沉细。

（三）纳入病例标准

凡具备上述斑秃诊断标准，同时按中医辨证符合肝肾不足证者，可作为主要观察病例。

（四）排除病例标准

（1）年龄在16岁以下或65岁以上，妊娠或哺乳期妇女，过敏体质（对本药过敏者）。

（2）合并心脑血管、肝、肾、造血系统等严重原发性疾病，精神病患者。

（3）先天性脱发：因遗传因素而完全或部分无发或毛发发育不良且稀少者。

（4）后天性脱发：梅毒、麻风等，以及药物、外伤等引起者。

（5）瘢痕性脱发：黄癣、脱发性毛囊炎。

二、治疗方法

（1）对照组：口服胱氨酸 100 mg、$VitB_6$ 20 mg、VitE 50 mg，每日 3 次，30 天为一个疗程。

（2）治疗组：给予再发汤，主要药物有何首乌、当归、丹参、黄精、旱莲草、川芎、白术、麻黄、天麻等；脾虚加党参、茯苓；气虚加党参、生黄芪；血虚加白芍、熟地；血瘀加红花、田七，水煎服，每日一剂，30 天为一个疗程。

三、疗效观察

（一）疗效标准

统计病例为治疗一个疗程以上者。

（1）临床痊愈：毛发停止脱落，脱发区全部长出，其分布密度、粗细、色泽与健发区相同。

（2）显效：毛发停止脱落，脱发再生达 70% 以上，其密度、粗细及色泽均接近健发区。

（3）有效：毛发停止脱落，脱发区再生达 30% 以上，包括毳毛及白发长出。

（4）无效：脱发区未长出头发或继续脱落。

（二）治疗结果

治疗效果见表 4-10-1 和表 4-10-2。

表 4-10-1　二组治疗结果比较 [n(%)]

组别	例数	痊愈	显效	有效	无效	总有效率
治疗组	326	234（71.9）	55（16.8）	27（8.3）	10（3.0）	314（97）
对照组	304	122（40.1）	43（14.1）	21（7.0）	118（38.8）	116（61.2）

表 4-10-2　肝肾不足主要症状、体征用药前后观察

症状、体征	治疗前 /n	治疗后			消失率 /%	总有效率 /%
		消失 /n	减轻 /n	无效 /n		
头昏	172	150	20	2	87	98.8
腰膝酸软	262	210	50	2	80.2	99.3
耳鸣	160	125	31	4	78.1	97.9
舌淡	240	185	0	55	77	77
脉沉细	301	267	0	34	89	89

可见，肝肾不足证用再发汤治疗后，临床症状及体征消失或减轻，其中，头昏、腰膝酸软、耳鸣等改善尤其明显。

四、体会

斑秃症俗称"鬼剃头"，虽为常见病，然对其发病机理目前尚未完全明了。祖国医学认为，斑秃的形成与气、血、精及五脏功能失调有关，尤与肾、肝、脾、肺关系密切。"肝藏血，发为血之余""肾主骨，生髓主脑，其华在发"，因而肝肾不足是导致脱发的主要原因。临床表现以肝肾不足证多见，治法上一般从补益肝肾着手，但临床上若仅从补益肝肾出发遣方用药，则有效，有不效。笔者认为，人体是一个有机整体，根据脏腑相关学说，在以补益肝肾为主时，还应配合治肺、健脾、调气血。《素问·五脏生成论》曰："肺之合皮也，其荣毛也。"肺主气，朝百脉，主皮毛，赖肺气的温煦而润泽。肺气不宣，毛窍闭阻，皮毛之营养不足，则皮毛枯槁而发自落，故治脱发又当配合治肺，治肺又可达到"金生水"的作用；脾是气、血、精的生化之源，脾气旺则气血充足，毛发浓密，脾气弱则气血少，毛发稀少而脱落；气、血、精是构成人体的基本物质，也是毛发生长的物质基础。王肯堂在《证治准绳》中说："血盛而荣于头发，故胡须发美；若气血虚弱，经脉虚竭，不能荣润，致须发脱落。"为此，笔者在探讨再发汤的组方时，立法于补益肝肾、宣肺健脾、活血通络，应用何首乌、黄精、旱莲草、当归补益肝肾，乌须生发。现代医学证实，何首乌除能缓解动脉硬化、强壮神经等外，还能增加毛发黑色素的生成。丹参、川芎活血化瘀通络，现代药理研究证实，丹参可兴奋毛囊，扩张头皮毛细血管，改善微循环，加强毛囊营养，促进毛发再生。麻黄宣肺气，"通九窍、调血脉"（《日华子本草》），使肺主皮毛得到发挥，达到温煦润肺、开窍生发的作用。现代药理证实，麻黄具有兴奋血管运动中枢和扩张血管的作用，改善毛发根部的营养而生发。天麻平肝祛风，使肝肾得养、血气和畅，促进毛发的再生。白术健脾燥湿、益气生血，使脾气旺，气血充足，毛发得养。诸药合用，集补益肝肾、养血活血、宣肺健脾于一方，因而获效显著。用再发汤治疗 326 例斑秃患者，总有效率 97%，疗效显著，与 304 例西药对照组的总有效率 61.2% 对比，经统计学处理，$P < 0.01$，说明两组疗效差异非常显著，表明本方药疗效优于西药治疗，又无明显的毒副作用，可见"方有合群之妙"，非单纯补益肝肾之所及，是一种生发良药，且对其他证型的脱发也有效，值得深入研究，以便进一步推广使用。

（原载于《福建中医药》2000 年第 6 期）

第十一节 养阴开音汤治疗慢喉喑 210 例临床观察

慢喉喑又称失音，是咽科常见病，包括现代医学的慢性喉炎、声带小结、声带息肉、声带关闭不密。笔者数年来以自拟养阴开音汤治疗慢喉喑，并与黄氏响声丸进行对照，临床疗效满意，报告如下。

一、临床资料

参照 1994 年 6 月 28 日国家中医药管理局颁布的《中医病证诊断疗效标准》中慢喉喑的诊断标准选取 315 例慢喉喑患者，全部病例均是本院 1990 年 1 月—2000 年 1 月收治的门诊患者，将其随机分为养阴开音汤治疗组（治疗组）210 例，黄氏响声丸治疗组（对照组）105 例。治疗组 210 例，其中，男 110 例，女 100 例；年龄最大的 61 岁，最小的 10 岁，平均 29.5 岁；病程最长的 4 年，最短的 11 天，平均 18.35 天；慢性喉炎135 例，声带小结 46 例，声带息肉 16 例，声门关闭不密 13 例。对照组 105 例，其中，男 60 例，女 45 例；年龄最大的 62 岁，最小的 9 岁，平均 30.5 岁；病程最长的 5 年，最短的 10 天，平均 17.5 天；慢性喉炎 67 例，声带小结 24 例，声带息肉 8 例，声门关闭不密 6 例。两组间的差异无显著性（$P > 0.05$）。中医辨证分型见表 4-11-1。

表 4-11-1 两组辨证分型与例数

证型	治疗组 /n	对照组 /n
肺肾阴虚	105	52
肺脾气虚	65	35
痰浊凝聚	25	10
气滞血瘀	15	8

二、治疗方法

治疗组给予自拟养阴开音汤（人参叶、麦冬、五味子、冰糖等）。辨证加减：肺肾阴虚者加雪梨、沙参、玉蝴蝶、凤凰衣；肺脾气虚者加补中益气丸；痰浊凝聚者加僵蚕、川贝、薏苡仁、海浮石；气滞血瘀者加丹参、桃仁、红花、柴胡、郁金，每日一剂，水煎，当茶饮服。10 天为一个疗程，其中，治疗一个疗程的有 131 例，治疗 2 个疗程的有 70 例，治疗 3 个疗程的有 9 例。对照组给予黄氏响声丸，每日 3 次，口服，疗程同上，其中，治疗一个疗程的有 20 例，治疗 2 个疗程的有 56 例，治疗 3 个疗程的有 29 例。

三、治疗结果

（一）疗效标准

参照 1996 年 6 月 28 日国家中医药管理局颁布的《中医病证诊断疗效标准》中慢喉喑的疗效标准：

（1）治愈：发音恢复正常，喉部检查正常。

（2）好转：声音嘶哑及喉部不适感减轻，喉部体征改善，声带小结或声带息肉缩小。

（3）未愈：声音嘶哑及喉部体征无变化。

（二）两组总疗效比较

如表 4-11-2 所示，治疗组 210 例，治愈率为 83.3%，总有效率为 95.2%；对照组 105 例，治愈率为 50.4%，总有效率为 80%。经统计学处理，两组治愈率、总有效率差异具有显著性（$P < 0.05$）。

表 4-11-2　两组总疗效比较

		治愈		好转		未愈	
		n	%	n	%	n	%
治疗组	210	175	83.3	25	11.9	10	4.8
对照组	105	53	50.4	31	29.6	21	20

（三）治疗组不同证型疗效比较

如表 4-11-3 所示，治疗组属肺肾阴虚证的有 105 例，治疗后治愈率为 94.3%，总有效率为 98.1%；属肺脾气虚证的有 65 例，治疗后治愈率为 86.2%，总有效率为 97.1%；属痰浊凝聚证的有 25 例，治疗后治愈率为 56%，总有效率为 87%；属气滞血瘀证的有 15 例，治疗后治愈率为 40%，总有效率为 80%，差异有显著性（$P < 0.05$）。

表 4-11-3　治疗组不同证型疗效比较

证型	总例数	治愈例数	好转例数	未愈例数
肺肾阴虚	105	99	4	2
肺脾气虚	65	56	7	2
痰浊凝聚	25	14	8	3
气滞血瘀	15	6	6	3

（四）两组慢喉喑分类疗效比较

如表 4-11-4 所示，治疗组慢性喉炎的治愈率为 88.9%，总有效率为 97.8%；声带小结的治愈率为 82.6%，总有效率为 95.6%；声带息肉的治愈率为 50%，总有效率为

81.3%；声带关闭不密的治愈率为69.2%，总有效率为84.6%。对照组慢性喉炎的治愈率为59.6%，总有效率为82%；声带小结的治愈率为37.5%，总有效率为83.3%；声带息肉的治愈率为25%，总有效率为62.5%；声带关闭不密的治愈率为33.3%，总有效率为66.7%。两组间的总有效率差异有显著性（$P < 0.05$）

表 4-11-4　两组慢喉喑分类疗效比较

组别	分类	总例数	治愈例数	好转例数	未愈例数
治疗组	慢性喉炎	135	120	12	3
	声带小结	46	38	6	2
	声带息肉	16	8	5	3
	声带关闭不密	13	9	2	2
对照组	慢性喉炎	67	40	15	2
	声带小结	24	9	11	4
	声带息肉	8	2	3	3
	声带关闭不密	6	2	2	2

四、讨论

慢喉喑属于现代医学的慢性喉炎、声带小结、声带息肉、声带关闭不密的范畴，由脏腑虚弱，声门失养或气血瘀滞、痰浊凝聚于声门所致，而临床上多以气阴亏虚为主，与心、肺、肾三脏有关，"心为声音之主，肺为声音之门，肾为声音之根"（《仁斋直指方》）。治宜滋阴益气、利咽开音，佐以养心、润肺、滋肾。养阴开音汤方中以人参叶、麦冬养心润肺，生津利咽；五味子性酸温，入肺肾，可敛肺滋肾生津，药理研究证实该药具有强心的作用；冰糖味甘性平，补中益气，和胃润肺，共奏滋阴益气、养心滋肾、润肺开音的功效。

多年来，笔者在用自拟养阴开音汤治疗210例慢喉喑的临床观察中，发现此方对肺肾阴虚型、肺脾气虚型疗效显著，总有效率分别为98.1%、97.1%，对其他证型也有效，配合辨证加减治疗更能提高疗效，且久服无碍脾胃，亦无其他明显毒副作用。与响声丸对照，经统计学处理有显著性差异，治疗组药效优于对照组。

综上所述，养阴开音汤辨证加减治疗各型慢喉喑，组方合理，经临床观察，疗效确切，符合辨证、辨病论治原则，对治疗慢喉喑具有较高的价值，值得进一步研究。

（原载于《中医杂志》2002年增刊）

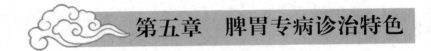

第五章　脾胃专病诊治特色

第一节　胃脘痛（慢性胃炎）

一、诊断

（一）疾病诊断

1.中医诊断标准

参照《慢性萎缩性胃炎中医诊疗共识意见》（中华中医药学会脾胃病分会）、《慢性浅表性胃炎中医诊疗共识意见》（中华中医药学会脾胃病分会，2009年，深圳）及《中药新药临床研究指导原则（2002年）》。

（1）主要症状：不同程度和性质的胃脘部疼痛。

（2）次要症状：可兼有胃脘部胀满、胀闷、嗳气、吐酸、纳呆、胁胀腹胀等。

（3）本病可见于任何年龄段，以中老年多见，常反复发作。

2.西医诊断标准

参照《中国慢性胃炎共识意见》（中华医学会消化病学分会全国第二届慢性胃炎共识会议，2006年，上海）：慢性胃炎常见上腹部疼痛、腹胀、早饱、食欲减低、饮食减少或伴有烧心、泛酸等。症状缺乏特异性，确诊依赖于胃镜及内镜下病理检查。

（二）证候诊断

1.肝胃不和

症状：脘胁胀满疼痛，情志不遂时加重，嗳气或矢气则舒，嗳气时作，食欲不振，舌苔薄白，脉弦。

2.寒热夹杂

症状：胃脘痞满不适，不知饥，不思食，食后胀痛，嗳气多，大便干或虽烂而不爽快，肢冷，神疲乏力，口干喜热饮，舌淡，苔黄腻，脉弦细滑。

3.胃阴不足

症状：胃脘隐隐灼痛，似饥不欲食，食后胃脘痞胀，口干不欲饮，大便干结，舌红少津，有裂纹，少苔或花剥苔，脉细数。

4.脾虚湿阻

症状：胃脘闷痛或闷胀，纳后尤甚，时作嗳气，口苦不喜饮，恶心欲吐，痰多，咯出不爽，头目眩晕，身重倦怠，便溏，舌淡胖，苔浊腻，脉滑。

二、治疗特色

（1）辨证论治：

①肝胃不和：治宜舒肝和胃。方药：胃3方（周来兴经验方）。处方：柴胡、白芍、枳实、百合、台乌、麦芽、丹参、香附、蒲公英、甘草。

②寒热夹杂：治宜调和寒热。方药：胃2方（周来兴经验方）。处方：制半夏、川连、公英、党参、红枣、甘草、干姜。

③胃阴不足：治宜养阴益胃。方药：养阴益胃汤。处方：沙参、麦冬、石斛、白芍、百合、蒲公英、制半夏、莱菔子、甘草。

④脾虚湿阻：治宜健脾清热化湿。方药：香砂六君子汤。处方：党参、黄芪、白术、苍术、茯苓、半夏、陈皮、砂仁、内金、蒲公英、甘草。

（2）针灸治疗：适用于内治法治疗一周后疗效不佳者。体针：主穴中脘、内关、足三里；肝胃不和者加太冲等；脾胃虚寒者加神阙等；寒热夹杂者加内庭等；胃阴不足者加合谷等。

（3）外敷治疗：配合内治法治疗胃脘疼痛及脘腹胀满者。

①香桂止痛贴（经验方）：木香、肉桂、白芷等，以茶油或醋，或姜汁搅拌成膏，外敷中脘或神阙穴，每日一次，一次8小时后取下，3～5天为一个疗程。功能：理气活血止痛，应用于胃脘疼痛者。

②理气消胀贴（经验方）：槟榔、莱菔子、枳实，以茶或醋，或麻油，或姜汁搅拌成膏，外敷中脘穴或神厥穴或天枢穴，每日一次，一次8小时后取下，3～5天为一个疗程。

（4）足浴：泡足汤（经验方），鬼针草、仙鹤草、川芎等，水煮泡足20～30分钟。

（5）调摄：注意气候冷暖变化、患者情绪、饮食宜忌、体育活动等。

（6）护理：根据不同证型进行辨证施食、饮食指导、情志调摄、健康教育等。

三、难点分析及解题思路

慢性胃炎的治疗难点在于病情迁延、难以根治和药物治疗不易阻断肠上皮化生与不典型增生。

难点之一：病情迁延，难以根治。

要点：要发挥中医药的优势，以中医的健脾养胃法调整，守法守方，灵活加减，结合饮食、起居、精神的调理。评价疗效的标准要重视临床症状缓解与消失与否。不应以病理活检中的炎症程度轻重作为唯一标准，这样才能增强患者和医生治愈疾病的信心。经过相当一段时期的中医药调整，慢性胃炎是可以彻底治愈的。

难点之二：药物治疗不易阻断肠上皮化生与不典型增生

要点：开展中医药逆转胃癌前病变的研究显得非常重要。中医学认为，本病变多由慢性胃炎日久损伤脾胃所致，在正虚的情况下，气滞血瘀，内毒由生。治疗宜益气养阴、行气活血、祛瘀解毒。正气充中，阴阳调和，气血通畅，癌前病变就会逆转。临床上常用的益气药、养阴药、行气药、祛瘀药、解毒药等，只要不脱离中医辨证论治的原则，在辨证施治的基础上适当用药，胃癌前病变是可以预防、阻断和逆转的。

四、疗效评价

评价标准参照《中医病证诊断疗效标准》（2012 年第一版）。

（1）临床痊愈：胃脘痛及其他症状消失，X 线钡餐造影或胃镜检查正常。

（2）显效：胃脘痛缓解、发作次数减少，其他症状明显改善，X 线钡餐造影或胃镜检查显示正常或有明显好转。

（3）有效：胃脘痛缓解、发作次数减少，其他症状好转。X 线钡餐造影或胃镜检查显示有好转。

（4）无效：症状、体征无明显改善，甚或加重。X 线钡餐造影或胃镜检查无变化。

第二节　胃疡病（消化性溃疡）

一、诊断

（一）疾病诊断

1. 中医诊断标准

参照《中华中医药学会脾胃病分会消化性溃疡中医诊疗共识意见》（2009 年）。

（1）主要症状：胃脘痛（胀痛、刺痛、隐痛、剧痛及喜按、拒按）、脘腹胀满、嘈杂泛酸、善叹息、嗳气频繁、纳呆食少、口干口苦、大便干燥。

（2）次要症状：性急易怒、畏寒肢冷、头晕或肢倦、泛吐清水、便溏腹泻、烦躁易怒、便秘、喜冷饮、失眠多梦、手足心热、小便淡黄。

具备主症 2 项加次症 1 项，或主症第 1 项加次症 2 项即可明确诊断。

2. 西医诊断标准

参照《消化性溃疡病诊断与治疗规范建议》（2008 年，黄山）。

（1）慢性病程，周期性发作，节律性中上腹痛伴泛酸者。

（2）伴有上消化道出血、穿孔史或现症者。

（3）胃镜证明消化性溃疡。

（4）X线钡餐检查证明为消化性溃疡。

（二）证候诊断

（1）肝胃不和型：脘胁胀满疼痛，情志不遂时加重，嗳气或矢气则舒，嗳气时作，舌苔薄白，脉弦。

（2）脾胃虚寒型：胃脘隐痛，喜暖喜按，空腹痛重，得食痛减，泛吐清水，畏寒肢冷，头晕或肢倦，纳呆食少，便溏腹泻，舌质胖，边有齿痕，苔薄白，脉沉细或迟。

（3）胃阴不足：胃脘隐隐灼痛，似饥不欲食，食后胃脘痞胀，口干不欲饮，大便干结，舌红少津有裂纹，少苔或花剥苔，脉细数。

（4）寒热虚实夹杂：胃脘痞满不适，不知饥，不思食，食后胀痛，嗳气多，大便干或虽烂而不爽快，肢冷神疲乏力，口干喜热饮，舌淡，苔黄腻，脉弦细滑。

（5）瘀血阻络：胃脘痛如针刺或如刀割，痛处不移，胃痛拒按，食后胃痛加重或胃痛剧烈，可痛彻胸背，肢冷汗出，呕血或黑便，舌质紫暗或见瘀斑，脉涩或沉弦。

二、治疗特色

（一）辨证选择口服中药汤剂、中成药

1. 肝胃不和型

治则：疏肝理气，健脾和胃。

方药：四逆散合胃3方（自拟方）加减（柴胡、炒白芍、炙甘草、枳壳、香附、郁金、丹参、台乌、蒲公英）治疗。

2. 脾胃虚寒型

治则：温中散寒，健脾和胃。

方药：黄芪健中汤加味（黄芪、桂枝、白芍、高良姜、香附、广木香、炙甘草、生姜、大枣）治疗。

3. 胃阴不足

治则：健脾养阴，疏肝益胃。

方药：一贯煎合芍药甘草汤加减（沙参、麦冬、炒白芍、甘草、生地、玉竹、石斛、香橼、柴胡、生山楂）治疗。

4. 寒热虚实夹杂

治则：清补兼施，寒热并用。

方药：胃 1 方（自拟方）加减（黄芪、黄连、蒲公英、白术、桂枝、白芍、党参、茯苓、炙甘草、陈皮、佛手、丹参、半夏）治疗。

5. 瘀血阻络

治则：活血化瘀，通络止痛。

方药：失笑散合丹参饮加减 [蒲黄、五灵脂、丹参、延胡索、三七粉（冲服）、郁金、枳壳、川楝子] 治疗。

（二）针灸治疗

选穴：中脘、内关等穴，实证针刺手法以泄法为主，虚证针刺手法以补益为主。肝胃不和证加足三里、阳陵泉；脾胃气虚证加脾俞、胃俞；脾胃虚寒证加血海、天枢；肝胃郁热证加足三里、阴陵泉；胃阴不足证加三阴交、太溪；等等。在临床上可根据具体情况选用温针等治疗。

（三）中药穴位贴敷

（1）香桂止痛贴（经验方）：木香、肉桂、白芷等，以茶油或醋，或姜汁搅拌成膏，外敷中脘或神阙穴，每日一次，一次 8 小时后取下，3～5 天为一个疗程。功能：理气活血止痛，适用于胃脘疼痛者。

（2）理气消胀贴（经验方）：槟榔、莱菔子、枳实，以茶或醋，或麻油，或姜汁搅拌成膏，外敷中脘穴或神阙穴或天枢穴，每日一次，一次 8 小时后取下，3～5 天为一个疗程。

（四）其他治疗

根据临床具体情况，可选用胃镜下喷洒三七粉、白及粉。

（五）护理

（1）饮食调护：少食多餐，定时定量，避免辛辣刺激性食物和坚硬的食物。

（2）心理调护：告知患者情绪反应与溃疡的发展及转归密切相关，提高患者情绪的自我调控能力及心理应激能力；告诫患者重视不良行为的纠正。

（3）健康教育：①去除诱因，纠正不良生活习惯；②出院指导，避免寒冷和情志刺激，谨遵饮食宜忌。

三、中医治疗难点分析及解题思路

难点：如何预防溃疡病的复发是目前治疗的难点。

要点：要想减少溃疡病复发，可在中医辨证施治的基础上适当使用如下中医治法方药。

（一）健脾益胃

预防溃疡病复发，要重视健脾益胃法的运用。增强胃黏膜自身的抗溃疡能力就可以防止溃疡病复发。临床上可选用四君子汤等健脾益气，脾胃虚寒者可加干姜、肉桂等；脾胃气虚兼阴虚者可加用沙参、麦门冬、石斛等。

（二）行气活血

行气活血作为一种重要的辨病治疗手段，在预防溃疡病复发方面同样具有实用价值。临床上常选用郁金、延胡索、三七等中药治疗。

（三）制酸护膜

应在辨证的基础上选用护膜制酸药，如乌贼骨、瓦楞子、煅牡蛎、浙贝母、滑石粉、白及、甘草等。

四、疗效评价

参照《中华中医药学会脾胃病分会消化性溃疡中医诊疗共识意见》（2009 年）和《中药新药临床研究指导原则》。

（1）临床痊愈：主要症状、体征消失，溃疡疤痕愈合或无痕迹愈合。

（2）显效：主要症状、体征明显改善，溃疡达愈合期（H2 期）。

（3）有效：主要症状、体征明显好转，溃疡达愈合期（H1 期）。

（4）无效：主要症状、体征无明显改善，甚或加重，胃镜显示无好转或溃疡面积缩小少于 50%。

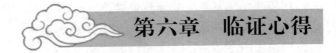

第六章　临证心得

第一节　治疗病毒性肝炎经验

笔者从医 40 余载，擅长内科，尤对肝、胆、脾、胃等疑难杂症的治疗有独到之处。现将治疗病毒性肝炎经验介绍如下。

一、审病求因，重在湿热

肝炎由病毒感染所致，中医则认为其病机为"湿热"。笔者认为，肝炎不论是黄疸型还是无黄疸型，其致病因素都以湿热为主。肝炎在人体的反映是"湿热"，因此，湿热蕴结贯穿于本病的始终，即使在肝肾亏损阶段，也可稍兼湿热残留，只是在各期表现的轻重不同而已。"湿热"在急性期表现尤为突出，治疗以清热利湿为主，清热有消炎解毒、减轻肝脏损伤的作用；利湿有渗利小便、促进黄疸消除的作用。但本病在临床上可出现热重于湿、湿重于热、湿热并重及入气入血、三焦部分之不同，治疗时需权衡湿热的轻重及部位之异，从而掌握清热利湿的分寸，或配理气、活血、清利三焦等，随症灵活确立治则与选择方药，切不可千篇一律。

（一）辨湿热轻重

（1）热重于湿：湿热症状兼见，以口渴、烦躁，苔黄腻、脉弦数为主，治以清热为主，兼以利湿，方选周氏三根汤（苦参根、山豆根、白茅根），加蒲公英、丹参、赤芍、六一散等。

（2）湿重于热：湿热症状兼见，以头身困重、腹胀、便溏，苔白腻、脉沉滑为主。治以利湿为主，兼以清热，常用六一散加薏苡仁、茯苓淡渗利湿，以滑石甘淡性寒，淡以渗湿，甘以和胃，滑以利窍，寒以清热，故上能清水源，下可通水道，使湿热之邪从下渗泄；甘草泻火解毒，缓和药性，以制滑石之寒滑；尤其薏苡仁一味，健脾而不伤中，利尿而不伤正，殊为适宜。

（3）湿热并重：以纳呆、恶心、厌食油腻、发热心烦、尿黄短少、舌苔黄腻、脉滑数为主，治宜清热利湿，兼以解毒泻火，方选茵陈蒿汤加减（茵陈、炒栀子、酒大黄、蒲公英、六一散、板蓝根、藿香）。

（二）辨在气在血

（1）湿热入于气分，胆汁尚能循常道而泄外，故不出现黄疸，而以肝气郁结多见。治疗上清利宜轻，偏于治气，常用四逆散、逍遥散加茵陈、白茅根、郁金、薏苡仁之品。

（2）湿热入于血分，血脉瘀阻、蕴毒生痰、瘀阻血络，熏蒸肌肤而发黄疸，除黄疸外，尚以舌质红、暗红，苔黄腻多见。治疗上清利宜重，偏于治血，常用生地黄、牡丹皮、赤芍、白茅根、藕节等凉血活血；配丹参、白芍、泽兰、红花、郁金以养血而不助热，活血而不留滞。

（三）辨三焦

湿热侵入三焦，一般以偏于中上二焦、中下二焦和弥漫三焦为多见。治宜清利三焦，以宣上、导下、宽中，疏肝利胆，调理脾胃，使湿热之病毒之邪，由上、中、下三焦分而解之。若偏于上、中焦，症见畏寒发热等表现，则宜宣上透表，以麻黄、连翘、杏仁、茵陈之品开泄湿热。偏于中、上二焦主要看舌苔，如苔白、黄或腻，并以恶心、厌油腻、纳呆、身重乏力为多见，则治以芳香化浊为主，如藿香、制半夏、瓜蒌皮、苏叶、佩兰、杏仁、金银花、橘红等。若湿热偏于中、下二焦，则主要看大小便，如尿黄短少、大便燥结，随症选用茵陈蒿汤化裁。若湿热下注膀胱，症见尿黄、尿赤、尿频、小腹急痛，尿道灼痛等，选用茯苓、薏苡仁、六一散、芦根、车前草甘淡渗湿，使湿从小便而去。若湿热下注大肠，症见腹痛、泻痢、里急后重、肛门灼热等，用白头翁汤或葛根芩连汤化裁。若湿热弥漫三焦，则为病情危重之象，如"急黄"，此时应中西结合救治。

在治湿热时，除了辨证，还特别强调清热利湿须防伤阴阳、苦寒药须防伤脾胃。本病虽以湿热为因，但若重用苦寒清热之剂，非但无益，反而伤脾，则湿热难化，以致留恋不去，同样会造成湿热未清、余邪残留的局面。因脾主运化，湿热产生多由脾阳不运、湿郁化热所致，故清热利湿时要重视运脾，脾健运，则湿除热无以化，故清热用苦寒之剂不可过量，若苦寒太过，则重伤脾阳而湿愈剧而易生变症。选用夏枯草、蒲公英、苦参根、茵陈、栀子清热时，多用白茅根、车前草、藿香、砂仁、陈皮以利湿、芳香、化浊，健脾以顾护脾胃。利湿则易伤阴，阴愈伤则热易生，故利湿药应以甘平的芦根、白茅根、茯苓为主。热重于湿时加沙参、石斛、薏苡仁之类以防利湿伤阴。正如岳美中所云："久久清热则伤阳，久久利湿则伤阴。"因此，用药不宜过多、过久，并须顾脾胃护胃阴，使湿热得清利，脾胃又无损，病自易除。本病在慢性期虽有虚证，但仍应视不同表现配合清热利湿以祛除余邪，谓之"除恶务尽"，否则"炉烟虽熄，灰中有火"，稍有不慎，则星火未尝不燎原。

二、谨守病机，从血论治

肝在生理上具有主疏泄条达气机，主藏血调节血液的功能，在病理条件下则易郁易滞，易涩易阻，从而影响气血运行而致瘀。肝气郁结气滞，可导致血瘀，湿热蕴结（或湿热之毒伤肝、邪入血分瘀结肝络），瘀阻于肝，或久病入络，气血运行受阻，均可致血瘀。正如朱丹溪"血受湿热，久必凝浊"和叶天士"大凡经主气，络主血，久病血瘀"所云，此与肝脏细胞组织损伤致微循环障碍的基本病理变化相吻合。因此，活血化瘀是治疗肝炎的基本疗法。现代药理研究证实，活血化瘀药能够减轻炎症病灶的病变，调整机体的免疫系统以及改善肝脏的血液循环和肝功能，促进肝细胞再生与修复。在临床上可观察到活血能加快黄疸消退，有利于肝脾肿大的软缩、肝功能的恢复和缓解肝区疼痛。而选用活血化瘀药当分虚实、轻重。血虚侧重，轻度血瘀，治以养血和血化血为主，药选作用平和之丹参、赤芍、当归、白芍、益母草、泽兰；血实侧重，血瘀较重，治以破血逐瘀为主，药选桃仁、红花、三棱、莪术。因慢性肝炎有络阻瘀热的现象，故习用丝瓜络、土鳖虫入肝通络，走窜经络治之；对久病络瘀，常用疏肝和络之桃仁、柴胡；对肝脾肿大，则选当归、白芍、丹参、鳖甲、牡蛎配活血、化瘀、化痰之品。而且，重用赤芍、牡丹皮配入辨证方中治疗肝炎，每收良效。现代药理研究证实，赤芍有降低血黏稠度及抗菌、抗炎、利尿、保肝等作用；牡丹皮有良好的抗乙肝病毒作用。在应用活血化瘀药时，须结合具体的病情进行适当加减，如血瘀与气虚并存者加用补气药，如生黄芪、太子参以助血行；血瘀与肝阴虚并存者配养阴柔肝之白芍、枸杞子、旱莲草，疗效更为显著。

三、扶正祛邪，提高免疫力

《内经》说："邪之所凑，其气必虚。"又说："正气存内，邪不可干。"说明古人很早就开始重视机体的内在因素，即抗病能力。在治疗肝炎时，除了适当地清热利湿、解毒、活血祛瘀外，更重要的是如何提高机体的免疫力，产生大量的抗体与全部抗原结合，消灭病毒，使机体康复，这对慢性肝炎或病程缠绵的患者更有临床意义。扶正的方药，如健脾柔肝的归芍六君汤、柴芍异功散、逍遥散，滋肾养肝的一贯煎、滋水清肝汤、六味地黄丸等均能提高机体的抗病能力，使正气充沛，邪去病安，临床上灵活选用此类方药有利于肝炎早日治愈。此外，尚须重视患者的精神因素，医生多做一些思想工作，使之树立信心，消除顾虑，心平气和，达到畅达其情志，"疏其气血，令其条达，而至和平"的目的，促进患者早日康复，从某种意义上说，这也可以看作扶正的方法。

此外，在治病时还应注意因人因时施治，如小孩因脏腑娇嫩，用药易伤脾胃，故常用麦芽、鸡内金、白术、神曲加入方中以顾护脾胃；而成人一般病程较长，恢复较慢，且多与情志有关，治疗时宜加柴胡、郁金、青皮、麦芽疏肝解郁，调达情志；老人气血衰少，用药多兼顾调补气血，如黄芪、党参、枸杞、当归之类。

（原载于《中国中医药现代远程教育》2004 年第 3 期）

第二节　调理脾胃治法与用药经验

脾胃为后天之本、气血生化之源、气机升降的枢纽，在人体生命活动中占有重要地位，与一切疾病发生有着密切的关系，故有四季脾旺不受邪之说。而且，脾主运化水谷，胃主受纳腐熟，其功能相当于消化系统功能，涉及吸收、营养、代谢等多种功能。同时，脾主燥、胃主润，脾为阴脏多寒，其病理多为阳气不足，胃为阳腑主热，为多气多血之腑，其病理多阴液不足、气滞血瘀。在副交感神经兴奋时，则表现为寒证，而交感神经兴奋的情况下，则出现热象，符合中医阳盛则热、阴盛则寒的病理，故脾胃之病多表现为寒热错杂的病证。在气机升降方面，脾主升清、胃主降浊，若脾气失健不升，胃气失和不降，湿、痰、瘀诸邪内生，则心下痞满、脘胁胀、形体消瘦等症迭起，故有"内伤脾胃，百病由生"之说。

根据脾胃生理功能，脾和胃，一脏一腑，相互依存，相互制约，脾恶湿、胃恶燥，脾宜升、胃宜降，脾主运化、胃主腐熟。燥与湿、升与降、腐熟与运化是矛盾对立统一，在这矛盾的对立统一之中取得动态平衡则机体能够正常运行，失去平衡就会影响脾胃功能则病生，故治宜调节脏腑平衡，以达到阴平阳秘、精神乃治的目的。而具体治法注重从以下几个方面用药。

一、燥润同用

脾主燥，得阳则运，胃主润，得阴自安。临诊当依据脾胃生理之特性，孰多孰少，结合使用燥润之剂治之。南方多湿，脾湿为患者，宜"以刚燥之土培之"，用药以苍术、白术、半夏、厚朴为主，养阴润燥则取太子参、玄参、麦冬、玉竹以濡润相济。治糖尿病常用苍术燥湿运脾，配元参滋阴润燥，以达润燥相济、益脾气、敛脾精、止淋浊、降血糖之功；治疗萎缩性胃炎常用芍药甘草汤与乌梅甘酸化阴，配异功散加黄芪、莪术、当归补脾化湿、活血祛瘀，以健脾养血养肌治之；治疗肠腑失润之便秘者，取白术、枳实燥湿健脾行气，配紫菀、火麻仁、麦冬开肺润下，开天气以通地道。

二、升降同施

"百病皆生于气"，气机运动方式在于升降出入，而脾胃为人体气机升降之枢纽，脾主升清，宜升则健，胃主受纳，宜降则和，故治脾以燥药升之，治胃以润药降之。

掌握升中有降，降中有升，才能使升降不息，脾健胃和。升之勿太过，宜稍佐润降，降之勿下陷，稍佐升阳之品。升之常用升麻、柴胡、黄芪、苍术、藿香之品，升阳用防风、羌活等，升提清气则取葛根、荷叶之属；降者常用代赭石、旋覆花、枳实、木香、柿蒂。如以柴胡、半夏疏肝和胃，辛温降逆，配柿蒂苦涩降气，治疗呃逆诸症；以补中益气汤加枳壳、半夏，治疗中气下陷、脏腑下垂等症；以葛根与大黄、半夏升清降浊，治疗早期尿毒症；以升麻、葛根与石膏升清降火，治胃火上冲而致牙痛、头痛取效较佳。

三、寒温并治

胃主热、脾多寒。脾湿胃热、寒热错杂是当前胃病的主要病机，临床上多表现为寒热错杂的症状，虽有"脾得温则健，胃得凉则安"之说，但治脾亦不宜大温大热，若热之太过，势必损伤脾阴；治胃亦不宜大凉大寒，如寒之太甚，势必损及胃阳，应做到寒温相适。寒热并用，温凉互助，此法遵张仲景代表方，用半夏泻心汤加减，辛温苦降，寒热并用，治疗胃炎、溃疡病、反复性口腔炎、白塞氏病；又可用吴茱萸辛温与川黄连苦寒并治，治疗口舌生疮经久不愈；干姜与川黄连寒温并治、温通五脏、清热燥湿，治疗结肠炎可获良效。

四、通补兼施

脏宜藏，腑宜通，脾以运为补，胃以通为和，补则健脾宜升，和则消导通降。虽脾病多虚，胃病多实，但临床上多见正虚挟实、虚实相间，故治疗时当做到补不留邪，攻不伤正，掌握虚实，统筹攻补，治脾兼顾胃，疗胃不伤脾。代表方有六君子汤、参苓白术散、枳术丸等。药用白术与枳实，一补一消，以健脾消痞，治疗脾虚湿阻气滞之痞证以及消化吸收差、胃功能低下。用白术补脾益气配内金消食导滞，治疗小儿消化不良及小儿脾虚疳积常获良效；用高丽参补气健脾配神曲消食和胃，可治疗脾虚食积泄泻；运用白术与苍术结合，一方面能补脾益胃利水消肿，另一方面能燥湿运脾消谷祛胀，为治疗脾虚湿盛证常用之品。

五、气血同调

胃为多气多血之腑，气行则血行，气滞则血瘀，治以调气血为主，以气血调畅为贵。胃脘疼痛虽有虚实之异、寒热之别，然在起病之初，总属气机郁滞，久之气病及血，血因气瘀，于是络道不利，气血俱病。初病在经，以木香、苍术，佛手干辛香理气为主，配当归、川芎血中气药助之；久病入络以丹参、元胡、赤芍辛柔和血之法，配郁金、莪术气中活血之品助之，达到气血同调，疏其气血，令其调达，而致和平，而愈于病的目的。

六、整体结合

注重脾胃与其他脏腑之间的整体关系。脾胃有病，自然应该调理脾胃，此为常法，然而杨士瀛认为，脾胃病证的病位虽在脾胃，但亦不可拘泥于脾胃，还应注意其他四脏对脾胃的影响。治疗时，兼从他脏施治，以达到治疗脾胃病的目的。按"治肝可以安胃"之理，用四逆散加味调和肝脾，疏木达土，气机畅达，则脾胃健运，临床应用于慢性胃炎、胆汁反流性胃炎、结肠炎、消化不良等病的治疗，无不得心应手。另外，还可以运用宣肺理胃、补火生土配合治疗脾胃病，如对脾胃虚弱、生化无源、心血不足、心神失养用归脾汤补益心脾。脾虚土不制水、水湿泛滥，可用实脾饮，健脾益肾，通调利水。诸病不愈，必寻到脾胃之中，方无一失，五脏有病，当治脾胃，统观五脏，全面考虑，整体结合。

七、古今结合

通过现代药理研究，寻找一些中药的特异治疗作用配入组方中可提高疗效。例如，大黄、槟榔、枳实、白豆蔻有促进胃肠收缩、增加胃动力的作用，对出现便秘、腹胀者，按辨证选 1 味或 2 味入方中，可提高排便消胀的疗效；海螵蛸、瓦楞子、吴茱萸、浙贝具有抑制胃酸作用，对烧心、泛酸者，按寒热之辨选入方中抑制胃酸效果显著；白及、滑石有修复、保护受损黏膜的作用，对溃疡病、胃炎兼糜烂者，有促进溃疡面修复的作用；蒲公英、川黄连、白花蛇舌草有抗炎、抗 Hp、促进炎症吸收的作用，加入组方中可以提高对 Hp 的清除率；丹参、莪术、三七能增强胃黏膜血流量，改善脾胃的血液循环，对久病有瘀者，可提高治愈率。在调理脾胃病时，借鉴现代药理，吸收新成果为中医所用，是提高临床疗效的又一途径，给中医临床应用带来了更为广阔的前景。

八、病案举例

> 姚××，女，48 岁，2015 年 11 月 24 日初诊。
>
> **主诉：** 近一个月来胃脘疼痛。
>
> **现病史：** 胃脘疼痛屡治屡发，每因饮食不当、情志所伤而引发。近一个月来胃脘疼痛，饥饿尤甚，得食则减，痛不喜按，伴烧心、泛酸，口苦形寒，神疲乏力，小便清长，大便稍溏，舌暗红，舌边有齿印，苔黄腻，脉弦滑，右关弱。胃镜示：十二指肠球部溃疡，Hp（＋）。

中医辨证：寒热虚实夹杂。

治则：健脾益气，温络清热，活血化瘀。

方药：异功散合半夏泻心汤加减。

处方：党参 15 g、黄芪 15 g、白术 15 g、苍术 6 g、茯苓 15 g、陈皮 10 g、蒲公英 15 g、黄连 3 g、制半夏 10 g、干姜 5 g、桂皮 6 g、白芍 15 g、佛手干 10 g、海螵蛸 10 g、牡蛎 15 g、元胡 10 g、三七 3 g、炙甘草 8 g、共 8 剂，水煎服，每日一剂。

二诊：药尽胃痛大减，他症明显改善，依上方去元胡再 8 剂。

三诊：按上方加减调理 3 个月，胃镜复查溃疡消失，Hp 已清除，上症痊愈。

【按语】：本例胃痛十余年，久病必虚，久病多瘀，复因饮食不当、情志失调，脾胃受损，脾虚失运，胃气阻滞，郁而化火，故胃痛、口苦、烧心、泛酸；神疲乏力、大便稍溏、舌有齿印、形寒乃脾气阳虚所致；舌暗红为气滞血瘀之征；苔黄腻为湿热之象；脉弦主痛，滑主滞，右关弱为脾虚之候，故辨证为寒热虚实夹杂之胃痛。治宜温清并用，虚实兼顾。方中党参、黄芪、白术、苍术、茯苓、炙甘草补脾益气，挟正固本；蒲公英、川黄连、白芍苦寒泄热和阴；桂枝干姜温通散寒和阳；半夏、佛手干、元胡、三七理气活血止痛；海螵蛸、牡蛎制酸护胃，从而达补而不留邪、攻而不伤正，虚实兼施、寒热并用，调和阴阳平衡而获病愈。

（原载于《中国中医药现代远程教育》2020 年第 11 期）

第三节 利水法的临床应用

利水法，是指运用具有渗湿、利水作用的药物，以祛除人体潴留的水湿之邪。笔者 20 多年来在利水法基础上配以宣肺、益气、温阳、清热、活血、理气等法，用于治疗水湿为患诸证，其疗效颇著，现介绍如下。

一、宣肺利水

肺为娇脏，水之上源，不耐邪侵，风邪所伤，则肺气失宣，不能通调水道，水溢于肌肤，发为水肿。治当宣肺利水，谓之"疏上源，以利下流也"。

> 陈××，女，18 岁，1974 年 7 月 6 日就诊。
>
> 现病史：恶风、发热、咽痛 5 天。当地医生按感冒处理，上症未减。于第 6 天面目浮肿，尿少。尿检：尿蛋白＋＋、红细胞＋＋、管型少许，诊为急性肾炎。经服中西药未能显效。刻下：面浮跗肿，溲短而赤，发热（体温 38℃），咳嗽，纳减，面苍神疲，舌苔黄腻，脉浮滑数。

中医辨证：风热之邪遏肺，拟为肺水。

治则：宣肺利水。

处方：麻黄 5 g、连翘 10 g、赤小豆 25 g、白茅根 15 g、益母草 15 g，共 3 剂。

二诊：药后热退尿清肿消，再宗上方加白术、茯苓以健脾利湿，4 剂病愈，尿检三次均正常（7 月 8 日尿检结果显示尿蛋白少许，8 月份尿检两次均属阴性）。

二、益气利水

肺主一身之气，布散全身，心居膈上，心气贯于宗脉。若肺失输布，心气不足，运行无力，水邪伏留而为水肿。如《奇效良方》说："水之始起，未尝不自心肾而作。"宗"治水者，必先治气"，气行则水行，脾健则湿化。

郑××，女，46 岁，1983 年 4 月 10 日初诊。

现病史：因低热、关节酸痛、心悸而住院治疗两个月，诊为"风湿性心肌炎"。病情好转后一个多月，又发心悸、怔忡、全身浮肿、胸闷、腹胀、呼吸困难、口唇发绀，经县医院诊为"心源性水肿"。刻诊：面浮肢肿，下肢尤甚，形体虚胖，心悸气喘，难以平卧，稍动则汗出，时咳吐涎，脘腹胀满，纳食甚少，骨节酸楚，尿短便溏，舌暗苔腻，脉沉细数。

查体：面色发绀，第一心音低钝，可闻及舒张期奔马律，心尖区可闻及吹风样收缩期杂音，心率为 110 次 / 分，肝大，肋下 3 cm，X 线显示心脏扩大，心电图报告：①窦性心动过速；②不同程度的房屋传导阻滞及异位节律；③S—T、T 改变。血检：血沉 26 mm/h。

中医辨证：心气不足，运化无力，水饮上逆。

治则：益气通阳利水。

方药：防己黄芪汤合苓桂术甘汤化裁。

处方：生黄芪 20 g、党参 15 g、防己 12 g、白术 10 g、桂枝 6 g、茯苓 30 g、五味子 10 g、炒莱菔子 12 g、苏子 10 g、甘草 2 克。

二诊：服上方 10 天，肿消，喘平，他症均改善，继用养心健脾利湿培本，使心气足、脾气旺，湿邪自除，诸症悉平。半年后复查，心尖只闻及二级杂音，心率 80 次 / 分，心电图报告大致正常，血沉检查正常。

三、温阳利水

脾虚则土不制水，肾虚则水无所主而妄行。脾肾之间，脾虚水湿盛必损其阳，导致肾阳亦虚；如果肾阳衰微，不能温养脾土，则可使水肿加甚。治宜温脾补肾，此正法也。

陈××，男，5岁，1983年10月2日初诊。

现病史：面目始浮，继则腹肿胀移及四肢，畏冷，时咳，纳少，历时一周而求医。尿检：尿蛋白＋＋，红细胞＋，管型＋，诊为"急性肾炎"。服用青霉素及越婢加术汤，效果不明显。刻诊：面目浮肿，面色萎黄，腹大如鼓，神疲肢冷，懒动喜卧，大便时溏，舌苔白腻，脉沉滑，患儿素有偏嗜冷食之癖。

中医辨证：冷食所伤，中焦虚寒，脏寒生满病。

方药：温中散寒，温阳利水。

处方：白术7 g、干姜3 g、附子2 g、肉桂2 g、茯苓9 g、大腹皮3 g、木香1.5 g、陈皮5 g、泽泻5 g、益母草9 g、甘草1 g。

二诊：4剂药后，浮肿消退，腹满消除，食欲增进，尿检：尿蛋白微量，继改参苓白术散善后，一个月后尿检复查三次均为阴性，病告愈。

四、清热利水

"黄家所得，从湿得之"（《金匮要略·黄疸病》）。湿与热合，引起湿热发黄，治宜清热利水，利水可去湿，湿去热清则黄除。

周××，男，10岁，1979年7月15日初诊。

现病史：发热、厌食4天，身目俱黄，尿赤如茶2天，视腹胀满，身黄鲜明，精神疲乏，肝可触及肋下1.5 cm，质尚软，有压痛，脾未触及，肝功能检查：黄疸指数31 U，谷丙转氨酶520 U，血清麝香草酚絮状试验（＋＋），诊断为"急性黄疸型肝炎"。舌苔黄腻，脉弦滑。

中医辨证：湿热蕴结，脾受湿困。

治则：清热利水，化湿转运。

方药：自拟三根汤加味。

处方：苦参根20 g、白茅根30 g、山豆根9 g、麦芽6 g、陈皮6 g。

二诊：4剂黄退症除。后继用健脾渗湿之法，使湿除热清，病愈无复发之根。一个月后复查肝功能，结果属正常范围。

五、活血利水

血与水在生理、病理上密切相关。血行则水行，血瘀则水停。张景岳说："或以败精，或以槁血，阻塞水道而不通也。"故因瘀血阻塞尿路而致水道不通者，治宜活血利水。

周××，女，36岁。

现病史：流产，恶露未尽，小腹疼痛、小便不利半个月，经用利尿剂及导尿等处理未能根治。刻下：小腹胀痛，溺涩艰难，甚则点滴而下，阻塞不通，小腹胀满疼痛，舌质紫暗，脉沉涩。

中医辨证：瘀血阻塞尿路之癃闭。

治则：活血化瘀，行气利水。

方药：桂枝茯苓丸化裁。

处方：桂枝6g、茯苓15g、丹皮6g、赤芍10g、桃仁6g、琥珀2g，冲泡。

二诊：3剂后，恶露已尽，小便畅通，病愈。

六、理气利水

淋证虽多由肾虚、膀胱湿热、气化失司所致，然与肺气输布、肝气疏泄有关。肺气不布，肝气郁结，疏泄不及，可影响三焦水液的运行和气化，致水道不利，气行则水行，气滞则水道壅塞不通，故治宜理气行水。

颜××，女，50岁，1982年3月2日初诊。

现病史：小腹疼痛，小便困难，白带多且味臭，诊为"盆腔炎""慢性阑尾炎"，屡治屡发已2~3年。近月来因受湿劳累而加重，小便频数，甚则滴沥，尿痛，尿浊味秽，小腹胀痛，胸闷纳少，腰酸腿软，大便干结，尿检：白细胞（＋＋＋）、红细胞（＋），诊为"泌尿系感染"。先后服了八正散、导赤散10余剂，小便仍不通畅。细察病情，患者性情急躁，多烦多虑，舌质暗红，苔薄黄，脉弦细带滑。

中医辨证：湿热蕴结，气闭不通。

治则：清热利湿，疏肝开肺。

处方：萆薢15g、桑白皮10g、台乌6g、沉香3g、薏苡仁20g、蒲公英15g、车前10g、芡实15g、沙参15g、生黄芪15g、桔梗8g、柴胡5g、青皮6g、甘草2g。

二诊（3月6日）：服上药3剂后，小便通畅，尿转清长，腹痛大减，尿检：白细胞少许，红细胞无，查体未见明显异常。继交替服用知柏地黄丸、补中益气丸以滋肾益气图其本。随访2年病未见复发。

（原载于《福建中医药》1988年第2期）

第四节 "心暴痛"论治四法

心暴痛是指心脏本身突然发生的剧烈疼痛。古代虽无"心暴痛"之称，但《内经》及其他古医书中有"真心痛""厥心痛""卒心痛""胸痛"的记载，与现代心绞痛、心肌梗死相似，属心病危、重、急症范围。《金匮要略》曰："阳微阴弦，即胸痹而痛。"说明本病之本在于虚，由虚致阴弦之实（标）。基于本症的病机是本虚而标实，治疗原则不外乎"补""通"二字。然暴痛多由寒凝、瘀滞、痰浊、热结之邪痹阻血脉不通而发。治当从"通"字着眼，笔者多年来运用补通、温通、清通、通瘀等法，兼顾本虚治心暴痛，每每取效，现介绍如下。

一、补通法

本法适用于胸痛、胸闷，舌淡胖有齿痕，脉沉细弱或结代，伴气促、乏力、自汗等气虚血瘀症。

本病多见于中老年患者，多由心气虚损所致，每因劳累而诱发，若心气损伤，心血亏虚，血运行障碍，心血瘀阻，"不通则痛"；或心失所养、心脉拘急，"不荣则痛"。胸闷乃气及胸中阳气不振的病变；气短、乏力、自汗、脉细弱为气虚之候。治宜补气通脉、养血缓急止痛。药用参芪补气通脉，气旺则血瘀自除。现代药理研究提示补气药能增强心脏收缩功能，加速血液循环；加入田七活血助其行，使补而不滞，补中寓通；配白芍养血缓急止其痛。

> 患者，男，64 岁，于 1997 年 2 月就诊。
>
> 现病史：患高血压 10 年。7 年来，每因劳累感胸闷气短而痛，甚则牵及背部，每天发作 3～6 次，每次持续 10～15 分钟，曾服速效救心丸、冠心苏合丸而缓解。多次住院治疗，病情时轻时重，近 3 天上症逐渐加重，今上午胸痛突然发作，历时约 30 分钟，且心悸、气促、乏力、多汗、面色欠华，舌淡胖，边有齿痕、瘀点，苔白，脉虚。血压 130/90 mmHg，心率 78 次／分，律齐，第一心音低钝，心电图提示冠状动脉供血不足。

西医诊断：冠心病、心绞痛。

中医辨证：心气虚损，血脉闭阻之心痛。

治则：补气通脉，养血止痛。

处方：人参 5 g、黄芪 30 g、田七 2.5 g、白芍 30 g。

二诊：服药 5 剂，胸痛缓解，改用人参 30 g、田七 10 g，研细末，每次服 1 g，一日 2 次。服药 20 天后自觉症状消失，心电图大致正常。

二、温通法

本法适用于寒凝心脉之证候，临床表现：心前区绞痛、剧痛，遇寒则发，得冷加剧，伴畏寒肢冷，甚则四肢厥冷、大汗淋漓，舌淡，苔白腻，脉沉迟或沉弦。

《脉经》指出："厥心痛者，乃寒气客于心包络也。"《临床辨证略要》更明确指出："真心痛，乃猝然受寒大痛不止。"说明寒淫内乘，寒凝心脉，心血瘀阻而发心痛。因寒主痛，为寒邪的特性所决定，故其痛多急且剧，心阳闭阻，阳气不达，进而致厥，有四肢厥冷、大汗淋漓、阳脱之变。《素问·调经论》云："血气者，喜温而恶寒，寒则涩不能流，温则痛而去之。"笔者用桂枝、干姜温通散寒止痛，谓之"寒者热之""得炅则痛立止"。而"寒邪致病"，其实质在于机体的阳气虚，寒邪只是一种诱发因素，故散寒不忘补气温扶心阳之参附，谓之"形不足者，温之以气"。如心阳暴脱（相当于现代医学所称"急性心梗并发脱证"），可用参附合生脉散回阳救阴，以挽回气虚阳脱之重症，每多奏效。

患者，男，53 岁，工人，于 1996 年 11 月 11 日就诊。

现病史：阵发性胸骨后疼痛 2 个月余。患者近 2 个月来，每隔 3～8 天就胸痛发作 1 次，每次持续 5～60 分钟不等，程度剧烈，如压榨样，发作时面白肢冷，冷汗淋漓，疼痛放射至肩背部，发作均在半夜，含服硝酸甘油片可缓解。1996 年 11 月 11 日下午因劳累受寒而发左胸剧痛遂来急诊。查体：体温 36.8℃，脉搏 64 次/分，呼吸 16 次/分，血压 110/85 mmHg，两肺未见明显异常，心界正常大小，无杂音，舌苔白腻，脉弦紧。心电图提示：窦性心律，V2、V3、V4 导联 T 波倒置 0.25～0.5 mV，几乎呈对称性。

西医诊断：心绞痛。

中医辨证：寒凝血脉，心络失畅。

治则：温通心阳，活络止痛。

处方：附子 6 g、桂枝 10 g、干姜 5 g、丹参 20 g、党参 20 g、麦冬 15 g、五味子 10 g、炙甘草 4 g，水煎服。

二诊：服用该方 15 剂，心绞痛完全控制。继后该方去干姜加赤芍 8 g、玉竹 10 g，再服 30 剂，复查心电图提示：V2、V3、V4 导联 T 波转为直立。随访 1 年，患者心绞痛未再复发。

三、通瘀法

本法适用于心胸疼痛较剧，如刺如绞，痛有定处，入夜更甚，有时牵引左肩及臂，舌质暗红或紫暗少苔，脉弦涩或沉涩。

"脉者，血之府也……涩则心痛"（《素问·脉要精微论》）。故此证乃血脉瘀涩所引起的心痛，多为刺痛，固定不移，舌暗红、紫暗，脉涩均为瘀血之候。从心主血脉、气行血行的气血相关基本理论出发，治以"疏其气血，令其条达"为原则，用冠心苏合香丸或血府逐瘀汤化裁理气活血、通络化瘀治之。对由气虚致瘀者，则用人参与理气活血药同用，达到补通结合而痛止。

> 患者，女，47岁，于1995年7月2日就诊。
>
> 现病史：胸痛时发时止一年余，昨日因劳累而胸痛加剧，如刺如绞，向左肩放射，心悸气短，舌质紫黯少苔，脉沉弦无力。心电图提示：ST Ⅰ、Ⅱ、V5呈水平型压低0.5 mV；TV5先负后正向波。

西医诊断：心绞痛。

中医辨证：气滞血瘀，阻于心脉。

治则：理气活血化瘀，通络止痛。

方药：先给心痛散3 g（人参：五灵脂：生蒲黄：田七：冰片＝2：3：3：1：1）冲服，痛缓解；继用血府逐瘀汤合生脉散加减服15剂，心痛止，舌质转红，脉缓，复查心电图正常。

四、清通法

本法适用于心胸闷且灼痛，心烦，口干，大便干或秘，或恶心、呕吐、腹胀、舌苔黄腻、脉弦滑或滑数。

此证为火邪、痰浊犯心所致。热结于脉则满，满则痛，痰火伤于络脉则灼痛、胸闷，火扰神明则心烦，热伤津液则口干，腑气不通则便秘，脉滑乃痰热之象，治宜清心通腑泄热。又因心与胃有密切关系，"胃热则血浊"，血浊则血之流通不畅，血中之代谢物质陈腐淤积，痹阻心脉，故当注意心胃同治，选泻心汤清心泻火，配小承气汤通腑以泻热。

> 患者，男，48岁，于1995年6月3日来诊。
>
> 现病史：有冠心病心绞痛史3年，今早起左胸痞闷，灼痛难忍，持续不止，气急唇紫，身热汗出，大便3天未解，口臭泛恶，血压85/55 mmHg，心电图示：急性下壁心肌梗死，Ⅲ度房室传导阻滞，脉细弱，舌红，苔白腻而干。

中医辨证：心阴损伤，心火内燔，瘀滞痹阻，乃阴伤热瘀交阻之重症。

治则：急拟养心阴、清心火，化瘀通腑。

处方：红参15 g（另煎代茶）、川连4 g、全瓜蒌15 g、麦冬15 g、红花4 g、大黄8 g、赤芍8 g、元明粉8 g、沙参15 g。

二诊：服上方7剂，胸灼痛基本消失，大便已通但尚干，口干，心悸，心阴损伤好转，肠液干燥未复，再拟养心阴润肠通腑，用生脉散加玉竹、石斛、丹参、枣仁、生地、全瓜蒌，服20剂，上症已愈，心电图示：心肌梗死恢复期、房室传导阻滞恢复。

五、体会

"心暴痛"大多属于本虚标实，而止痛乃当务之急，否则必致厥逆，故《医学入门》有"痛极则发厥"之说。现代医学观点也认为疼痛剧烈可引起血压下降，甚至诱发休克。著名的老中医曹惕寅提出"万病唯求一通"，故以"通则不痛"为治本证之大法，因其痹阻不通故也。即使在虚象显见而补法时，也不可忘乎"通"字。"通"即祛邪以求通，通应以消除痰浊、瘀滞、寒凝、热结等致痛的直接原因（标）为主，方可迅速缓解其疼痛，又可预防厥脱（休克）的发生。因此，笔者运用补气扶正以祛邪而求通，温阳散寒以祛寒凝而求通，行气活血以祛滞阻而求通，清火通腑以祛热结而求通，"通则不痛"而取得立竿见影之效。另外，在止痛治标同时不忘本虚致痛的病理基础，在通法中兼顾本虚一面，尤在病情缓解时更要注意治本，权衡其轻重缓急，以免日长则非但疗效不巩固，且有更伤内脏之虞。因此，在治疗时应本着"谨察间甚，以意调之，间者并行，甚者独行"（《素问·标本病传论》）的原则，把消除致痛直接原因与调补其本结合起来，标本兼顾，务使祛邪不伤正，扶正不助邪，通中寓补，补中寓通，通补有度。

（原载于《中国全科医学》1998年第2期）

第五节　食疗防病治病经验拾萃

笔者行医60余年，擅长治疗脾胃病，在临证时常嘱患者配合食疗防病治病，积累了众多疗效显著的食疗验方，现将部分食疗经验略加整理及总结如下。

一、参肚汤调补脾胃

在临床上，西医常将脾胃疾病诊断为溃疡病、胃炎、功能性消化不良等。《脾胃论》曰："百病皆由脾胃衰而生也"，"胃虚则五脏、六腑、十二经、十五络、四肢皆不得营运之气，而百病生焉"。人以食为天，治疗脾胃病时五分靠药物，五分靠饮食调理，医患双方要互相配合，病能否治好一半取决于医生，另一半则取决于患者本身。脾胃之为病，胃多已受累，不宜使用过多的药物（包括过多药味或过多药量）及碍胃、伤胃的食物，在临床上应嘱咐患者不能食用地瓜、芋头、笋、米粉、油炸食品等不易消化之品，并常嘱咐伴有胃痛及消化不良症状的患者配合每周服食一次参肚汤以补虚损、健脾胃，并助药力发挥，同时预防疾病复发。

参肚汤制作及服食方法：猪肚一个，洗净，将中药高丽参 15 g、小茴香 3 g、制半夏 10 g、砂仁 5 g、北沙参 10 g、首乌 15 g 用布包在一起，纳入猪肚内，将猪肚口用线结扎缝合好待用。在锅内铺上一层白盐，将缝合好的猪肚一面先置于锅内盐层上，用文火烧烤至轻度收缩，再将另一面同样置于盐层上烤至轻度收缩，最后将整个猪肚放入另一锅中用文火炖 2 小时，调味后即可食用。根据患者食量情况，以不过饱及厌腻为度，可分 2 天服完，或与他人一同食用，每天食用不宜超过半个，每周服食一次，一个疗程 12 次，维持治疗以秋、冬、春季为主，可连续服食 1 ～ 3 个疗程。参肚汤用猪肚"以脏补脏"，补虚损、健脾胃，再加上益气健脾、滋阴养胃的中药渗透其中，充分发挥了脏器的补益及治疗作用，食药并进，降低了单纯药物对胃的进一步伤害，有助于脾胃疾病的康复。

二、红菇墨鱼瘦肉汤养血调经

临床上，妇人之病，治疗方法首重调经。《景岳全书·妇人规》中说："女人以血为主，血旺则经调……故治妇人之病，当以经血为先"。周老认为，女子以血为本，又以血为用，不管是内部七情所伤，或是外部六淫所侵，均可使气血壅滞而致月经病，而月经病的治疗应时时以顾护精血为要。治疗月经病时，应在辨证施治的基础上，嘱咐患者配合服食红菇墨鱼瘦肉汤养血调经，尤其是对血虚或中年月经不调的妇女，疗效更为显著。

红菇墨鱼瘦肉汤制作及服食方法：墨鱼干洗净后切成片状，与适量红菇一起用温水泡发 10 ～ 30 分钟，然后与瘦肉一起放入炖锅内用冷水炖熟，进行适当调味后即可食用。月经不调者，不管是月经先后期或月经不定期，均在经期后第 7 天，配合送服乌鸡白凤丸，早晚服食，每月服食一次；中老年或绝经期妇女，每月可服食 2 次或 3 次。红菇有补虚养血、滋阴、清凉解毒的功效，墨鱼有养血、通经、催乳、补脾、益肾、滋阴、调经、止带之功效，再加上血肉有情之品的瘦肉，可大补气血、养血调经。

三、肉桂姜皮乌龟汤健脾益肾、利水消肿，改善肾病蛋白尿、水肿

肾病常迁延日久而成慢性疾病，可轻可重，或时轻时重，缓慢进展，而蛋白尿、水肿是其重要指征。中医临床上讲究久病及肾，即不管哪类疾病，理论上都会引发肾病，这也是肾病病因机制复杂的主要原因。也就是说，不论是风寒暑湿燥火六淫邪气，还是喜怒忧思悲恐惊七情病邪，或者其他脏器的多种疾病，都会引发肾病。临床上常见的肾病是慢性肾炎，常规的西医治疗只能暂时地消除慢性肾炎患者的症状，但是达不到"治

本"的效果。所以，对肾病的治疗强调中医治疗的作用，只要疗程时间足够，中医治疗慢性肾炎可以达到消除症状和修复肾功能的效果。肾病尿蛋白的治疗不可一味地追求指标的降低，应尽可能修复肾脏的损伤，在时间上需要有耐心，还要配合适当的饮食起居，通过疗程服用可从根本上消除尿蛋白。在临床辨证治疗肾病时，除了要非常注重清热利湿之外，还要嘱咐患者配合食用肉桂姜皮乌龟汤来增强健脾益肾、利水消肿之作用，从而改善肾病蛋白尿、水肿。

肉桂姜皮乌龟汤制作及服食方法：乌龟 1 只，去头、足、龟壳和内脏，洗净切成肉块，加入肉桂 3～5 g、生姜皮 10 g，一同炖煮至烂熟，适当调味后食用。可 2～3 周服食一次。乌龟肉含丰富的蛋白质、糖类、脂肪、维生素 B_1、维生素 B_2 等，中医认为，龟禀北方之气而生，乃阴中至阴之物，惴行任脉，上通心气，下通肾经，故能补阴活血、舒筋治劳。而且，配合药材肉桂可引火归元、温通经脉，配合生姜皮可行水消肿，因此，此食疗方具有健脾益气、利尿消肿、升高血浆蛋白、消除蛋白尿的作用。

四、佛手茶叶蛋化痰止咳平喘

我国民间自古以来就有"茶为万病之药"的古训，《神农本草经》中有"神农尝百草，日遇七十二毒，得茶而解之"的记载，还记载了"茶叶，味苦寒……久服安心益气……轻身耐老"，"茶味苦，饮之使人益思、少卧、轻身、明目"。《神农食经》中记载："茶叶利小便，去痰热，止渴，令人少睡……"，"茶茗久服，令人有力悦志"等。现代药理学研究表明，茶叶中具有抗病毒的成分，对呼吸道病毒有一定的抑制作用，而且其本身含有茶碱，可有效松弛平滑肌，对支气管有舒缓作用，从而达到止咳化痰平喘的功效。在治疗上呼吸道疾病时，配合佛手茶有关的食疗可增强疗效。例如治疗感冒，用佛手茶加生姜 2 两三片及醋少量，用沸水冲泡热服，2 次或 3 次后即可见效。而对于支气管炎、咳嗽、哮喘，在辨证施治时让患者配合服食佛手茶叶蛋，可增强化痰止咳平喘的效果。

佛手茶叶蛋制作及服食方法：鸡蛋 2 个、佛手茶 15 g 加水两小碗，煮至蛋熟，去蛋壳再煮至水略干，取蛋吃，每日 2 次，一次一个，15 天为一个疗程。佛手茶，主产于福建省泉州市永春县，又名香橼茶、雪梨等，系乌龙茶中的名贵品种之一。经福建农林大学检测：佛手茶水中浸出物 46%、单宁 21%、粗蛋白 25%、茶素 2.4%、黄酮类物质 12 mg/g、锌 57 μg/g，其中，锌和黄酮类物质为所有乌龙茶中含量最高。福建中医学院曾研究证实，佛手茶对结肠炎、胃炎、止泻有显著的治疗作用，对降血脂血压、软化血管等有保健功效。此外，永春佛手茶还具有提神益思、清心明目、利尿解毒、健美延年、降血糖、颐养身心等保健功效。笔者经长年临床经验证实，永春佛手茶对支气管哮喘及胆绞痛、胃炎、结肠炎等胃肠道疾病有明显辅助疗效。鸡蛋是餐桌上的日常食物，又名鸡卵、鸡子，是母鸡所产的卵，富含胆固醇，营养丰富。鸡蛋蛋白质的氨基酸比例很适合人体生理需要，易被机体吸收，利用率高达 98% 以上，营养价值很高。鸡蛋在古代医家中也常被作为药用，具有滋阴润燥、补心宁神、养血安胎、解毒止痒等功效，可主治热病烦闷、虚劳骨蒸、惊悸失眠、燥咳声哑、目赤咽痛、胎动不安、产后口渴、小儿疳痢、疮疖、癣痒等。佛手茶叶蛋中的鸡蛋用茶水煮透，从中吸收了佛手茶的药效，具有很好的化痰止咳平喘作用，而且既营养又可口，故既可作为支气管炎、咳嗽、哮喘的药物，又可作为食疗之主物。

五、刺海参、鲨鱼肉抗肿瘤

肿瘤属于中医的疑难杂症，证候复杂，治多从调气血、祛痰浊入手。中医治疗肿瘤具有显著的优势，可以从整体观入手调节机体功能，增强自身抗御疾病的能力，提高患者的生存质量。对肿瘤不主张过度治疗和无效治疗，强调每个人都能积极挖掘自己的生命潜能，应告诫患者要对自己有信心，并常嘱患者主动吃，踏实睡，不娇气，勤锻炼，看得开，放宽心。"人以食为天"，在辨证治疗肿瘤患者时，常嘱咐患者配合食用具有抗肿瘤疗效的食物来辅助治疗，最常提到的就是刺海参和鲨鱼肉，有条件的可以每日服食1只海参及若干鲨鱼肉当饭菜配食。

海参和鲨鱼都是比较珍贵的海鲜食材，具有较高的营养价值。中医认为，海参其性温补，足敌人参，故曰海参。海参中含有海参多糖、海参皂苷、海参胶原蛋白、海参多肽及脂类物质等活性化学成分，这些活性成分具有抗肿瘤、抗氧化、免疫调节、抗菌、抗病毒、降血糖及抗凝血等生物活性，可用于预防及辅助治疗某些疾病。鲨鱼肉有益气滋阴、补虚壮腰、行水化痰的功效。

（原载于《中国中医药现代远程教育》2020年第16期）

第六节　男科治验三则

一、性欲亢进

> 张××，男，30岁，1990年7月28日初诊。
>
> 现病史：性欲亢进2年，曾用镇静药和雌激素治疗均未见显效。近2个月来性欲出现过多、过快、过剧现象，几乎天天夜晚需要性交，否则难以入眠，甚则一夜性交两三次也不满足，其妻难以接受，继则在外寻欢，因此被处分过，精神苦闷而再求医。自诉：见到美色之女则心动，思欲，夜与妻同床则阳举施泄，心烦易怒。舌红，苔薄黄，脉弦细略数。

中医辨证：阴虚阳亢，相火妄动。

治则：滋肾清肝宁心，佐以活血。

方药：知柏地黄汤加味。

处方：淮山 30 g、茯苓 20 g、生地 15 g、丹皮 10 g、山茱萸 10 g、泽泻 10 g、知母 8 g、黄柏 10 g、柴胡 6 g、龙胆草 10 g、麦冬 15 g、枣仁 15 g、川莲 4 g、丹参 20 g、赤芍 8 g。

二诊：连进 6 剂，性欲降低，诸症悉减，嘱再服 6 剂并用知柏地黄丸调理半个月，病告痊愈。随访半年未复发。

【按语】：阳事与肝、肾、心有密切关系。正如《广嗣纪要协期篇》所说："阳道奋昂而振者，肝气至也，壮大而热者，心气至也，坚劲而久者，肾气至也。"故肝肾亏虚则相火妄动，心火亢盛则性欲亢。方中以知柏地黄汤滋不足之阴，抑亢盛之阳。佐柴胡、龙胆草清肝泻火；麦冬、酸枣仁、川莲清心安神；丹参、赤芍凉血活血。全方共奏滋阴降火、清心安神、凉血活血之功，药证相合，故获效迅速。

二、精索静脉曲张

洪××，男，39 岁，工人，1992 年 9 月 8 日初诊。

现病史：缘于今年 3 月睾丸碰伤，又因房事过频，事后感阴囊疼痛，经市级医院确诊为"精索静脉曲张"。曾用西药治疗乏效，建议手术治疗，患者惧怕手术而求中医治疗。刻下：阴囊胀大，局部紫红且痛，静脉呈丛状扩张、弯曲、伸长，平卧后曲张的静脉缩小。触诊可扪及蚯蚓状曲张性静脉团。舌质暗红，苔腻微黄，脉弦滑略数。

中医辨证：肝肾不足，湿热下注，瘀血阻络。

治则：滋肾养肝，清热化湿，行气活血。

处方：淮山 30 g、茯苓 15 g、生地 15 g、泽泻 10 g、丹皮 10 g、山茱萸 10 g、丹参 30 g、王不留行 12 g、小茴 6 g、川楝子 15 g、黄柏 10 g、苍术 10 g、甘草 3 g，水煎服。

二诊（9 月 14 日）：连服 5 剂上症明显好转，舌转淡红，黄苔已退，脉滑。宗上方加薏苡仁 30 g、鳖甲 20 g。

三诊（9 月 29 日）：阴囊坠胀，睾丸、少腹抽痛已除，精索静脉曲张明显消退，小便色黄转清，舌苔薄，脉弦细。上方去苍术、黄柏，加续断、杜仲、桑寄生以补肝肾。继服 10 剂已无不适，完全康复。

【按语】：肾主二阴，肝脉络绕阴器。肝肾亏虚，脉络失养，湿热郁阻，以致脉络不和，气血流行失畅，阻滞络道而成本病。治宜调补肝肾、清热化湿、行气活血。方中六味地黄丸滋养肝肾，以养脉络；小茴、柴胡、川楝子理气止痛；王不留行、丹参活血通络，以改善局部脉络郁阻；苍术、黄柏清热燥湿，以利炎症消除。

三、龟头炎

潘××，男，20岁，工人，未婚，1989年10月13日初诊。

现病史：龟头红肿糜烂20天。经用抗生素类治疗症状时轻时重而前来求治。

症见：龟头红肿，瘙痛难忍，包皮处浸润糜烂夹有脓液，触之痛甚，行走不便，小便短赤，心烦少食，舌红，苔薄黄，脉沉滑数。

西医诊断：龟头炎。

中医辨证：湿毒浸淫，挟瘀挟热。

治则：祛湿解毒、化瘀消肿。

处方：土茯苓30 g、苦参根20 g、苍术10 g、黄柏10 g、生地20 g、丹皮10 g、赤芍10 g、草薢15 g、薏苡仁30 g、陈皮15 g、砂仁4 g、甘草4 g，水煎服，第3次药渣外用熏洗，共5剂。

复诊（10月17日）：药后龟头红、肿、痛基本消失，唯包皮仍有少许脓液，舌淡苔薄，脉细。宗上方再进3剂，继用知柏地黄丸调理周旬，病告痊愈。

【按语】：龟头炎是男性常见病，多因湿热毒邪所致。足厥阴肝经"绕阴器"，肝主筋，阴茎为宗筋所会。肝脾湿热下注，瘀热阻络，久则肉腐溃烂、红肿、疼痛、流脓。舌红苔黄，脉滑数乃湿热之征。方中以土茯苓、黄柏、甘草清热燥湿解毒；苍术、薏苡仁健脾除湿排脓；生地、丹皮、赤芍清热凉血消肿；配以苦参根、草薢清热利尿，使湿热之邪从小便出，以泄其毒，草薢又能通络止痛；佐砂仁、陈皮化湿行气，又防苦寒之品损胃之弊，故药切病机，收效迅速。

（原载于《福建中医药》1992年第5期）

第七节　疑难病案三则

一、面神经麻痹

患者，刘××，女，43岁，湖洋人。

主诉：头面、颈背部恶风寒18月余。

现病史：于18月余前因颈部疼痛而在空调间进行针灸及特定电磁波治疗仪治疗，每次30分钟，持续1周，后无明显诱因出现头面部、颈背部恶风寒，伴面部麻木、僵硬感，时有微汗但无发热、头痛，无口眼㖞斜、肢体无力，曾求诊于当地卫生院（具体治疗欠详），症状无好转，故今来求诊。发病以来，二便调，睡眠尚可，理化检查无异常。刻诊：头面部以围巾包裹严密，惧怕风吹，舌暗，苔薄白，脉沉弱。

西医诊断：面神经麻痹。

中医辨证：风寒外袭，表虚卫弱。

治则：温阳固表，解肌祛风，调和营卫。

处方：桂枝 6 g、白芍 15 g、白附子 4 g、细辛 2 g、天麻 10 g、黄芪 15 g、防风 10 g、白术 10 g、红枣 5 g、炙甘草 6 g、生姜 3 片，共 6 剂，每日一剂，水煎早晚饭后温服。

二诊：头面部、颈背部恶风寒明显减轻，不再用围巾裹头。刻诊：舌红苔白，余同上。予续服 6 剂而愈。

【按语】：患者在空调房里进行针灸及特定电磁波治疗仪治疗后出现头面、颈背部恶寒，应为外受风寒所致的营卫不和之证，《伤寒论》称之为"营弱卫强"。外感风邪，风主疏泄，使营阴外泄而见略微汗，卫气为风寒邪气所伤，失去温煦的功能，加之时微汗出而腠理疏松，经受不起外来风寒的吹袭，故见恶风寒而围巾裹头不离。

本证既见外邪客表之表虚之证，又属营阴受损、营卫失和。故当予桂枝汤为主化裁治之，以解肌发表，调和营卫，祛邪调正兼顾。正如徐彬所说："桂枝汤，外证得之，解肌和营卫；内证得之，化气调阴阳"（《金匮要略论注·卷上》）。本例以桂枝辛温解肌祛风、温通卫阳为君药，以散卫分之邪。白芍益阴敛营，敛顾外泄之营阴，桂枝、白芍同用，其针对卫强营弱，体现营卫同治，邪正兼顾之旨；二者相辅相成，桂枝得白芍，则解表不伤阴，白芍得桂枝，则敛阴不留邪，此谓散中有收，发表寓补。生姜、红枣、炙甘草辛甘化阳以助卫阳；加玉屏风散益气固表，细辛解表散寒，天麻祛风通络，助阳气；加白附子为点睛之笔，白附子性燥而升，风药中之阳草也，李东垣谓其纯阳，引药气上行是也。诸药合用，则寒散阳升，恶寒得除。

二、慢性结肠炎

王××，男，66 岁，桂洋人。

主诉：便溏 6 年余伴口臭，时腹痛。

现病史：缘于入院前 6 年，无明显诱因出现大便稀溏，日二三行，可见未消化的菜叶等。伴肠鸣矢气多，时腹痛，腹痛多位于左下腹部，无阵发性加剧，无便血、脓血便。无呕吐、呕血、黑便。伴口臭、口腔时出血，口稍干、苦。求诊于当地卫生院及福建医科大学附属第二医院，予口服"肠炎宁、口炎清"等药物治疗（具体欠详）。症状无缓解，今求诊本门诊。发病以来，小便可，体重无明显变化。辅助检查：纤维肠镜示"慢性结肠炎"。刻诊：舌淡、尖稍红，舌苔微黄腻，脉细弦。

西医诊断：慢性结肠炎，腹泻。

中医辨证：脾虚湿热（上热下寒）。

治则：清上温下，温脾止泄。

方药：乌梅20 g、黄连5 g、细辛5 g、黄柏10 g、肉桂（后下）3 g、干姜6 g、党参20 g、牡丹皮15 g、白术10 g、芡实15 g、砂仁5 g、红枣10 g、附子（先煎）10 g、花椒8 g，共6剂，每日一剂，水煎早晚饭后温服。

二诊：大便溏改善，大便成形已两日，口臭改善，腹不痛，感腹胀气、矢气多，夜间为甚，舌、脉同上。予加薄荷8 g（后下）、苏梗10 g，续服6剂，用法同上。

【按语】：患者年过六旬，脾肾阳虚，不能温煦脾土；清阳下陷，清浊不分，故而大便稀溏。脾气虚弱，脾失健运，湿邪中阻，郁久化热，湿热阻于中焦，升降失常，气机阻滞，故时而腹痛。湿热蕴于脾胃，上蒸于口，故而口臭、干苦；胃经脉络于龈，胃火循经上炎，故而口腔时出血。患者舌淡、尖稍红，苔微黄腻，脉细弦，为脾虚湿热之征象（上热下寒）。本证属上热下寒，与蛔厥之证同病理。蛔厥之证是因为患者素有蛔虫，伤寒传至厥阴，形成上热下寒，故可治蛔厥之乌梅丸，本证当也可引用治之。方中重用乌梅酸平，收敛肝气，生津止渴。辅以花椒、细辛、干姜、砂仁辛热以温脏祛寒；丹皮、黄连、黄柏苦寒清泄肝胃；附子温煦肾阳，肉桂温阳、引火下行；佐以党参、白术、芡实、红枣健脾益气。本方集酸收涩肠、温中补虚、清热燥湿、寒热并调于一方，故能治脾虚湿热、上热下寒、寒热错杂之久泻。二诊大便溏改善，大便成形，口臭、干苦改善，此为阳气有鼓舞回升之象，阴阳趋于调和，上焦之热得以清泄，下焦之寒得以温补，故大便稀溏得以改善；脾气虚衰，运化无权，气机阻滞，故而感腹胀气，矢气多，故予原方加薄荷疏肝理气，苏梗行中宽气。诸药合用，故多年顽疾得除。

三、劳倦

患者，刘××，女，56岁。

主诉：怠惰嗜卧、肢体重痛伴口苦舌干、饮食无味5月余。

现病史：于入院前5月不明诱因出现怠惰嗜卧、疲乏无力，肢体如铅裹重痛伴口苦舌干，饮食无味，无泛酸、嗳气，无腹痛、腹泻等。求诊于当地卫生院，予静滴"生脉、丹参"等药物治疗，症状无好转，故求诊于本门诊。发病以来，大便干硬，排出费力，小便清、频繁，无尿急、尿痛、血尿，体重无明显变化。诊断：劳倦。刻诊：精神疲乏，面色㿠白，舌质淡，苔白腻，脉缓滑。

中医辨证：脾胃气虚，湿郁生热。

治则：益气升阳，清热除湿。

处方：黄芪30 g、半夏10 g、炙甘草6 g、党参15 g、独活6 g、防风10 g、白芍15 g、羌活9g、陈皮10 g、茯苓15 g、泽泻10 g、白术10 g、柴胡6 g、黄连2 g，服6剂，每日一剂，水煎早晚饭后温服。

二诊：口苦明显改善，纳增，肢体重痛减轻，但舌干仍明显，予加沙参15 g、百合15 g、麦冬10 g，续服6剂。

三诊：上述症状基本消失，予续服6剂而愈。

【按语】：脾胃为元气之本、升降之枢纽，上述诸症皆由清阳不升、浊阴不降所致。脾胃乃气机升降之枢纽，脾虚无力斡旋气机，阴火内生故口苦舌干；脾胃气虚则不思饮食，食之无味，正如《素问·灵兰秘典论》曰："脾胃者，仓廪之官五味出焉"；脾主四肢，脾胃虚弱，清阳不能实四肢而怠惰嗜卧；脾虚湿注关节以致肢体重痛。脾虚，气机不畅则大便干，中气不足不能固摄津液则小便清、频数，正如《素问·口问》所云："中气不足溲便为之变"。故当以李东垣的升阳益胃汤为主化裁治之。升阳者，升脾之阳；益胃者，益胃之气。用此方以升发阳气，振奋脾胃运化功能，从而使脾气升而胃气降，维持清阳出上窍，浊阴出下窍；清阳发腠理，浊阴走五脏；清阳实四肢，浊阴归六腑的正常升降运动。方中以黄芪为君，取其益气升阳、固表之功；半夏、炙甘草、党参为臣，党参补中益气，炙甘草和中益气，二者与黄芪为伍，《医宗金鉴》称其为保元汤，大有保益元气之功。半夏和胃降逆，与党参、黄芪为伍，升中有降，降中有升，升脾阳和胃气，使清阳升浊阴降，脾胃安和；佐以防风、羌活、独活祛风除湿，且助黄芪、党参升发脾胃清阳，此三味药皆属风药：一则风药可以化湿，风药入肝能补肝、助疏泄，土必得木之疏泄方能升降而不壅滞，此风能胜湿之理；二则风药能助肝之升发，实乃补肝之药。《黄帝内经》曰："中有疾旁取之，中者脾胃也，旁者少阳甲胆也"。肝之少阳之气升则脾之清阳升，全身气机调畅，正如《素问·六节脏象论》所云："凡十一藏取决于胆"，只有少阳胆气升发则五脏六腑之气才能升发，故取风药升发少阳之气。佐以柴胡、白芍疏肝解郁，配合补脾药则有扶土抑木之效，疏肝有助于健脾和胃。茯苓、泽泻、白术健脾利水渗湿，以祛脾虚所生之湿。陈皮理气，既助半夏和胃，又使气化则湿行。少许黄连清热燥湿，以除湿邪所化之热。全方共奏补脾和胃、疏肝解郁、祛风除湿、清利湿热之效。二诊口干考虑秋燥犯肺，予加沙参、百合、麦冬润肺，诸药合用，疾患得除。

⊏ 第八节　眩晕、暴聋、痿病验案三则 ⊐

一、眩晕病

> 患者陈××，男，农民，70 岁，2018 年 8 月 5 日初诊。
>
> 主诉：头晕、头痛 2 个月，加剧 7 天。
>
> 现病史：患者 2 个月前于受寒后出现头晕头痛，无言蹇，无口眼歪斜，无半身不遂，无昏迷，无四肢厥冷。就诊于广东××医院，诊断为：（1）腔隙性脑梗死；（2）脑萎缩。住院并予以西药长春西丁、丹红、脑活素等治疗 4 个疗程，头痛消失，头晕反复，未见明显好转。7 天前头晕加剧。刻诊：头晕，卧床不起，目眩不敢睁眼，恶心，渴不欲饮，食欲不振，寐差，大便自调，小便量少，舌淡暗，舌下静脉曲张，苔白腻，脉细弦滑。

中医辨证：阳虚水泛，痰瘀交阻。

治则：温阳化气，逐痰化瘀。

方药：五苓散合防己地黄汤加味。

处方：桂枝 10 g、茯苓 15 g、猪苓 10 g、泽泻 18 g、白术 10 g、防己 15 g、防风 10 g、生地黄 30 g、附子 10 g（先煎）、鳖甲 30 g（先煎）、竹茹 15 g、川芎 15 g、地龙 15 g、炙甘草 5 g，共 3 剂，水煎服，一日一剂。

二诊：3 剂药服完后，头晕即止，纳食即香，寐安神清。嘱服丹参滴丸善后。

【按语】本例患者年老（70 岁），素体阳虚，体内津液输布不畅，津液内停而成为伏饮，2 个月前感寒，外邪束表，肺气失宣，外邪扰动伏饮，上逆于头，清窍被蒙，又寒凝血瘀，经络不通，脑窍失养，故见头晕、头痛、寐差；伏饮上逆，故见恶心、纳差；阳虚膀胱气化不利，故见小便不利（小便量少），渴不欲饮。舌淡、苔白腻、脉细弦滑乃阳虚水泛、痰浊内阻之象；舌暗，舌下静脉曲张乃血瘀之象。综上，本例患者乃阳虚水泛，痰瘀交阻。方选五苓散温阳化气，引痰饮从小便而出，患者为感寒而发，故用防己地黄汤中的桂枝、防风、防己透表散邪，通络祛滞。《灵枢·卫气》曰："上虚则眩"。《景岳全书》曰："无虚则不作眩"。故生地滋补真阴，养血熄风，用附子温补肾阳，助膀胱气化而利水；肾阳充，则心阳足，鼓动心血有力；附子配生地，温阳不上火，滋阴不碍阳，真阳真阴充足，脑髓得养。《丹溪心法》曰："无痰不作眩"，故加竹茹化痰。诸药配合，使水行痰消，经气得行，脑窍得养。"诸风掉眩，皆属于肝"，防风入肝经祛风散寒，散肝经郁热，助桂枝解表，鳖甲入肝而补至阴之水，质重沉降，潜阳熄风，味咸能软坚，治深层胶痰不化，走肝经血分，入络搜邪，且能制附子之燥性，平附子之升浮。川芎、地龙化瘀通经活络。炙甘草补中益气，调和诸药。诸药配合，共奏温阳化水、逐痰化瘀之功，药中病机，故能共奏奇效。防风、防己有改善大脑微循环作用，小续命汤治中风，防己地黄汤治精神情志疾病，盖与此作用有关。仿张仲景之意将防己地黄汤用在眩晕病的治疗，师古而不泥古。年老患者，多有肝脾肾诸脏亏虚，辨治时要注意兼顾，方中附子、生地、鳖甲配合运用亦是起效关键。

二、暴聋

> 陈××，男，53岁，农民，2018年2月2日初诊。
>
> **主诉**：发现左耳聋2周。
>
> **现病史**：患者诉2周前无明显诱因，晨起发现左耳聋，听力消失，就诊于县医院五官科，查无器质性改变，予抗感染等处理，无效。后经服补肾开窍中药，亦无效。辰下症见：左耳听力消失，纳可寐安，二便自调，舌淡红，苔薄白，脉浮。

中医辨证：风邪侵袭，耳窍郁闭。

治则：祛风开窍，调气开郁。

方药：桂香散。

处方：桂枝10 g、麻黄6 g、白蒺藜10 g、川芎12 g、胆南星10 g、白芷10 g、细辛2 g、石菖蒲10 g、木香6 g（后下）、木通5 g、甘草3 g，水煎服，共3剂，一日一剂。

复诊，服药后，听力明显改善，自述听力恢复70%，纳可寐安，二便正常，舌淡红，苔薄白，脉浮。效不更方，上方续服2剂。一周后电话随访，左耳听力已恢复正常。

【按语】：暴聋是指发病突然，卒然耳聋，或伴有耳鸣、眩晕的一种急性耳病。暴聋好发于中年人，以单侧发病为主，以左侧多见，双侧发病少见。若不及时治疗，听力往往难以恢复。暴聋病名首见于《素问·厥论篇》中"少阳之厥，则暴聋"。暴聋与肺气密切相关，多为风邪引起，须用桂香散加减治疗，不可误作肾虚和肝胆火旺。《素问·太阴阳明论》曰："伤于风者，上先受之"，风邪易乘虚而入，伤人之上部耳窍，致耳窍郁闭，失聪而暴聋。舌淡红，苔薄白，脉浮，为风邪侵袭之征。桂香散出自杨士瀛《仁斋直指方论》，原名桂星散，用于治风虚耳聋。方中麻黄、桂枝发散风寒，白蒺藜祛风疏肝开郁，川芎祛风活血，胆南星祛风化痰，白芷解表散风、通窍，细辛祛风散寒、通窍，石菖蒲化湿开窍，木通通九窍。杨士瀛曰"凡治耳聋皆当调气"，故用木香调气，甘草调和诸药。诸药配合，使风邪得散，耳窍得通，郁闭得开，自然耳聋得愈。

三、痿病

> 李××，男，49岁，农民，2018年1月13日初诊。
>
> 主诉：双下肢瘫痪2个月。
>
> 现病史：患者常年在水田劳作，2个月前无明显诱因出现双下肢筋脉迟缓，痿软无力，活动不利，感觉麻木，渐至萎废不用。在省城多家大医院神经内科住院检查治疗，均查无原因，予"弥可保"等营养神经治疗，效果不明显，遂慕名来诊。辰下症见：患者身体壮实，双下肢萎废不用，感觉麻木，舌红，苔黄厚腻，脉滑有力。

中医辨证：湿热下注，痰浊阻络。

治则：清热化湿，涤痰通络。

方药：四妙散合温胆汤加味。

处方：苍术15g、黄柏15g、牛膝10g、薏苡仁30g、枳实10g、竹茹15g、半夏10g、茯苓30g、胆南星30g、生地60g、乌梢蛇10g、知母10g、秦艽10g、独活10g、麻黄3g、白芥子5g、甘草10g，水煎服，共4剂，一日一剂。

二诊：服药后，已可下地站立，但力气仍较弱，双下肢麻木减轻，纳可寐安，二便自调，舌红，苔黄腻，脉滑有力。患者舌苔较前改善，双下肢痿软无力已明显改善，效不更方，上方加重生地至90g，并加木防己10g、生黄芪30g，水煎服，共4剂，一日一剂。

三诊：已可扶拐杖行走，几近正常，纳可寐安，二便自调，舌红，苔薄腻，脉滑有力。恢复良好，效不更方，二诊方加重麻黄至6g，黄芪加至60g，水煎服，共4剂，一日一剂。一周后，电话随访，双下肢已活动如常，无不适，甚是欢喜。嘱其适当加强双下肢功能锻炼，避居湿地，慎劳作。

【按语】：痿病是指皮、肉、筋、骨、脉受外邪浸淫，或五脏内伤而失养引起的，以筋脉迟缓、软弱无力、不能随意运动为特征的一种难治病。本例患者为农民，身体壮实，常年在水田劳作，永春地处南方湿地，最易伤于湿热。《素问·生气通天论》曰："因于湿，首如裹，湿热不攘，大筋软短，小筋弛长，软短为拘，弛长为痿。"因脾喜燥而恶湿，湿邪内伤于人，脾失运化，津液不能上输于肺，进而不能由肺布散濡养全身；又脾为湿困，不能运化津液，痰湿内生，阻于经络，导致筋脉失养，痿软无力，渐成痿病，正如《素问·太阴阳明论》云："脾病而四肢不用""伤于湿者，下先受之"，湿邪伤人，最易伤人下部，因此患者双下肢萎废不用。患者瘫痪已2个月，湿蕴而化热，故本病证型为湿热下注，痰浊阻络。舌红苔黄腻，脉滑有力，乃湿热之象，故治疗当以清热化湿为主，兼以涤痰通络。方中四妙散清热利湿、舒筋壮骨；温胆汤清热化痰、健脾化湿；重用生地通血脉；重用胆南星清热化痰通络；白芥子祛经络之痰；乌梢蛇祛风通络；秦艽祛风湿清湿热；知母合独活祛风化湿除热；麻黄宣通血脉；甘草调和诸药，防胆南星中毒。诸药共奏清热化湿、涤痰通脉，方证对应，故效如桴鼓。《本经》记载生地有"逐血痹、除寒热积聚、除痹"作用，《别录》《药性论》云生地能"通血脉"，生地可以活血通血脉，胆南星能荡涤经络血瘀痰阻。生地有很好的抗炎作用，能消除脊髓神经炎症，胆南星可以消除神经炎症水肿。重用这两种药治疗腰椎间盘突出症的腰腿剧烈疼痛，亦有良效。此患者突发瘫痪，可能与急性脊髓神经炎症有关，故在辨证论治的基础上重用胆南星至 30 g、生地至 60～90 g，效果理想。

临床治疗疑难杂症，要善于运用经典理论去分析病证，遣方用药要契合病机，才能获得卓著的功效。

（原载于《福建中医药》2019 年第 3 期）

第九节　从心脾相关治疗失眠的经验探析

一、心与脾的关系

心与脾（胃）的关系主要表现为血的生成和运行，以及心血养神与脾主运化方面的关系。

（一）血液的生成方面

心主血脉而又生血，脾主运化，为气血生化之源。心血的来源主要依靠脾气从外界转运输入的水谷精微，因此若脾气健运、化源充足，则心血充盈。而脾的运化功能的正常发挥又需要得到心血的不断滋养以及心阳的推动作用，并在心神的统率下维持正常的生理活动。也就是说，如果心血旺盛、脾得濡养，则脾气健运，故《内经》有云："心生血，血生脾"。清代何梦瑶的《医碥·五脏生克说》中也说："脾之所以能运行水谷者，气也。气虚则凝滞而不行，得心火以温之，乃健运而不息，是为心火生脾土。"所以说："脾气入心而变为血，心之所主亦借脾气化生。"

（二）血液运行方面

血液在脉内循行，既赖心气的推动，又靠脾气的统摄，方能循经运行而不溢于脉外。《血证论·脏腑病机论》中说："血之运行上下，全赖乎脾。"《张聿青医案》中也说："血所以丽气，气所以统血。"可见，血能正常运行而不致脱陷妄行，主要靠脾气的统摄。脾为气血运行上下之总枢，其气上输心肺，下达肝肾，外灌溉四旁，充溢肌肤，所谓居中央而畅四方，血即随之运行不息，所以有"诸血皆运于脾"之说。

（三）神志活动

心藏神，在志为喜；脾藏意，在志为思。"心为脏腑之主，而总统魂魄，并赅意志……思动于心则脾应"（《类经·脏象类》）。五脏藏神，心为主导。人身以气血为本，精神为用。血气者，身之神。心生血而主血脉，脾胃为气血生化之源，生血而又统血。血为水谷之精气，总统于心而生化于脾。血之与气，一阴一阳。气血冲和，阴平阳秘，脾气健旺，化源充足，气充血盈，充养心神，则心有所主。心血运于脾，心神统于脾，心火生脾土，脾强则能主运化，而生血统血。因此，心与脾在病理上相互影响，心脾相关的证候主要表现为血液的生成和运行功能的失调，以及脾运化无权和心神不安等。

二、从心脾出发认识失眠的病因病机

失眠在中医学中的病名为"不寐"，早在《内经》中就有"目不瞑""不得眠""不得卧"的相关论述。《灵枢·大惑论》曰："卫气不得入于阴，常留于阳，留于阳则阳气满，阳气满则阳跷盛，不得入于阴则阴气虚，故目不瞑矣。"《灵枢·营卫生会》言："老者之气血衰，其肌肉枯，气道涩，五脏之气相搏，其营气衰少而卫气内伐，故昼不精，夜不瞑。"汉代医家张仲景中将失眠病因分为外感和内伤两类，提出"虚劳虚烦不得眠"的论述。张介宾《景岳全书》中阐明不寐的病机分为有邪与无邪两种，"不寐证虽病有不一，然唯知邪正二字则尽之矣，盖寐本乎阴，神其主也，神安则寐，神不安则不寐。"对于心脾相关与失眠的论述，《素问·逆调论》记载有"胃不和则卧不安"。张介宾认为"饮浓茶则不寐，心有事亦不寐者，以心气之被伐也。"《医效秘传·不得眠》中说："心藏神，大汗后则阳气虚，故不眠。心主血，大下后则阴气弱，故不眠，热病邪热盛，神不清，故不眠。"

总之，失眠是由各种原因导致阴虚不能纳阳或阳盛不得入阴，而出现经常不能获得正常睡眠的一类病证。失眠主要以情志、饮食或气血亏虚等内伤病因居多，并由这些病因导致脏腑气血失和，阴阳失调，其基本病机为心失所养、心神不安两个方面。心失所养主要由心血虚、胆虚、脾虚、肾阴亏虚引起，心神不安主要由心火偏亢、肝郁、痰热、胃失和降引起。笔者在长期的临床实践中，尤其强调心脾之间的关系，总结出"调中州、安五脏"的经验理论，认为因脾胃失调引起的失眠尤为常见，而主要病机表现为脾胃虚弱引起血不养心，脾虚湿阻导致痰热扰心，以及胃腑不和而心神不宁等。

三、从心脾出发立失眠治疗之法

临床上治疗失眠应以"心主神明"的理论为纲，同时重视"胃不和则卧不安"的思想，尤其强调"脾旺不受邪"，认为脾为"气血生化之源""后天之本"，脾所运化的水谷精微濡养脏腑组织、四肢百骸，脾气健旺，则正气充足，外邪难以入侵。心主血，营气和津液在脉中"奉心化赤"而化为血液，而脾所运化的水谷精微又是化生心血之源。脾气健运，有利于心血的充盈。对于脾胃虚弱、血不养心而致失眠者，常用归脾汤或安神定志丸合酸枣仁汤加减来治疗；而对于脾虚湿阻、痰热扰心的失眠，常用六君子汤及黄连温胆汤加减治疗；对于胃腑不和而心神不宁的失眠，常用保和丸、小柴胡汤或泻心汤类加减治疗。

四、病案举偶

患者陈××，女，62岁，2018年7月9日初诊。

现病史：患者失眠心悸一年余，伴腹胀十余年。患者诉自退休近一年以来，生活作息较前不规律，常出现情绪不佳、心悸烦闷，夜晚入眠困难，眠后易醒，醒后难寐，日间头昏沉，记忆力下降。腹胀十余年，以左下腹为主，大便常溏结不调，曾就诊于泉州市××医院行肠镜检查，诊断为肠易激综合征，常自行饮食调理及西药治疗，症状时好时坏。患者因失眠心悸而来就诊，时有腹胀闷痛，五心烦热，舌暗红，苔薄黄腻，脉弦滑。

中医诊断：不寐。辨证：脾虚湿阻、痰热扰心。

治则：清热利湿、宁心安神。

方药：温胆汤合酸枣仁汤加减。

处方：陈皮10g、半夏10g、枳实10g、竹茹10g、茯神80g、酸枣仁30g、合欢皮10g、夜交藤15g、甘草3g、莲子15g，共6剂，水煎服，日服一剂。

二诊（7月16日）：自诉失眠心悸较前缓解，夜晚较易入眠，心悸较少发作，睡眠仍较浅，易醒，时有自觉疲乏无力、精神较差，偶有腹胀闷，二便尚调。舌暗红，苔薄稍腻，脉弦滑。治宜健脾利湿、清心安神。处方：守上方，加仙鹤草10g，共6剂，水煎服，日服一剂。

三诊（7月23日）：诉失眠、心悸明显好转，精神转佳，偶有腹胀，二便尚调。舌暗红，苔薄，脉弦滑。效不更方，治仍以健脾利湿、清心安神为主。处方：守上方，共6剂，水煎服，两日服一剂。

四诊（8月6日）：自诉失眠、心悸缓解，精神佳，偶稍腹胀，二便调。舌红苔薄，脉弦。此例治疗效果显著，效不更方，再予上方以巩固疗效即可。治仍以健脾利湿、清心安神为主。上方共6剂，水煎服，两日服一剂，并告知患者停药后可常以薏苡仁、茯苓、赤小豆、扁豆煮粥调理脾胃以益气健脾化湿，适当锻炼、规律作息，保持心情舒畅。后随访患者，夜寐馨，精神可，无头晕，大便通畅，余无不适。

【按语】：本例患者有腹胀病史十余年，有典型的脾胃虚弱的症状，引起血不养心、脾虚湿阻，导致痰热扰心，从而引发失眠。久病虚实兼夹、"怪病多痰"，治当以清化痰热、宁心安神为主，方选温胆汤合酸枣仁汤加减。方中半夏辛温，燥湿化痰，和胃降逆，为君药。臣以竹茹，取其甘而微寒，清热化痰，除烦止呕。半夏与竹茹相伍，一温一凉，化痰和胃，止呕除烦之功备；陈皮辛、苦、温，理气行滞，燥湿化痰；枳实辛、苦、微寒，降气导滞，消痰除痞。陈皮与枳实相合，亦为一温一凉，而理气化痰之力增。佐以茯神，健脾渗湿安神，以杜生痰之源。以甘草为使，调和诸药。加用酸枣仁、合欢皮宁心安神，夜交藤、连子养心安神。在临床上，温胆汤合酸枣仁汤对治疗精神方面的疾病效果显著，特别是温胆汤，全方不寒不燥，理气化痰以和胃，胃气和降则胆郁得舒，痰浊得去则胆无邪扰，则复其宁谧。

五、结语

结合"调中州、安五脏"的经验理论，从心脾出发立失眠治疗之法，在临床中治疗失眠，疗效显著；其对失眠的论治具有重要的临床实践和教学意义，值得在临床及教学上借鉴应用。

（原载于《基层医学论坛》2020年第26期）

第十节　从虚痰瘀毒论治慢性萎缩性胃炎

慢性萎缩性胃炎（chronic atrophic gastritis，CAG）是以胃的黏膜上皮损伤后引起黏膜固有腺体出现萎缩、减少的一种慢性胃部疾病，伴或不伴肠上皮化生和（或）异型增生的癌前病变，与胃癌的发生呈正相关。中医将CAG归类于"胃脘痛""痞满""嘈杂"等范畴。西医病因较多样化且不明确，病理机制复杂，病程较长，症状多变，临床治疗较为棘手。因此，阻断慢性萎缩性胃炎及其癌前病变的进展是目前治疗的重点方向。中医药在本病的治疗中发挥出独有的优势，具有辨证灵活、疗效显著等特点。

本病属本虚标实，主张应用扶正、祛邪相结合的治疗原则，提出从"虚、痰、瘀、毒"论治。现将临证经验介绍如下。

一、健脾益气重在扶正

正气不足是CAG发病的关键，这里的正气不足涵盖了先天禀赋不足和后天失养导致的气血生化不足，因而出现各脏腑亏虚的表现，《素问》中提出："邪之所凑，其气必虚"。张仲景曰："四季脾旺不受邪"，故而要充实正气，使得"正气存内，邪不可干"，健脾益气运中州故而扶正气显得尤其重要。脾胃虚弱则运化失能，胃脘痞闷胀痛，纳少食呆；生化无源、气血亏损则见面色无华或黄暗，气化失司则见痰湿内生，头重如帽，肢体困重，大便溏稀或黏滞不畅，舌淡胖，苔白或腻，脉缓弱等。方选补中益气丸加减：炙黄芪、炙甘草、当归、党参、炒白术、陈皮等。炙黄芪归肺胃经而补此两脏之气，走经络而能荣营固卫；炙甘草补脾胃之气，培植中焦，养育四旁；陈皮理胃中滞气，善燥湿化湿；在理气基础上加当归养血温经，气血同补，调和兼顾。

二、理气化湿重在祛痰

"诸湿肿满皆属于脾"，人体的水湿代谢都由脾主导，皆因其能运化水液，若水湿浸渍，脾阳受困，运化失常，水泛肌肤，塞阻不行，则渐致全身水肿，化为无形或有形之痰。水湿停运，三焦决渎失常，膀胱气化失司，故见小便短少。水湿日甚而无处可出，则泛溢肌肤，湿聚成痰，阻滞气机，临床上所见诸如身重困倦、脘闷纳呆、泛恶欲呕、舌苔白腻、脉象沉缓等，皆为湿盛困脾之象。方选香砂六君子汤加减：党参、炒白术或苍术、茯苓、阳春砂、陈皮、法半夏、木香。《素问·阴阳应象大论》中有云："形不足者，温之以气"。脾胃者，土也。脾为湿土，胃为燥土。脾病易被湿邪所困阻，因此脾喜燥恶湿。方中白术苦燥温运，可运脾化湿；苍术气辛味浓，燥湿之力更甚，湿盛可用以燥湿健脾；茯苓味甘气平，补脾气，利水燥土，泻饮消痰；砂仁辛温，行散之力强，温中补虚，化湿醒脾和胃；湿邪汇积为痰，则加陈皮、姜半夏两味药，取二陈汤燥湿化痰、理气和中之意。

三、益气活血重在化瘀

"久痛入络，久病必瘀"，此病的病程中均可存在胃络瘀血。《素问·痹证》云："病久入深，营卫之行涩"，气行则血行、气滞则血瘀，脾胃气虚或气机阻滞，影响血脉运行，而内生瘀血，瘀塞脉络，则瘀滞不化，痰湿不消，气机不运，病势缠绵复杂。《金匮要略》云："腹不满，其人言我满，为有瘀血"。《诸病源候论》载："血气痹塞不通而成痞"，把痞满归为瘀血所致，病程较长，脉络瘀阻，气血痰湿凝聚，胃脘部甚可触及痞块。临床上常表现为痞闷痛如针刺刀割，痛处固定，按之痛甚，舌质紫暗或有瘀斑，舌下静脉曲张。因此，治疗时常加用活血化瘀通络药，方选失笑散合丹参饮，川芎、赤芍、丹参化瘀止痛，檀香、砂仁行气和胃；如疼痛甚，可加延胡索、三七粉、莪术，可破血行气，消积止痛。《医学衷中参西录》言："莪术性微温，为化瘀血之要药"。《日华子本草》曰："治一切气，开胃，消食，及内损恶血等"，盖此药能破气中之血也，常用此药通久聚之血，通络化瘀，开胃消食。三七性温，入肝经、胃经、大肠经，既可止血又可散瘀消肿止痛，《景岳全书》曰："乃阳明、厥阴血分之药，故善止血散血定痛"。

四、清热解毒重在排毒

湿、痰、瘀既为病理产物，又可为发病因素，痰湿瘀胶着不解，内蕴化热，火毒内生，腐蚀血肉，发为痈肿疮疡，与痰湿瘀互结为患，即为毒邪。"邪之甚者则为毒"，故《灵枢·痈疽》云："大热不止，热胜，则肉腐，肉腐则为脓"。临床上多表现为胃脘灼热疼痛，嘈杂胀闷，泛酸、口干、口苦，烦躁易怒，舌红，苔黄腻，脉弦数。《金匮要略心典》云："毒者，邪气蕴蓄不解之谓"。组方以蒲公英、白花蛇舌草、半枝莲、土茯苓、大黄为主。蒲公英甘寒无毒，入脾胃经化热毒、消痈肿、散滞气。白花蛇舌草、半枝莲均能清热解毒、化瘀消肿利水，尤其适合痰热、瘀热互结之证。土茯苓入肝胃经，善解毒除湿、健脾补胃，李时珍认为"土茯苓能健脾胃，去风湿"。大黄能清解热毒，化瘀消癥，《神农本草经》谓其能"下瘀血、血闭寒热，破癥瘕积聚，留饮"，尤其适用于胃热毒盛所伤之证。

五、验案举偶

患者××，男，55岁。

现病史：因胃脘痛七年余，加重一个月伴胃脘隐痛、嘈杂胀闷而来诊。胃镜结果：慢性萎缩性胃炎伴糜烂。病理提示：浅层胃黏膜中度慢性炎症伴渗出，活动性＋＋＋，肠化生＋。诊见舌体胖大、质地暗红，苔白稍厚，脉濡。

诊断：慢性萎缩性胃炎。

处方：黄芪15 g、党参10 g、山药10 g、陈皮10 g、姜半夏10 g、蒲公英15 g、白花蛇舌草10 g、三七粉3 g、醋莪术10 g、茯苓15 g、炙甘草6 g，共6剂，每日一剂，冷水煎煮，分2次饭后半小时温服。在此基础上配合三联疗法根除幽门螺杆菌：埃索美拉唑镁肠溶片20 mg＋阿莫西林胶囊1 g＋甲硝唑0.4 g，2次/日，连用一周。

二诊：胃脘痛、嘈杂好转，胀闷未改善，大便稀溏，排便有灼热感，每日2次或3次，舌大、质地暗红，苔白稍厚略黄，脉濡。处方：上方加阳春砂3 g、芡实15 g、白头翁10 g，共6剂。

三诊：患者偶有胃脘疼痛，胀闷改善，无嘈杂，大便正常，舌大质暗，苔白厚。处方：上方去白头翁后加半枝莲10 g、炒苍术6 g，共6剂。药后病情基本稳定，各症状都有所改善，继续以上方调整续服，随症加减，先后服药60剂，各症状基本消失，无明显不适。

【按语】：该患者慢性萎缩性胃炎病程七年余，历时较久，已出现虚瘀痰毒之虚实夹杂之证候，虽然其病证发展复杂多变，但本虚是关键，因此扶正是治疗慢性萎缩性胃炎不可忽视的方法。脾胃乃后天之本，先天禀赋不足或后天失养，脾胃病则生化无源，继而出现各脏腑亏虚的表现，故用黄芪、党参、山药等益气健脾。脾胃不和也可致气机升降无序失职、水湿停运成痰，用陈皮、姜半夏共奏行气燥湿化痰之功。病程历时较久，舌质偏暗，说明胃络必有瘀血，故加醋莪术、三七粉活血破气、消积化瘀。胃黏膜糜烂、嘈杂隐痛，说明热毒炽盛、燔灼胃体，加蒲公英、白花蛇舌草，取清热解毒、消肿止痛之效。以上四法齐头并进，有的放矢，又各有侧重，治法明确，兼顾扶正祛邪，协同起效故能取得良效。

（原载于《中国中医药现代远程教育》2019 年第 22 期）

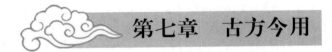

第七章　古方今用

第一节　四逆散的临床应用

四逆散为《伤寒论·辨少阴病脉证并治第十一》中治疗阳邪郁于里，不能外达而见四肢逆冷之方剂，在临床上应用颇广。《伤寒论》曰："少阴病，四逆，其人或咳，或悸，或小便不利，或腹中痛，或泄利下重者，四逆散主之。"后世医家根据四味的性能，还将其用于肝胆气滞、肝脾失调的病证。

一、四逆散的配方与功效

本方由柴胡、芍药、枳实、甘草四味药组成。方中柴胡有调畅气机、疏肝解郁的功效，能较好地疏通升散之气，把体内郁滞之气疏通；枳实其味苦，能降能下，降胃导滞，行气散结，与柴胡同用则一升一降，运转枢机，使一身之气周流无阻；白芍平肝养阴，其性偏于敛润，有护阴柔肝收敛之力，与柴胡配伍，一升一敛，以防肝气太过而暗伤肝血；甘草补中益气，缓急和中。一柔一缓，调和肝脾，四味配合使气升降行散有度，体现出升而不亢、降而不陷、行而不散、敛而不滞的配方特点，达到调和肝脾、气血调畅、邪去郁开、阳清浊降而病自愈的功效。若临床运用时加味，则可提高疗效。

二、临床应用

人以气为本，一气周流，气机畅达，百病不生，一有郁滞，诸病丛生，故有"百病生于气"之说。所以，多数病证可以通过四逆散调气机、疏肝郁来治疗。具体应用如下：

（一）冠心病

冠心病是血液中脂质过多、胆固醇沉积等因素引起冠状动脉粥样硬化、冠状动脉管腔狭窄而致心肌供血不足。本病属中医"胸痹""胸痛"范畴。中医认为阳气亏虚、寒凝气滞、痰瘀交阻而致经血凝滞，不通则痛而发病。临床所见肝郁气滞、血脉瘀阻之证也不少。症见胸闷胀痛或胸胁窜痛，常在心情不畅时发作或加重，舌暗、苔薄、脉弦，治用四逆散和丹参饮加郁金活血通络；若胸痛遇寒则发，得冷加剧，伴畏寒肢冷，舌淡苔白腻，脉沉弦，则治用四逆散加桂枝、干姜；若甚者加参附汤既疏气行滞又温通心阳；若气滞血瘀引致胸刺痛，舌暗红边有瘀点，脉涩，则治用四逆散加檀香、田七、丹参，加强行气活血止痛之功；若胸闷痛、胸痹，舌苔腻、脉滑，则治用四逆散加全瓜蒌、法半夏化痰宽胸开痹。

（二）慢性浅表性胃炎

本病是指胃黏膜呈慢性浅表性炎症，其因不一，主要可由嗜酒或胆汁反流或幽门螺杆菌感染引起，属中医"胃脘痛""痞症"范畴。中医认为本病多由饮食不节、情志所伤、寒湿所犯、劳累伤脾而发病。在临床上，直接由肝胃不和导致的患者也不少。究其原因，一方面是当今生活节奏加快，精神压力大则肝郁横脾，另一方面是饮食习惯改变，恣食酗酒则伤胃，冷饮凉食则损伤脾阳等，这些均为内伤脾胃的主要因素，导致肝胃不和。常见的症状是脘胁胀满疼痛，情志不遂时加重，嗳气或矢气则舒，食欲不振，舌苔白，脉弦。治宜疏肝健脾，理气消胀，方用四逆散和百合台乌饮化裁。肝火偏盛者加蒲公英、夏枯草；气郁甚者加郁金、佛手干；嗳气甚者加旋覆花、代赭石；泛酸甚者加黄连、吴茱萸；胁满胀痛、郁闷太息者加香附、陈皮、佛手干；寒热错杂者合用半夏泻心汤；病久伤阴、舌红少苔者加石斛、沙参、麦冬。

（三）胆囊炎、胆结石

急性胆囊炎是由胆囊管梗阻、化学性刺激或细菌感染引起的急性胆囊炎症病变，急性炎症反复迁延可发展为慢性胆囊炎，其中95%的患者合并胆结石。所以，胆囊炎与胆结石密切相关，属中医"胁痛""胆胀"范畴，多由肝胆气滞或湿热壅阻所致。但经多年临床观察发现，因精神因素而致病者较多。当今社会处于紧张的竞争状态，思想压力大，情志变化可使肝胆疏泄失常，气郁化火，湿热内蕴而引起胆道发炎，日积月累，久经煎熬而成石。起初以肝胃不和为主，症状较轻，以右上腹部闷胀、压痛为主要表现，常因心情不舒、过食油腻或蛋类而发作或加重，伴食欲不振、恶心、嗳气，舌苔厚腻，脉弦，治用四逆散加郁金、茵陈、蒲公英利胆消炎。若为急性发作，症见发热、右上腹疼痛和压痛、恶心、呕吐，轻度黄疸、大便秘结，舌苔老黄或黄燥，脉弦滑，血白细胞增多，则加大黄、决明子通腑泻下，使上疏下通，胆自安。若出现胆结石阻塞，痛剧，则加金钱草、鸡内金、川楝子利胆消石止痛，妙加葛根升清降浊。现代药理学证实其可使括约肌松弛扩张，以利结石排出。若体虚气血不足，则加党参、黄芪、白术、当归补脾益气血，以利气血充盈流通，促使结石排出。至于阻塞性黄疸之实证，则加芒硝、大黄峻猛通腑泻下。

三、病案举例

> 患者张××，男，45岁，2011年4月21日初诊。
>
> 现病史：右上腹疼痛5年余，经××医院诊断为慢性胆囊炎、胆结石（0.6厘米×0.4厘米）。经中西医治疗，效果不明显。症见：患者右上腹疼痛，并向右胸胁及肩背部放射，饮食油腻，劳累或生气后疼痛发作或加重，不思饮食，时有嗳气，大便2天或3天解一次，苔薄黄腻，脉弦细。

中医辨证：肝郁气滞，湿热互结。

治则：疏肝解郁、利胆消石、行气止痛。

方药：四逆散加味。

处方：柴胡6 g、枳实10 g、白芍30 g、金钱草30 g、鸡内金15 g、葛根15 g、郁金10 g、川楝子10 g、甘草6 g，共6剂，每日一剂，水煎分3次服。医嘱：饮食清淡，调畅情志，避免劳累。

复诊（4月28日）：服药后疼痛已减轻，药已中得，原方加白术、茯苓健脾抑木，并用金钱草300 g、鸡内金150 g、郁金15 g研细末，每次6 g，开水冲服。调理一个月后诸症悉愈，B超复查示胆结石消失。

第二节　温胆汤的临床应用

温胆汤为燥湿化痰之剂。方中以二陈治一切痰浊，竹茹清热和胃，枳实行气降浊，六味相济相须，温凉配合得宜，使痰浊得化，胆气自清，临床上可广泛应用于痰热或痰湿所致各证。笔者以此为基础方，在辨证的前提下，随症化裁，治疗反流性胃炎、神经衰弱、癫痫、慢性肾衰竭等，均取得较好效果，现报告如下。

一、病案举例

（一）反流性胃炎

> 宋××，女，26岁，2005年10月10日初诊。
>
> 现病史：胃脘胀痛，嗳气，纳呆，伴失眠、头晕、乏力、心悸、胸闷气促四余年。胃镜检查：反流性胃炎，服中西药疗效欠佳，舌苔白腻，脉细滑。

中医辨证：痰湿交阻，脾胃不和，胃逆胆火。

治则：清胆和胃，健脾理气，化痰利湿。

方药：温胆汤加减。

处方：茯苓 30 g、制半夏 10 g、陈皮 10 g、枳实 10 g、姜竹茹 6 g、白术 10 g、木香 4 g、砂仁 4 g、甘草 3 g，水煎服，一日一剂。

二诊（10 月 15 日）：服药 5 剂后，诸症均减轻，仍腹胀，再以原方加川朴 6 g。

三诊（10 月 28 日）：服药 10 剂后，诸症基本消失，夜寐亦安。尔后进四逆散合六君子汤调治 2 个月，胃镜复查胃炎已愈。

【按语】：反流性胃炎多属中医"胃脘痛""呕吐"等范畴，与胆胃功能失调有关。盖中州痰湿，胆胃有热，气逆于上则胃脘胀痛、嗳气、胸闷；火随气升，内扰于心则失眠、心悸，苔腻、脉滑乃痰湿阻滞中焦之象。故方中二陈燥湿化痰，理气和胃，功在治痰湿；枳实、竹茹清胆胃之热，降胆胃之逆，功在清热；配白术、砂仁、木香，健脾理气和胃。诸药相合，健脾利湿，清热化痰，调和胆胃，而获病愈。

（二）神经衰弱

> 宋××，男，43 岁，2006 年 4 月 18 日初诊。
>
> 现病史：失眠 5 年，入睡困难，梦多，易惊醒，每夜需服两三粒艾司唑仑方能入睡 3 ～ 4 小时。体型肥胖，素有痰涎，胸闷，心烦，口稍苦，饮食不香，二便调，舌暗红，苔腻微黄，脉滑数。

辨证论治：痰火扰心。

治则：化痰清热，宁心安神。

方药：温胆汤加味。

处方：茯苓 100 g、法半夏 10 g、姜竹茹 6 g、枳实 10 g、陈皮 10 g、丹参 30 g、川连 4 g、枣仁 15 g、甘草 4 g，水煎服，一天一剂。

二诊（4 月 23 日）：服药 2 剂后夜能安静入睡，并停服西药，继服 3 剂，夜能睡 7 ～ 8 小时，梦少，痰少，胸闷、心烦亦减。续服 10 剂，巩固疗效，随访半年，失眠未复发。

【按语】：痰火扰心引致失眠，治以温胆汤加川连、丹参、枣仁化痰清热，宁心安神。方中重用茯苓、法半夏。李时珍《本草纲目》载：半夏除"目不得瞑"，且能逐痰饮和胃，现代药理研究证实，法半夏对中枢神经有良好的镇静和安定作用。茯苓用量至 100 g，方能达镇静安神之效，故为治失眠之良药。

（三）癫痫

李××，男，14岁，2005年2月17日初诊。

现病史：去年6月间一个夜晚突发癫痫，到福州××医院做CT及脑电图检查，未发现明显异常，按癫痫给予补脑镇痫西药（具体不详），治疗两个月未见好转而来求诊中医治疗。诊时，癫痫一天发作十多次，发作时以神呆、似笑非笑、目呆、口吐白痰沫，身体向前弯曲，持续2～3分钟，醒后如常人，唯感疲乏，面色青，饮食与二便正常，舌红，苔黄腻，脉滑。

中医辨证：胆虚痰热。

治则：清火豁痰熄风。

方药：温胆汤加减。

处方：茯苓30 g、制半夏8 g、姜竹茹8 g、陈皮10 g、枳实8 g、川连3 g、僵蚕8 g、远志8 g、天竺黄8 g、甘草3 g，水煎服，一日一剂。

二诊（3月7日）：服药15剂，癫痫发作次数从每天十多次减至五六次，发作持续时间缩短，症状亦减轻，但有头晕、记忆减退症状，舌质较红，苔薄，脉细滑。宗上方加山茱萸10 g、甘杞10 g、钩藤8 g、天麻10 g、龟板20 g、白芍15 g、丹参30 g，以益肾养肝，熄风定痫固其本。

三诊（3月17日）：病情明显好转，上方续服10剂，10天来只发作了2次，药已切中病机，宗上方加减治疗一年半，病获愈。

【按语】：癫痫发作多以风、火、痰为患，故有"无痰不作痫""无火不动痰""火动生风"之说，其症目吊，口吐痰涎，身体向前弯曲乃风痰之变；舌红苔黄为火热之征。方选温胆汤加川连、僵蚕、远志、天竺黄以清火豁痰、熄风定痫治其发作期；待病情缓解后则加山茱萸、甘杞、龟板、天麻、白芍以益肾养肝健脑治其本；妙用丹参养血镇静，以改善脑缺血全其美，使顽疾康复。

（四）早期尿毒症

李××，男，35岁，2005年4月15日初诊。

现病史：患肾炎5～6年，屡治屡发。近2个月来时常感冒，全身浮肿，少尿，呕恶，神疲，多眠，纳少，遂住院治疗。尿检：蛋白＋＋＋，白细胞＋＋。肾功能检查：肌酐1175 mmol/L，尿素氮29.8 mmol/L。西医诊为早期尿毒症，并给予对症治疗。病情未见明显好转，要求配合中药治疗。症见：面色苍白，身倦懒言，浮肿，怕冷，纳呆食少，恶心呕吐，尿少，腹胀，大便不畅，舌淡，苔黄腻，脉细略数。

中医辨证：脾肾虚衰，湿浊中阻，气机逆乱。

治则：升清降浊，健脾和胃，温阳利水，泄浊解毒。

方药：温胆汤加味。

处方：制半夏 10 g、陈皮 15 g、茯苓 30 g、枳实 10 g、姜竹茹 10 g、附子 8 g（先煎）、大黄 10 g、牡蛎 30 g、红枣 5 枚、生姜 3 g、甘草 5 g，水煎服，一日一剂。

二诊（4 月 20 日）：服药 4 剂，大便通畅，呕吐大减，尿量稍增，腹胀减，苔黄腻稍退，浊邪已泄，病有转机，守原方再进 5 剂。

三诊（4 月 25 日）：呕吐已止，小便量多，浮肿消退，肾功能复查：肌酐、尿素氮均明显下降；尿蛋白＋。唯神疲乏力，纳差，面色少华，舌苔薄，脉细，此乃肾阴亏虚、脾阳不振，邪虽去而正未复。方选六君子汤、金匮肾气丸等先后进退以健脾温肾、行气利湿治其本，配尿毒清泄浊解毒治其标，标本兼顾调理 2 个月余，复查肌酐、尿素氮均属正常范围，病告愈，随访一年，病情基本稳定。

【按语】：尿毒症属中医"关格""隆闭"范畴。本例临床表现以水肿、少尿、呕吐、腹胀、舌苔腻、脉细为主证。中医辨证为脾肾虚败、湿浊内潴、正虚邪实之证。治宗"急则治其标，缓则治其本"的原则，先以温胆汤健脾和胃，升清降浊以化湿浊治其标，配附子温肾阳化气利水、红枣补脾益气顾其本，方中妙用大黄苦降通腑泄浊以排毒；牡蛎滋阴以济阳，又取其味咸制酸以中和尿酸。该方经临床证实不但有通腑泄浊、健脾温肾、化气利水之功，还有降低肌酐、尿素氮，稳定肾功能的作用。待病情稳定后，则以六君子丸、金匮肾气丸调补脾肾治其本，佐尿毒清祛余邪之毒，达到扶正祛邪、标本兼顾而病获愈。

二、体会

温胆汤具有理气化痰、清胆和胃的功效，其组方严谨，方中以二陈治一切痰浊，竹茹清热和胃；枳实行气降浊，六味相济相须，温凉配合得宜，使痰浊得化，胆气自清，在临床上可广泛应用于痰热或痰湿所致各证。

上述案例虽病种不同，但其证型相同，故均选用温胆汤化裁而愈，这不仅体现了温胆汤在临床应用的广泛性，也体现了中医"异病同治"的辨治思想。

第三节　大柴胡汤的临床应用

大柴胡汤出自张仲景《伤寒论》，方中柴胡解表热，黄芩清里热，以达和解少阳；大黄、枳实攻里去结，通腑泄热；白芍敛阴缓急止痛，半夏和胃止呕，姜枣和营卫而行津液，为"外解少阳，内泻热邪"之剂，具有疏解、和里、清热的作用。大柴胡汤主治少阳、阳明同病，往来寒热，脘腹痞硬或满痛，郁郁微烦，呕恶不止，大便秘结或下利臭秽等症状。凡辨证由少阳邪热不解，内传阳明脏腑引起的偏头痛、胆囊炎、结肠炎、痢疾等，用之多验。

一、病案举例

（一）偏头痛

> 李××，男，35岁，2015年6月10日初诊。
>
> 现病史：左侧偏头痛已有4年，每至春夏之际发作频繁。近因感冒头痛加剧，并牵引耳前后。痛时伴发热畏冷、面红目赤、口苦口干、大便秘结，舌苔黄腻，脉弦数。

中医辨证：肝经风火上扰。

治则：清解少阳，兼通阳明。

处方：柴胡10 g、黄芩10 g、白芍10 g、半夏5 g、枳实6 g、栀子8 g、菊花10 g、甘草3 g，共2剂，水煎服，一日一剂。

复诊：服一剂后大便通畅，头痛大减，翌日不再发作，2剂服完，即告痊愈。

【按语】：《直指方附遗》曰："大柴胡汤治热多寒少，头痛目痛，多汗，脉大，以此汤微利为度"。本例头痛在左侧，为少阳经脉循行之处，邪热循经而上则头痛、面红、目赤、口苦；邪热内传阳明则大便秘结。舌苔黄、脉弦乃邪热之象，故以大柴胡汤解经之邪，内通阳明之腑；又加栀子和菊花清头目、泻其火，使热清腑通火降，痛自止。

（二）急性胆囊炎

> 宋××，女，40岁，2016年4月18日初诊。
>
> 现病史：胆囊炎反复发作已5年。8天前食油腻之物后右胁疼痛，向右肩放射，并伴畏冷发热、恶心呕吐、小便短赤、大便秘结，舌苔黄腻，脉弦数。

中医辨证：湿热蕴结，气机阻滞。

治则：清热利湿，疏泄肝胆。

方药：大柴胡汤加味。

处方：柴胡10 g、黄芩10 g、白芍15 g、半夏8 g、枳壳6 g、大黄8 g、金钱草20 g、郁金8 g、甘草3 g，水煎服，每日一剂。

复诊：服3剂后上症好转，药已中的，效不更方，原方再进2剂，诸症消失而康复。

【按语】：《千金要方》称胆为"中清之腑"，以通降下行为顺。本病的病因为油腻之物酿成湿热，胆气不通，不通则痛，故取大柴胡汤加金钱草、郁金以通利为主而治愈本病。

（三）慢性结肠炎

> 陈××，男，40岁，2016年5月17日初诊。
>
> 现病史：腹痛泄泻8年，痛以左少腹为主，时缓时剧，痛必泄泻。先后就诊于三家医院，皆诊断为慢性结肠炎，治疗数年，未见好转。近一个月来，两侧腹部胀痛，按之即痛，伴有灼热感，大便每日两三次，量少有黏液，黏滞不爽，神疲纳呆，舌深红，苔薄黄腻，脉弦略数。

中医辨证：肝经湿热下行，郁结于里，气机不畅。

治则：清化湿热，导经通下。

方药：大柴胡汤加减。

处方：柴胡10 g、黄芩8 g、白芍15 g、半夏5 g、枳壳6 g、大黄6 g、陈皮10 g、木香5 g、槟榔6 g、甘草3 g，共3剂，水煎服，每日一剂。

复诊：药后上症减轻，药已中病，上方再进2剂。继后用柴芍异功散调治10剂，顽疾告愈。

【按语】：久泻之症，古人多归为脾肾虚寒，有"久泻无火"之说。本例腹痛泄泻8年，不可谓不久，然症见舌红苔黄，脉数，皆是热象，不得归属虚寒；且腹痛在腹两侧，系肝经循行之处，故以治肝兼通利泄热为主，继则疏肝调脾善其后。

二、小结

仲景之大柴胡汤既和解少阳，又内泻热结。清代沈金鳌曰："仲景治胆，用大柴胡汤，以治其本之本。"笔者认为，以上3例，病情各异，但主证相同，均有少阳、阳明之证，故用"异病同治"法，取大柴胡汤加减而获效。临证治病，须知其常，亦须知其变，揆度用药，方能药到病除。

第四节　当归芍药散的临床应用

当归芍药散出自张仲景的《金匮要略》，由当归、芍药、川芎、茯苓、白术、泽泻组成，方中川芎、当归、芍药和血舒肝、益血之虚；茯苓、白术、泽泻运脾胜湿、除水之气。方中多用芍药，芍药专主拘挛，取其缓解腹中急痛之功。诸药合之具有活血祛瘀、健脾利湿、通调气血、行气止痛之功，而无燥热腻滞等偏颇之弊。

一、传统应用

《金匮要略》中的当归芍药散，主治"妇人怀娠，腹中疠痛"，又主治"妇人腹中诸疾痛"，"疠音绞，腹中急也，乃血不足而水反侵之也，血不足而水侵，则胎失其所养，而反得其所害矣"。所以在传统应用中，凡是湿瘀互结、血水同病、气血不调、肝脾不和、脾蕴湿困所致的妇科诸证均用之。

二、临床应用

由于当归芍药散具有养血疏肝、健脾利湿、调和肝脾的作用，因此除了妇科诸证外，尚用于治肝胃不和、水湿互结而致的贫血、盆腔炎、结肠炎、头晕、水肿等杂病，均可获得满意疗效。

（一）慢性盆腔炎

> 李××，女，32岁，2011年11月2日初诊。
>
> 现病史：一年前于流产后，少腹开始疼痛，白带多，色黄白兼见，质黏稠，伴腰酸、腹隐痛。血常规：白细胞 $10.8 \times 10^9/L$，经妇科检查诊为"盆腔炎"，用抗生素治疗效果不显著。近日来少腹拘急作痛，白带增多，味腥臭，面色萎黄，精神不振，头晕腰酸，体倦乏力，舌淡，苔薄腻黄，脉细弦。

中医辨证：脾虚气滞，湿热瘀阻。

治则：健脾利湿，活血清热。

处方：当归10 g、川芎6 g、白芍30 g、白术10 g、茯苓30 g、泽泻10 g、丹参15 g、败酱草15 g、蒲公英15 g、甘草3 g，共6剂，水煎服。

二诊（11月8日）：服上药6剂，白带减少，腹痛减轻，守上方再服6剂，药尽白带止，腹痛基本消失，唯倦怠乏力，舌淡苔薄，上方加党参、黄芪补气健脾，诸症皆除。

【按语】：慢性盆腔炎属"腹痛""带下"范畴，白带多且味腥，为湿热下注所致，但与脾虚、气血失调有关。脾虚失运，水湿内停，郁久化热，酿成湿热，导致气滞血瘀，尤其病久为本虚标实之证。本例兼见体倦乏力、面色萎黄、舌淡、脉细等脾虚、气血失调之候，故当从健脾、调气血论治，健脾则水湿自化，气血调畅则腹痛自除。本例以当归芍药散健脾利湿、调气活血以治其本；败酱草、蒲公英清热解毒以治其标，辅以丹参养血活血止痛，继加党参、黄芪补气行血，从而达到扶正祛邪的目的。

（二）慢性结肠炎

> 陈××，男，46岁，2010年10月4日初诊。
>
> 现病史：反复腹痛腹泻8年余。腹痛以左下腹为主，呈拘急疼痛，痛则欲便，便后痛减，先后求医多年，虽诊为"慢性结肠炎"，但治疗未见好转。近一个月腹痛时拘急，时隐痛，大便溏，便后不爽，精神疲乏，形体消瘦，面色欠华，舌晦暗，苔薄腻微黄，脉弦细。

中医辨证：肝脾不和，湿瘀互结。

治则：和血疏肝，健脾利湿。

处方：白芍30g、川芎5g、当归10g、白术10g、茯苓30g、泽泻10g、仙鹤草30g、木香5g、黄连3g，共6剂，水煎服，分两次。

复诊（10月7日）：服上药6剂，上症减轻，药已中病，上方出入调治30剂，病告愈。

【按语】：古人有"久泻无火"之说，认为久泻多属脾虚。本例腹痛、腹泻8年，其病程长，属"久泻"之范畴。脾虚运化无力可出现一系列胃肠道症状，如腹痛腹泻；脾虚化源不足、气血亏虚则面色欠华，神疲乏力；肝经循行少腹，血虚则肝失濡养，疏泄不利则拘急腹痛，治以当归芍药散健脾利湿、养血疏肝为主，佐香连丸理气止痛，仙鹤草消炎止泻，达标本同施而久病愈。

（三）贫血

> 李××，女，46岁，2010年9月10日初诊。
>
> 现病史：患者经期量多，时有崩漏，已有2～3年，虽用中西药治疗病见好转，但近3个月来头晕、头痛、心悸、目涩、乏力、四肢麻木，面色欠华稍浮肿，食欲不振，大便稍溏，小便正常，舌淡苔腻，脉细。血红蛋白8.9g/L，尿常规正常。

中医辨证：心脾两虚，气血不足。

治则：补血养心，健脾利水。

方药：当归芍药散加味。

处方：当归 10 g、白芍 15 g、川芎 10 g、白术 10 g、茯苓 30 g、泽泻 8 g、鸡血藤 15 g、龙眼肉 15 g，共 6 剂，水煎服，分两次。

复诊（9 月 16 日）：药后症状明显减轻，守上方出入调理一个月，诸症悉愈，血红蛋白升至 11 g/L。

【按语】：贫血属中医"虚劳"范畴。本例的病因为经期量多、气血亏虚，心失所养则心悸；肝失濡养则头晕、目涩、肢麻；脾虚运化无力，水湿不化则纳差、面浮肿；舌淡为血虚，苔腻为湿盛，脉细主气血不足。因此，治以当归芍药散补血养心、健脾利水为主，辅以鸡血藤强壮补血活血之力，以疗四肢麻木，龙眼肉开胃益脾、补血宁心，以全其美。

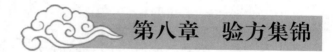

第八章 验方集锦

第一节 咳嗽

处方：梨一个，川贝 3 ～ 5 g，冰糖少许。

用法：梨削皮，去除梨心，将川贝填入其中，再加冰糖，然后放在碗中，用文火炖一个小时，待冰糖全部溶解时，即可取出食用。

主治：咳嗽，痰少或干咳。

第二节 哮喘

处方：海底龟一只，肉桂 3 g。

用法：龟去内脏，加水炖熟后加肉桂，再炖 10 分钟，饮汤吃龟肉，7 天吃一次，连吃 3 次或 4 次。

主治：哮喘。

第三节 肺痨

处方：川贝 15 g、百合 60 g、薏苡仁 60 g、杏仁 40 g、白及粉 50 g。

用法：上方研细末，每次 6 g，一日 2 次，温开水送服，连服 1 ～ 3 个月。

主治：肺痨、咳嗽、咳血，尤其适用于空洞型肺结核。

备注：此方来自名老中医蔡友敬的经方，经临床验证有效。

第四节 胃痛

处方：沙参 15 g、制半夏 10 g、党参 30 g、猪肚一个。

用法：将上 3 味中药装入猪肚内炖服。

主治：胃脘胀痛、嗳气、口干、欲呕，或慢性胃炎、十二指肠溃疡。

第五节　胆结石、胆囊炎

（1）处方：猪胆 5 个，蜂蜜少许。

用法：取猪胆汁，入锅中文火煮，加蜜少许，浓缩为丸，每丸 3 g，每次服一丸，一日 3 次。

主治：右上腹胀痛，或绞痛，胆囊区压痛，B 超示胆囊炎或胆结石。

备注：具有清热利胆、排石消炎作用，胃虚寒者慎用。

（2）处方：黄花鱼头石（打碎）30 g、土茵陈 15 g、白芍 15 g、鸡骨草 16 g、陈皮（后下）3 g、冬葵子 15 g。

用法：水煎服，每星期服 3 剂，两个月后每星期服 2 剂，3 个月后即愈。

主治：胆结石、胆囊炎。

第六节　肾炎

处方：白花蛇舌草 60 g、鸡蛋 2 个、茶油少许。

用法：把白花蛇舌草切碎，与鸡蛋搅拌，不可加盐及其他配料，用苦茶油炒熟续吃至病愈为止，每日一次。

主治：尿毒症、肾炎。

第七节　肾结石

处方：金钱草 120 g、白鸭一只。

用法：白鸭去内脏，加金钱草入锅，与清水炖服，分 2 天服完。

主治：肾结石。

第八节　黄疸（阳黄）

处方：白茅根 30 g、苦参根 15 g、山豆根 10 g、白豆蔻 4 g。

用法：水煎服，一日一剂。

主治：急性黄疸型肝炎、小儿阳黄，辨证为湿热型。

备注：小儿减量，经治疗小儿阳黄 35 例，服药 3 ～ 7 剂，黄疸消退，其中 10 例肝功能异常，服药后一个月复查恢复正常。

第九节　肝硬化

处方：马鞭草 50 ～ 60 g，牛肉 60 g。

用法：水炖服。

主治：早、中期肝硬化腹水。

第十节　痹证

（1）处方：鹅一只，生姜 60 ～ 100 g。

用法：鹅去内脏，切块，加生姜，清水炖服，分 2 ～ 3 天服完。

主治：关节炎、类风湿性关节炎。

（2）处方：木瓜 15 ～ 30 g、白芍 30 ～ 50 g、牛膝 15 ～ 30 g、薏苡仁 15 ～ 30 g、甘草 5 ～ 10 g。

用法：水煎服。

主治：手足筋挛急抽痛。

第十一节　高血压

处方：决明子 30 ～ 50 g。

用法：水煎代茶饮。

主治：高血压。

备注：脾胃虚寒、大便溏者慎用。

第十二节　脱肛

处方：鳖头一个。

用法：鳖头烤干研细末，每次服 5 g，一日 2 次。

主治：脱肛、子宫脱垂。

第十三节　盗汗

处方：鲜桑叶芽 15 ～ 20 个，冰糖少许。

用法：水煎服。

主治：小儿盗汗及头面多汗。

备注：若全身盗汗，加荞麦 30 ～ 50 g，小儿减量。

第十四节　产后乳汁少

处方：猪脚一只、通草 30 g。

用法：水煎透，连汤服之，连服数次，不要加盐，只宜淡食。

主治：产后乳汁少。

第十五节　乳痈

处方：鲜蒲公英 120 g、地瓜酒。

用法：水、酒各半煎服，药渣捣烂敷于肿处，3 日即效。

主治：乳痈初起。

第十六节　中耳炎

（1）处方：枯矾 3 g、冰片 1 g。

用法：共研细末，吹入耳内。

主治：中耳炎、耳内流脓。

备注：先用双氧水洗耳内，后将药粉吹入耳内。

（2）处方：猪胆一个、冰片 1 g。

用法：猪胆焙干合冰片研细末，吹入耳内。

第十七节　鱼骨刺梗喉

处方：威灵仙 20 g、乌梅肉 15 g、三奈 3 g、草果 3 g、乌糖适量。

用法：威灵仙、三奈、草果研细末，与乌梅肉、乌糖、少许老醋合捣烂为丸，含咽。

主治：鱼骨刺梗喉。

第十八节　痔疮

处方：旱莲草 30 g、威灵仙 30 g。

用法：水煎熏肛门，待适温后泡浸臀部，每日坐浴一次。

主治：痔疮红、肿、痛。

第十九节　汗斑

处方：水粉 30 g、乌贼骨 30 g，雄黄 5 g、冰片 1.5 g。

用法：上药合研细末，用生姜蘸药粉擦患部，一日擦两三次。

主治：汗斑。

第二十节　青春痘

处方：生地 30 g、麦冬 30 g、竹叶 30 g、黄连 15 g、菊花 30 g、芦荟 15 g、甘草 15 g。

用法：水煎当茶常饮。

备注：此方对肝火上升、睡眠欠佳亦有效。

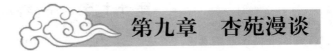

第九章　杏苑漫谈

第一节　开发老中医药人才　促进卫生事业发展

——对振兴中医和缓解"两难"问题的探讨

一、中医药的地位与作用

中国中医药是我们中华民族的文化瑰宝，博大精深，历史悠久，历经数千年而不衰，在发展过程中出现了无数的名医大家和传世著作，形成了完整的理论体系和独特的诊疗方法，为保障中华民族繁衍生息做出了巨大的贡献。西方现代医学传入中国仅有100多年的历史，而中医药学在中国已传承了三千多年。

从历史上看，在西方现代医学没有出现之前，很多国家都有自己的传统医药学。这里面鱼龙混杂，有科学的，也有不科学的。在西方现代医学出现以后，大浪淘沙，很多国家的传统医学逐步衰落，甚至消亡，包括历史上久负盛名的印度医学、阿拉伯医学都逐步丧失了原有的历史地位。唯有中医药学一枝独放，仍然在世界医学中占据着举足轻重的地位，发挥着不可替代的作用。中医药在抗击"非典"，防治艾滋病、禽流感、心血管病中做出突出贡献，已得到世界医学界共识，显示出传统中医药的发展潜力和光明前景，而老中医药专家则发挥了中流砥柱的作用。这充分说明中医药学是科学的，是一个完整的科学体系，是为广大人民群众所承认的、所拥护的。从现实看，中医药学不但有广泛的群众基础，而且逐渐走出国门，走向世界。很多国外友好人士特地到中国就医，也是慕中医之名而来，也有很多国家提出，希望加强与我国中医药方面的合作，而且愿望非常强烈，提出了十分周到和具体的合作方案。这说明中医药不仅得到了中国人民的认可，也得到了国际社会的认可。"中医药学既是传统的，也是现代的；中医药学既是中国的，也是世界的。"这就是对中医药学地位和作用的高度评价。然而，随着西药逐渐主导我国的医药市场，已薪火相传五千年的中医药受到前所未有的挑战，一些发达国家，如日本对中医药的开发和研究在一些领域正在超过我国，振兴和拯救中医药的历史使命别无选择地落在我们这一代人身上。

二、开发老中医药人才资源的意义

拯救和振兴中医药，人才是关键。而老中医，在这支人才队伍中扮演着传承和发展的重要角色。

（一）开发老中医人才资源，推进中医继承与发展

老年群体拥有丰富的经验和创造才能，是一笔非常珍贵的人才资源。尤其是老科技工作者，有其自身的特点，是重要的人才资源，是实现科技兴国战略的重要力量。老中医是这个群体中的一部分，是中医药伟大宝库中一份珍贵的财富。许多老中医的成才要经过勤求古训、拜师求艺和临床实践的长期磨砺、摸索与总结，才能成为医术精湛的一代名医。例如金元四大家之一的朱丹溪，从小爱好医学，40 岁后专心学医，曾离乡到各地访问名师，最后求教于杭州名医罗知梯，因其意诚心坚，故受到罗老悉心传授而成为一代名医，并成为"滋阴派"的创始人。现在 60 ～ 70 岁年龄段的老中医，正是中华人民共和国成立后培养出来的，很多师承名门，有着深厚的中医理论基础和丰富的临床实践经验，他们以疗效好、求诊者多而名扬一方。名医的培养和成长过程相对漫长，培养速度与飞速发展的现代社会中人民群众对名医的需求不相适应，从而出现名医少，后继乏才、乏术的现象。因此，开展名老中医专家学术思想、临床经验和技术专长的继承，培养造就一批优秀中医临床人才和一代名医，推进中医药继承与创新，充分保持和发展中医特色优势具有实现意义，开发老中医人才资源势在必行。

（二）发挥老中医的作用，促进海峡经济发展

福建与台湾一水之隔，由于受到地缘、气候条件、生产生活资料等组成的外部环境的影响，闽台两省中医药文化由此呈现出传统性、地域性、民俗性等特征，形成了诸多具有鲜明民族和地方特点的传统医药文化活动和中医药体系，深受海峡两岸人民的信赖和肯定，并融入其健康理念之中。尤其是名医和老中医的宝贵经验，在闽台中医药文化中有着无可比拟的资源优势，极具感召力、吸引力、内聚力和亲和力。自 20 世纪 80 年代以来，两岸中医药界的交流促进了台湾地区中医药的发展，不仅设立了中医、中药研究所，还在台中创建了中西整合研究会，推动与交流中西药整合学术。20 世纪 90 年代以来，台湾培养了不少中医、中药硕士生和博士生，台湾中医药期刊也逐渐增加了大陆学者的论文，使两岸中医药学术交流得到一定的发展。进入 21 世纪以后，两岸中医药往来互通、交流与合作频繁，不仅局限于民间和学术圈，还着眼于面向世界的更为广泛的合作，在学术与经济发展上，优势互补，共谋中医药事业的发展。面对新时代的挑战，如何促进海峡两岸中医药互补与共同发展深受两岸同仁及有关部门的关注：可以通过人员互派；老中医专家、学者互相访问；以学术论文、名医论著为主题进行学术会议

交流，谋求中医药继承、发展、创新；以开发老中医验方、单方和中草药资源，促进生物医药研发产业化的发展；以老中医经验传授和师承等形式，促进两岸人才培养。从多渠道、多层面交流，大力弘扬闽台中医药文化，促进我国中医事业的振兴及发展，加强对外交流与合作，推动中医药更广泛地走向世界。

三、老中医人才资源开发思路

第37届联合国大会通过的《老龄问题国际行动计划》指出："必须提供机会，让自愿而又有能力的老年人参与当前的各种活动，并做出贡献。"为此，开发老中医人才资源，为他们再做贡献搭建平台是我们必须研究的课题。开发老中医人才资源的思路要点如下。

（一）单位留用，再做贡献

老中医在60岁退休，但他们的知识、经验并未退休，且处于学术水平较高的阶段，医疗经验丰富，治病疗效显著，还处于人民群众最欢迎、最信赖，求诊患者最多的时期。在他们身体条件容许的情况下，各单位可以继续聘任留用，给予尽可能的关心照顾，配备助手，匹配经费，提供条件，使其能够心情舒畅地开展工作，发挥余热，既方便群众就医，又可起传、帮、带的作用，使他们的学术思想和宝贵经验得以继承、发扬。国家在1990年决定在全国遴选500名老中医专家作为指导老师，每人配备一两名助手，采取师承面授的方式，通过3批的继承工作，已取得显著的成果，这是一种言传身教的个体培养模式和选拔人才的有效方法，可供各地参照执行，而且师承教育模式对学院教育也能起到重要的补充作用。

（二）集中优势，发挥专长

通过政府主导，社团（中医学会、研究会等）引路，多方参与，社会支持，多层次、多渠道、多形式地把有经验、有专长、群众信赖的退休老中医组合起来，将集中资源优势转化为市场优势，如开办社区医院、名医医院或专家门诊等，既区别于一般医院，又不同于一般的保健场所，使老中医继续发挥各自专长；同时配备医德高尚、业务基础好的中级以上中医师或中西医结合医师充当助手，在老中医的悉心传授下，更快地培养、造就出更多的名医。这样一方面可缓解患者找名医难和看病贵的问题，另一方面又可解决后继乏人、后继乏术之忧。以老中医为主体的医院，最能突出以中医药为主治病和物美价廉、水平高超的优势，又能集中优势，发挥人才团队精神，攻克西医难以解决的疑难杂症和某些慢性病，对保障人民健康和振兴中医具有深远意义；也能打造出满足人民群众对中医药需求的贴心医院，对实施"名医、名科、名院"的战略和促进中医药的继承与创新也是一大举措。

（三）著书立说，留传后人

"名老中医"是当代中医药学术发展的杰出代表，代表着当前中医学术和临床发展的最高水平，是中医药中一份宝贵的财富。通过著书立说，把老中医的经验整理、发掘出来，使其流传下去，发扬光大。在开发人才资源时，首先应开发老中医的学术水平和医疗经验资源，鼓励老中医或助手为老师总结临床经验。因此，各有关部门和单位应高度重视，创造条件，把整理老中医医疗经验专著列入各地科研项目，给予经费补助支持，使他们早出书、出好书，奉献社会。其次，还应鼓励名老中医献方、献艺，把他们的单方、验方和一技之长整理发掘，流传下去。最后，还可以组织老中医参与社会活动，如学术讲座、健康保健活动、深入贫困山区进行专家义诊等，解决部分贫困地区缺医少药和看病难的问题。通过多种活动，充分发挥老有所为、老有所用的作用。

（原载于《中国中医药现代远程教育》2007 年第 5 期）

第二节　保持和促进健康

养生，即颐养生命，增强体质，预防疾病，促进健康，善于养生则身体健康，不懂养生则病由此生。

"许多人不是死于疾病，而是死于无知，死于愚昧。"这是 1992 年前世界卫生组织总干事中岛博士发出的忠告，他认为透支健康是最大的愚蠢。健康是人生第一财富、家庭第一幸福、社会第一资源、国民第一素质。失去健康，就失去了一切，因为健康很难再生或不可再生，一旦失去，再先进的高科技都无法使受损的机体恢复到原来的状态。生命与健康是一条单行线，没有回头路。闯了健康的"红灯"，在健康的道路上违规，代价是十分昂贵的。金子可以"千金散尽还复来"，而生命与健康却是"一江春水向东流"，永不复回。闽南语"性命要顾，赚钱有数"亦提示了生命健康的重要性。用命换钱，人死了，钱没有花完，又有什么用呢？

健康——在精神上、躯体上、社会上达到完美的状态。世界卫生组织 20 世纪 80 年代对健康的经典定义是："健康是躯体、心理、社会人际适应和精神道德上的良好完满状态，而不仅仅是没有疾病或虚弱。"

预防胜于治疗，生命重于泰山。《黄帝内经》指出："上工不治已病治未病，圣人不治已乱治未乱。"西方谚语中也有"一两预防胜过一磅治疗"的说法。现代医学表明，1 元钱的预防投入，可以节省医药费 8.59 元，还能够节省相应的重症抢救费近 100 元。更重要的是，患者少受罪，家属少受累。这个原理与抗洪救灾的情况很相似。如果能提前植树造林、加固堤坝，那么洪水就不会发生，这要比千军万马抗洪救灾、耗费大量人力物力重建家园不知高明多少倍。廉价的预防，可换取无价的生命。

人类所患疾病的 20% 源于自身，80% 是外因所致。人的健康由四大元素组成：（1）父母遗传基因占 15%；（2）环境因素占 17%（其中社会环境占 10%，自然环境占 7%）；（3）医疗条件占 8%；（4）个人生活方式占 60%。可见，个人生活方式占比最大，具体内容包括 1992 年《维多利亚宣言》提出的健康"四大基石"，合理膳食占 13%，心理平衡占 30%，适量运动、戒烟限酒占 17%。60% 的决定因素掌握在自己手中，上天把人类的命运交给了人类自己，这是造化对人类的眷顾。

遗传因素是内因，是疾病的基础。环境因素是外因，是疾病发生的条件。外因通过内因而起作用。在有遗传倾向这种先天因素的前提下，还需要有后天的因素，就是环境因素，才能致病。疾病是遗传因素与环境因素长期共同作用导致的。遗传因素是父母的精子与卵子结合的那一刻所决定的。环境因素则包括病毒感染、热量摄取太多、活动量不足、肥胖、吸烟，以及心理压力过大、应激等。应激包括紧张、劳累、精神刺激、外伤、手术、分娩、其他重大疾病、使用激素等。

"节约基因"假说认为，为了适应饥寒交迫的生活环境，人体会逐渐产生一种"节约基因"，使人在得到食品的时候善于把热能积攒起来，以备荒年。在生活模式发生剧变时，遗传基因的变化赶不上生活模式的变化，相当于用吃糠咽菜的基因吃着大鱼大肉，用辛苦劳作的基因享受安逸少动的生活，这是遗传因素的局限。医疗条件的改善是我们所追求的目标，因为目前我们还没有办法改变遗传基因，所以只能改变长期共同作用的另一个因素，即环境，改变不健康、不科学的生活模式。古人有言："起居有时，饮食有节，作息有序，适者有寿。"

马克思说："一种美好的心情，比 10 服良药更能解除生理上的疲惫和痛苦。"西方谚语说："健康的一半是心理健康，疾病的一半是心理疾病。"患者首先是人，每日每时都有着思想和心理活动，这些活动都会显著影响疾病的进程。所以患者要保持战胜疾病的信心和安定、平和的心态，既不慌张失措、过分紧张，又不自暴自弃、放任自流，而是战略上藐视，战术上重视。恨、愁、怨、妒、怒、悲、思、恐、忧、惊、贪等不良心态都会引起疾病。研究表明，心情与人体免疫力、抵抗力和发病率都有极为密切的关系。气、急、累是许多疾病共有的、最重要的心理体验。嫉妒的心情比孤独、生气对健康危害更大。何为好心情？好心是爱心、善心、真心，好情是友情、亲情、爱情。爱心使人健康，善心使人美丽，真心使人快乐，友情使人宽容，亲情使人温馨，爱情使人幸福。西方谚语说："没有紧张，没有烦恼，就没有高血压。""死亡三联征"的饱餐、酗酒、激动都是猝死诱因。匆忙、紧张、焦虑会增加应激反应，使人处于一种持续应激的状态，使体内多种升高血压、血糖的激素过度分泌，使血压高、血糖升。要宽以待人，也要宽以待己，不要把自己逼得太紧，保持平常心来对待一切十分重要，应遵从天地自然之道，以顺其自然的平和中正态度来对待事物。懂得享受"人生三乐"，第一助人为乐，第二知足常乐，第三自得其乐。

管住嘴，迈开腿，吃动两平衡。18世纪一位法国医生讲过："运动可以代替药物，但没有一样药物可以代替运动。"动是永恒的，活动使血流充分循环运行，消耗热能，改善全身代谢并增加抵抗力。走动、运动、活动，动则不衰，动则不肥，动则不病，动则延年益寿，动则长命百岁。1992年世界卫生组织指出，走路步行是世界上最好的运动。从猿到人，整个人的身体是步行进化的结果。从进化论的角度看，步行是人类最好的运动，对健康有特殊益处。最愉快的旅行者是步行者，最健康的长寿者也是步行者。俗话说"人老先老腿"，所以"百练不如一走"。没事常走路，不用进药铺。另外，饭后散步一定要等到饭后1小时再进行，因为刚吃完饭后，身体中的气血要到肠胃集合以消化食物。一心不能二用，饭后即刻散步，会使得气血分散，对身体不利，要等胃内食物初步消化吸收后再进行运动。不能久坐不动，久坐会使心脏功能减退，加重中老年人的心脏病，甚至引发动脉硬化、冠心病、高血压等病症；久坐会使胸腔血液不足，导致人的心、肺功能进一步降低，引发和加重呼吸系统疾病；久坐会使人的脑供血不足，导致脑供氧和营养物质减少，引起乏力、失眠、记忆力减退，并增大患阿尔茨海默病的可能性；久坐不动会引发全身肌肉酸痛、脖子僵硬和头痛头晕，引发腰椎疾病和颈椎疾病；久坐会使肠胃蠕动减慢，消化腺分泌消化液减少，出现食欲不振等症状，引发腹胀、便秘、消化不良等消化系统症状；久坐可使直肠附近的静脉丛长期充血，淤血程度加重，引发痔疮、肛裂等症；久坐还会导致人的心理压抑，精神状态欠佳，对外界兴趣逐渐降低。但是，运动是一把双刃剑，过量运动对身体也是有损害的。每天3个半小时：早上起来活动半小时，中午睡上半小时，晚上步行半小时。日行八千步，三餐八分饱，夜睡八小时，是强身健体的有效方法。

对保持和促进健康来说，戒烟限酒尤为重要。吸烟有害健康。吸烟是21世纪人类最大的公害。吸烟对人体有百害而无一利。吸烟的盛行只有200余年的历史，而酒有数千年的历史，有源远流长的"酒文化"，可少量饮用低度酒，而大量饮酒则是损害身体健康的罪魁祸首。酒后饮茶伤肾，酒精对心血管有很大的刺激作用，而浓茶同样有兴奋心脏的作用。喝了酒后血管会扩张，如果再喝茶，就相当于往已经充满气的气球里再充气一样，血管会发生破裂。各国研究显示，每1元的烟税收入，就有1.2～1.4元的相应损失。香烟燃烧后会产生尼古丁、一氧化碳、二氧化碳、一氧化氮、氨、焦油、烟碱等成分。尼古丁可促使血小板聚集，加重动脉硬化。烟碱会刺激肾上腺素分泌，而肾上腺素是一种兴奋交感神经并升高血糖的激素，可造成心动过速、血压升高、血糖波动，对健康十分不利。吸烟会造成血管进一步收缩，特别容易导致大大小小的血栓阻塞血管，后果十分严重。高密度脂蛋白胆固醇是"好的胆固醇"，吸烟可使血液中的高密度脂蛋白胆固醇下降，而适量饮酒、长期体力劳动和运动会使高密度脂蛋白胆固醇升高。肥胖者的高密度脂蛋白胆固醇也常偏低。

饭后吸烟的害处：人在进食后，消化系统进入全面消化和吸收状态，这时胃肠蠕动频繁，血液循环加快，全身毛孔张开，而且会排放一些多余的热量，加快组织细胞生物呼吸，而饭后吸烟，烟雾中的有害物质会被肺部和全身组织大量吸收，给人体机能和组织带来比平时吸烟多得多的伤害；饭后吸烟可使胆汁分泌过多，使胰蛋白酶和碳酸盐的分泌受抑制，影响食物的消化和吸收，真是"饭后一支烟，害处大无边"。要健康，就戒烟！5月31日是世界无烟日。

超重和肥胖所造成的提前死亡已成为公认的当代社会人们健康的一大公敌。肥胖是一种独立的危险因素，又是一种基础疾病。人一旦肥胖，一系列的疾病就会自己找上门来。一般来说，男性的体内有300亿个脂肪细胞，当年龄大一点，这些细胞就会重一些，所以体重在30岁以后要比以前重一些。一般来说，女人胖容易胖臀部，男人胖往往胖肚子，男人比女人更容易得心脏病。心跳快了，表示交感神经过度兴奋，就像一辆汽车超载又超速，那么肯定坏得快。体重指数公式＝体重（千克）/身高（米）的平方，正常为18.5～23.9，大于24为超重，大于27为肥胖。腰围：男性为87厘米，不超过93厘米；女性为79厘米，不超过87厘米。腰围超过标准，就是"苹果形肥胖"。裤腰带越长，表明肚子越大；肚子越大，表示脂肪越多；脂肪越多，表示动脉硬化越快，心肌梗死、脑出血发病率越高。裤腰带理论——腰带越长，寿命越短。减肥的唯一途径就是做到"入不敷出"，只要每天摄入量低于消耗量，体重自然就会下降。现在国家逐渐强盛，人民生活逐渐富足，糖尿病、冠心病、脑卒中等"富贵病"的发病率也随之上升，饮食清淡而富于营养、控制体重、加强锻炼则尤为重要。

代谢综合征包括高体重（超重或肥胖）、高血糖、高血压、高血脂（血脂异常症）、高血黏度、高尿酸、高胰岛素。预防和治疗代谢综合征都应围绕降低各种危险因素，包括有效减轻体重，减轻胰岛素抵抗，良好控制血糖，改善脂代谢紊乱，控制血压等进行。坚持改善生活方式（减体重、多运动、保持心理健康等），才能防患于未然。

第三节 《老老恒言》探讨

颐养生命，增强体质，预防疾病，促进健康，是古今中外人们向往与研究的课题。早在《内经》中已有记载："上古之人，其知道者，法于阴阳（效法自然界寒暑往来的阴阳变化规律）、和于术数（恰当地运用各种养生方法）、食欲有节、起居有常、不妄作劳（作劳指劳作，房事，不要违背常规地劳作），故能形与神俱（形体精神健全和谐），而尽终其天年，度百岁乃去。"说明远古时代人们寿命能超过百岁，源于懂得养生之道，而法于阴阳，和于术数，饮食有节制，起居作息有规律，劳作不违背常度，以此养生，则形神和谐，能"尽终其天年，度百岁乃去。"《老老恒言》养生之道就是在此基础上产生的。

《老老恒言》又称《养生随笔》，是清代著名养生学家、文学家曹庭栋于 75 岁高龄时所著，是汇集了清代以前各家养生思想，并结合作者自己的切身体会，总结编撰而成的养生专著。书中从老年人心理和生理特点出发，分别从饮食起居、精神调摄、运动导引、服药卫生、预防疾病等方面，阐述老年人养生的指导思想和具体方法。作者的养生理论始终贯穿"道贵自然"的思想，主张养生应该顺应自然，生活习惯应合四时阴阳，并且紧密结合老年人自身的特点，把养生寓于日常生活琐事之中，是老年人养生的经典著作之一，被后世奉为"健康之宝"，为老年人养生做出了很大奉献，在我国社会进入老龄化的今天，更具有现实的指导意义，是中医养生教学、临床、科研工作者及老年人的必读之书。笔者现结合自己的学习体会和自身经历谈谈以下几个方面。

一、调理饮食，固护脾胃

俗话说"人以食为天"，说明合理饮食对人体健康至关重要。合理饮食可以调养精气，纠正脏腑阴阳之偏，防治疾病，延年益寿，故饮食既要注意"博食"，即以"五谷为养，五果为助，五畜为益，五菜为充"，又要重视五味调和。故食养之道，就是均衡营养，可使饮食有节，二便通畅。否则，会导致营养失衡、体质偏颇、五脏六腑功能失调而致病。由于老年人脏腑功能衰弱，脾胃薄弱，消化功能较差，因此调理脾胃、节制饮食尤为关键。"节制饮食，味宜清淡"是饮食养生的基本要求，故饮食宜少量多餐，宁少毋多。"凡食总以少为有益，脾胃易磨运（消化吸收），乃化精液（营养成分），否则极补之物，多食反至受伤，故少食以安脾。"饮食过饱，则易滞脾气，阻碍脾胃之运化功能。古人云：得小儿安需带 3 分饥和寒，言意 10 分饱只能 7 分饱。同时，需注意时令特点，尤其是夏至以后、秋分以前，最应调理脾胃，勿进肥甘厚味，因此时"外则暑阳渐炽，内则微阴初生"。这是根据《内经》"味厚为阴，薄为阳，厚则泻，薄则通"的理论提出的观点。饮食五味太杂则容易损伤胃气，以粥养脾胃，"粥能益人"，老年尤宜，特别是"病中食粥，宜淡食，清火利水，能便五脏安和"。再者，对食品的选择应合理搭配，科学营养，常言"吃鱼吃肉吃菜相配"就是这个意思，并应根据个人身体情况选用。多吃纯天然、少加工的食品，少吃添加剂多的食品。总之，要想健康常寿，必须科学调配饮食，讲究"七多七少"，七多即多饮水，每日 6～8 杯以上，晨起尤其应喝一杯水，补充体内水分，有洗涤肠胃的作用，有助于消化吸收，增进食欲。日本研究证实，老人夜间喝水可防血管病；多水果蔬菜，每日约 400 g，以补充维生素；多吃鱼，增强免疫力；多纤维，以助消化；多吃钙（鱼、杏仁、蔬菜，脱脂奶等），防骨质疏松；多吃铁（猪肝、瘦肉、鱼、虾、豆类），以防贫血；多吃锌（肉、肝、蛋、贝壳类）。七少即少进食、少精食、少饮酒、少吃盐、少脂肪、少吃糖、少咖啡。

二、顺应四时，起居有常

居养之道，起居有常，可使精神愉快、情绪安定。《内经》云："智者之养生也，必顺四时而适寒暑。"所以，饮食起居须顺应春生、夏长、秋收、冬藏的自然规律，根据四时阴阳变化规律，做到起居有常，随时审度。如"春三月……夜卧早起……使志坚；夏三月……夜卧早起……无厌于日……使志不怒；秋三月……早卧早起……使志安宁；冬三月……早卧晚起……必得日光……使志若伏若匿（神志内藏，安静自若）"。提示人们顺从四时阴阳变化，调养精神情志和生活起居，则体健神旺，可减少疾病发生。否则逆春气易伤肝，逆夏气易伤心，逆秋气易伤肺，逆冬气易伤肾。专家提出人体生物钟在22～23时将出现一次低潮，因此，最佳入睡时间在21：30～22：30，但心脏病患者不宜多睡，睡眠时血流慢，易中风阻塞。起床最佳时间为早上5：00～6：00，这段时间是生物钟高潮期，体温升高，精神饱满。同时，要注意四时邪气，避之有时，如夏天刮北风、冬天刮南风均为四时异气，应"凉即添衣，温毋遂脱"，随时调节，衣可加即加，勿以薄寒而少耐，以避免不时之邪气侵袭。重视人与自然环境的统一性，即"天人相应"的自然观。

三、修身养性，清心寡欲

静养之道，就是适当休息，可减少消耗，怡神健体，所以笔者非常重视静养的重要性，认为"养静为摄生首务"。《内经》曰："阴精所奉其人寿，阳精所降其人夭。"养静之法，当先静心，清心寡欲，淡泊名利；养静最忌怒，故应勿就喧哗，避免议人长短。无事时，一室默坐，常以目视鼻，以鼻对脐，调适呼吸，以宁心安神，闭目静坐30～60分钟可延年益寿，"一觉闲眠百病除"。在睡眠中人体会进行自身修复，所以吃好不如睡补。同时，要注意动静结合，结合气功导引、太极拳等以安神定志。调养精神，精神调摄主要体现在兴奋与抑制的相互克制（即和于阴阳），从而达到"阴平阳秘，精神乃治"的目的。按《内经》观点，保持乐观，思想纯净，平日排除各种杂念，多说好话，多行善事，常做有利于他人的事，可使心胸开阔，心情愉快。保持积极奋发的精神状态，心平气和，精神内守，提高人体自身调整和自我控制的能力，保养真气，能起到预防疾病和强身健体的作用。而精神失调，七情太过，则会造成阴阳失调，过亢则害，如"怒伤肝""怒则气逆"，不少高血压患者因此而发生中风。"抑郁伤肝"可导致肝郁脾虚而出现消化不良，"思伤脾、悲伤肺、恐伤肾"则指出精神刺激会大大降低免疫功能而致病。现代科学证明，50%～80%的疾病是由身心失调引起的。所以，调养精神是防病保健的重要一环。同时，注意调养精神应顺应四时，春应舒畅，夏当充实，秋要安定，冬宜保伏藏，特别是老人，肝血虚，易发怒，当戒躁，即可"血气既不妄动，神气亦觉平和"。

四、运动养生，流水不腐

古人认为"人欲劳于形，百病不能成"。诗人陆游说："形要小劳之"，说明动养之道，就是适度锻炼运动，活动筋骨，疏通气血，使血脉流通，起到延年益寿的目的。时时有小劳，筋骸血脉，乃不凝滞，散步、导引、打太极拳、家务劳动等都是养生防病之法，在居常无所事，即于室内，时时缓步，盘旋数十步，使筋骸活动，络脉仍得疏通。《内经》强调"劳逸有度""形劳而不倦"的观点，同时指出久视伤血、久立伤骨、久坐伤肉、久卧伤气、久行伤筋等对人体健康的影响，以此教诲人们锻炼要有常度，切勿超过人体承受极限。劳作过度则损正气，造成"五劳"所伤。所以，运动应按不同体质而选择，如华佗提倡"人体欲得劳动，但不当极耳，动摇则谷气得消，血脉流通，病不得生"，创造"五禽戏"，其弟子"年百岁而犹如壮容"。同时，运动还要注意顺应天时，冬勿早锻炼，以免寒气伤阳气，夜22点后勿锻炼，以免伤肝等，最佳锻炼时间为冬春季头一两个月的早上6～7点，夏秋季早上5～6点，上午10点，下午3点。

五、未病先防，用药合理

养生主张未病先防，即注重食疗，合理用药。小病首先通过饮食调理，使腹常空虚，则经络易于转运，元气易恢复，则病自愈。药能治病，也能防病，还能健身延年，合理用药，科学用药，能起防病保健作用，如乾隆常用茯苓饼当点心，调理脾胃而达到长寿。现代科学观点认为，扶正脾肾的药物能提高免疫功能，起到抗老防病益寿的作用。笔者选用补脾益肾、调气血之品制成长寿保健酒，经临床研究对早衰症状有明显的改善作用；研制的清清香可驱邪杀菌，清新空气，提神醒脑，防治流感。美国研究人员发现，喝茶越久，患慢性胃炎、胃癌的概率就越低。所以，科学用药对保健也是非常重要的，谓之防治观。

六、有关防病保健的几点认识

（一）生物钟保健法

（1）晚上9点～次日凌晨3点是人体自身修复的时间，尤其是肝修复和造血，此时要注意休息。

（2）3～5点是呼吸系统运动的时间。

（3）5～9点是脾胃活动时间。

（4）6～10点是日光浴最佳时间。

（5）7点吃早餐最佳。

（6）13～15点是精力和体力恢复、放松、调整时间，此时要午休。

（7）16～18点是体育锻炼最佳时间。

（8）17～19点是肾活跃时间，19～21点是心血管与神经系统活跃时间。

（9）18～21点是脑力劳动最佳时间（包括上午7～10点）。

（10）晚上10点是入睡最佳时间，违反其规律，人体免疫力就会下降，为病毒入侵提供条件。

（二）延缓衰老七招

适度饥饿，淡食杂食。

睡眠充足，环境凉爽。

坚持运动，动静结合。

笑口常开，心境平和。

德可延年，仁可长寿。

性爱养颜，婚姻益寿。

科学进补，增加核酸。

（三）疾病三个阶段

（1）细胞功能障碍——病之萌芽。

（2）疾病的转折点——组织局部受损。

（3）器官功能衰退——健康处于崩溃状态。

（四）疾病久治不愈两个根源

（1）材料不足：不是吃不好，而是不了解身体需要什么，该吃什么。

（2）毒素积累：糖过多、吃精面、过油腻等。

第四节　秉古人医德　弘医者仁心

中华文化，悠悠千载，源远流长，润泽寰宇。祖国医学是中华民族传统文化中的一朵奇葩，古代医者所崇尚的"精、诚、仁、和"可谓祖国传统医学文化的美德内涵核心，起着人生价值取向和社会人文和谐导向的作用。在感慨古代医者的"精、诚、仁、和"人文伦理、品质美德的同时，作为一名党员、一名医生，我们不但要敬仰，更应传承传统美德。

一、精

"精"即医术精通，是每个医者职业生涯的基本要求。医疗技术是一把双刃剑，科学合理使用能恢复健康、保护生命，否则，技术成熟但滥用、乱用，就会造成伤害，因此，以人为本，尊重生命，只有靠精通的医术来体现。唐朝医药学家孙思邈就倡导"博极医源，精勤不倦"。医道是"至精至微之事"，清代医学家徐大椿也提出"医，小道也，精义也，重任也"。所以，作为医生就要不断学习钻研、精通医术、提升本领，要严谨求实、精益求精、遵循规范、谨慎操作，只有技术上求精、操作上求细，微小之处慎之，才能体现出以人为本，敬畏生命，真正促进健康和保护生命。

二、诚

"诚"即诚心赴救，这是医者品德道德修养的根本要求。唐朝医药学家孙思邈所著《大医精诚》一书中写道："见彼苦恼，若己有之，深心凄怆。""无欲无求，先发大慈恻隐之心，誓愿普救含灵之苦。"其在《千金要方》自序也写道："人命之重，有贵千金。"他所强调的是人命千金，病人的烦恼，如同是自己的烦恼，要内心悲痛，心无杂念、欲无所求，要有慈悲同情之心，决心拯救人类的痛苦。因此，作为医生，要加强医德修养，树立"生命至上"的理念，尊重、爱惜生命，关爱患者。作为医生，只有无欲无求，想病人所想，急病人所急，设身处地，感同身受，诚心诚意全力赴救治疗，才能闪烁出人性的真、善、美。

三、仁和

"仁和"即仁爱之心、和睦融洽，是医者要具备的仁者爱人的思想情操、崇尚和谐的价值取向。医药学家孙思邈提出"医人不得恃己所长，专心经略财物""不得问其贵贱贫富，长幼妍媸，怨亲善友，华夷愚智，普同一等，皆如至亲之想"。清初中医学家喻昌也倡导"医，仁术也。仁人君子，必笃于情"。健康所系、性命相托，敬畏生命、平等和谐是医德伦理最重要的思想基础和最突出的人文特征，从古至今，医生承担着生命的重托，职责要求医生必须有仁廉的品质。作为医生，行医天下，要以德养性、以德养身，以"仁"为先、以"和"为重，患者把健康、性命交付给我们，我们应敬重生命、关爱生命、保护生命，要不分民族、地位、贫富、老幼亲疏、愚笨聪慧，如同亲人一样同等看待，一视同仁，尽心、尽力、尽职救治，不能依仗自己的专长谋取财物而蔑视生命。每位医生只有时刻保持一颗博爱仁心，时刻以病人为本，尊重病人权益，同情、爱护、关心、帮助病人，以心交心，以情感人，才能增进沟通，赢得病人的信任。

　　祖国传统医学文化博大精深，我们要担负起《希波克拉底誓言》赋予我们的崇高与责任，传承弘扬古代医者的传统美德，只有努力打造医者精诚医术，培育塑造医者仁心风范，精心融化医患之间的坚冰，才能实现"精诚""仁爱""和谐"的完美结合，才能真正实现人间大爱、社会祥和。

（原载于《月读》2014 年第 12 期）

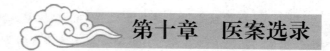

第十章 医案选录

第一节 白血病（急性早幼粒细胞白血病）

> 郭××，男，30岁，永春人，2008年12月27日初诊。
>
> 主诉：患"急性早幼粒细胞白血病"一年余，近期面色苍白，乏力。
>
> 现病史：一年前因发热反复不退，到省级医院就诊，诊断为急性早幼粒细胞白血病，并给予化疗。虽病情得到控制，但患者感精神不振、体倦乏力，遂求中医治疗。症见：面色苍白，精神淡漠，纳差乏力，咳嗽痰少，午后低热，伴心悸、头晕，大便稍干，小便微黄，下肢稍肿，舌暗红，苔薄黄腻，脉细滑。
>
> 体检及理化检查：T 37.6℃，P 80次/分，R 21次/分，BP 136/80 mmHg；心律齐，肺部可闻及少许啰音。脾肋下3 cm触及，肝肋下未触及。血常规：白细胞 $11.6×10^9/L$，血红蛋白9.6 g/L。胸透：肺纹理增粗。

西医诊断：白血病。

中医辨证：白血病（气阴两虚夹热毒）。

治则：益气养阴，清热解毒。

处方：太子参15 g、鱼腥草15 g、大青叶15 g、麦冬10 g、五味子6 g、两面针15 g、白花蛇舌草15 g、芦根10 g、猪苓15 g、远志10 g、绞股蓝15 g、鸡内金15 g、丹参15 g、枸杞15 g、莲子15 g、甘草3 g，共10剂，水煎服，每日一剂，分两次服。

二诊（2009年1月12日）：药后低热退，下肢浮肿消，他症亦好转。白细胞由 $11.6×10^9/L$ 下降为 $4.8×10^9/L$，早幼粒细胞减少，血红蛋白上升为10.7 g/L。原方加鸡血藤15 g、龟板30 g，再服10剂。

三诊（1月31日）：再服10剂后，面色转红润，头晕、心悸明显改善。诉服药时肠鸣，大便溏，舌苔腻，脉滑。上方去鸡血藤、龟板，加白术10 g、薏苡仁15 g、黄芪20 g益气健脾，调治半个月，症状基本消失，血红蛋白11 g/L，复查白细胞正常，早幼粒细胞消失。

【按语】：本例"急粒"中医辨证为气阴两虚夹热毒，治宜扶正祛邪。方中太子参、麦冬、五味子益气养阴；枸杞滋阴补肾；丹参补血活血；莲子、猪苓、鸡内金、远志补脾宁心，以化气血之源，达扶正之目的；鱼腥草、大青叶、两面针、白花蛇舌草、芦根、甘草，大剂清热解毒之品进剿，及早顿挫其病势，扭转病机以祛邪安正。病情好转后加黄芪、白术、薏苡仁益气健脾利湿，以增强扶正之力，达到除邪务尽、祛邪不伤正的标本同治的目的。此适用于正虚邪实之证。

第二节　便血（上消化道出血）

> 颜××，女，28岁，2008年9月4号初诊。
>
> 主诉：胃脘痛2年，便血3天，呕血1次。
>
> 现病史：2年前因劳累而致胃脘痛，饥饿时痛甚，得食减轻，时感烧心、泛酸，胃镜检查示：十二指肠球部溃疡。服用过西咪替丁等药物，胃痛时发时止，3天前因进食较硬干饭，胃痛复发，自觉胃中灼热，脘胁作胀，头晕乏力，拉柏油样便，一日两三次，今早呕血一次，咖啡色样，有血块，来我院住院予止血治疗，要求配合中药治疗。会诊症见：面色苍白，全身乏力，舌淡，边有齿痕，苔腻微黄，脉细略数。
>
> 体检及生化检查：T 37.4℃，P 82次/分，R 22次/分，BP 100/62 mmHg；心肺正常，腹平软，中上腹压痛，无反跳痛，肝脾肋下未触及，肠鸣音正常。大便隐血阳性，血红蛋白8.0 g/L。

西医诊断：上消化道出血。

中医诊断：便血（气虚失摄，血溢脉外）。

治则：补脾益气，降火化瘀。

方药：四君子汤加味。

处方：党参30 g、白术10 g、茯苓15 g、陈皮10 g、仙鹤草30 g、三七3 g、甘草3 g、大黄粉（冲服）1.5 g，水煎服，每日两次。

复诊（9月6日）：连服3剂，呕血、便血已止，大便隐血检查阴性，唯见头晕、乏力，药已中病，守原方再服3剂。

三诊（9月11日）：头晕、乏力减轻，便血未见，纳少，舌苔薄腻，脉细。原方去仙鹤草，大黄、三七改为0.5 g，研末冲服，加山药30 g、红枣5 g补脾健胃，服6剂，巩固疗效。

【按语】：本例为劳倦伤脾，脾不统血，血溢于肠，则为便血；久病入络，复伤于食，传导失司，积热伤阴络，则胃痛，舌边瘀，苔薄腻微黄；面色苍白、头晕乏力、心悸为气血不足之象。方中以四君子汤补脾益气以摄血，仙鹤草收敛止血，现代药理研究证实其有强心作用；三七既能活血止血又能止痛；大黄、陈皮降火调气，气降火降，血自宁。唐容川说："大黄一味，能推陈致新……既速下降之势，又无遗留之邪"，乃治胃出血之妙药。总之，在血证之中，已离经之血，终归属于污血，在出血时配以活血之品，有防留瘀之弊。整方具备补而不滞、血止不留瘀、活血化瘀不伤正的功效，继则加山药、红枣、白芍补脾和阴善其后，故收效甚佳。

第三节　黄疸（阻塞性黄疸）

宋××，女，35岁，2004年8月15日初诊。

主诉：右胁胀痛彻背，身目俱黄，伴纳呆、呕恶8天。

现病史：因恣食肥甘，劳倦过度，于8月10日出现精神疲乏，尔后右上腹胀闷作痛连胁，目黄尿赤，肌肤发黄，食欲欠佳，时呕恶。在外按"急性黄疸型肝炎"给予西药保肝配中药茵陈蒿汤治疗3天，诸症未瘥，右胁疼痛加剧，黄疸加深而求诊中医。刻下症见：精神稍萎，痛苦不安，面色青黄，形体壮实，右上腹绞痛且胀难忍，痛串胁背至肩，痛时喜屈腰背，身目俱黄，色泽鲜明，口唇暗红稍干，可闻呻吟及痛呼声，口有臭气，纳呆呕恶，小便短赤，大便稍秘。舌体活动自如，舌质暗红，苔黄腻，舌下带暗红，脉沉弦滑。

体检及理化检查：T 37.8℃，P 82次/分，R 21次/分，BP 136/78 mmHg。神清，急性病容，巩膜皮肤黄染，心肺查体未见明显异常，颈软，腹平坦，右上腹压痛伴肌紧张，肝大0.5 cm，脾未触及。血常规：白细胞$9.5×10^9$/L，中性粒细胞87%，淋巴细胞13%。肝功能：黄疸指数26 U，转氨酶49 U（赖氏单位）。B超：胆总管及胆囊内分别见1.2 cm×0.8 cm、0.8 cm×0.6 cm强光团。

西医诊断：胆囊炎、胆石症、阻塞性黄疸。

中医辨证：黄疸（肝胆湿热）。

治则：疏肝清热、利胆止痛。

处方：金钱草30 g、茵陈15 g、郁金10 g、柴胡6 g、白芍90 g、甘草15 g，水煎服，每日一剂，分两次服。

医嘱：每日服一剂，饭后给药，饮食宜清淡，忌油腻之品，进食低脂肪饮食，心情调畅，多注意休息。

二诊（8月21日）：服上药3剂，腹痛缓解，黄疸减退，舌苔薄黄，脉弦，药已见效，宗上方加重清热利胆理气之品。上方加海金砂15g、麦芽30g、内金15g、木香5g、枳壳10g，共3剂。

三诊（8月26日）：腹痛十去九，黄疸退，纳增，呕恶止，唯头晕乏力，舌苔薄，脉弦细，邪退正伤，原方加红参10g以扶正尽祛余邪。

四诊（8月29日）：昨大便通下，排出椭圆形黄色结石两枚，腹痛消失，诸症悉平，唯食欲欠佳，B超复查示结石已消失，继改用健脾利胆善其后。

【按语】：胆石之症，其病机主要是肝郁气滞，湿热久羁，胆汁受其煎熬而成。肝主疏泄，与胆相表里，其经布两胁，肝郁气滞，疏泄不利，胆道受阻痉挛则右胁痛连肩背；湿热蕴结，胆道阻塞，胆汁外溢则发为黄疸；肝木横逆脾胃则纳呆呕恶；舌苔黄腻、脉滑乃湿热之象，脉弦为肝脉所主，痛则冗弦脉。其病位在肝胆、脾胃，病性为实热证，肝胆湿热，胆道受阻，络脉拘急作痛。治宜疏肝清热、利胆止痛。方中柴胡、郁金疏肝利胆止痛，金钱草、茵陈清热利胆排石，重用白芍缓急止痛；继则加重清热利胆理气以祛其邪；待邪退后，复用健脾抑木之法以复其正、善其后，而获愈。

⊨ 第四节　哮喘 ⊣

> 陈××，女，53岁，2018年9月11日初诊。
>
> 主诉：哮喘反复发作6年。
>
> 现病史：患哮喘6年，屡治屡发，精神萎靡，干咳少痰，胸闷喘息，气短乏力，口干无渴，舌淡苔白，脉弦而虚。

中医辨证：肺虚气逆，肾不纳气。

治则：降逆化痰，益气纳肾。

方药：旋覆代赭石汤加味。

处方：旋覆花（布包）10g、代赭石16g、人参6g、五味子10g、生姜12g、大枣5枚、炒白芍10g、地龙干10g、炙甘草3g，共3剂，水煎服。

二诊：服药后，患者神清气和，喘息诸症减轻，按原方再服6剂。

【按语】：本案例哮喘反复发作，邪蕴肺络，肺气壅塞，气逆不宣，则胸部塞闷、喘息，属本虚标实之证；肾气不固，则短气乏力、精神萎靡，故方中取人参、五味子酸甘入肺滋肾，功在补气益肺滋肾，旋覆花降气化痰，代赭石重镇降逆，白芍养血敛阴，半夏、大枣、生姜、甘草补气和中化痰，巧取地龙干入肺肾之经，取其平喘利尿之效，谓之泻肺利水，有利于肺气宣降。诸药配合，共奏降逆化痰、益气平喘之功，疗效满意。本案例经随访，至今无复发。

第五节 水肿

（一）急性肾小球肾炎

陈××，女，43岁，2009年8月11日初诊。

主诉：颜面浮肿、咽痛、咳嗽15天。

现病史：半个月前因劳受凉而出现畏冷、咳嗽、咽痛，在外医治曾用过青霉素及激素数日，虽畏冷消除，但咳嗽仍见，伴脸面浮肿，下肢稍肿，腰酸乏力，小便短赤，食欲不振，舌暗红，苔腻微黄，脉滑尺弱。

体检及生化检查：精神稍萎，面色欠华，眼睑及双下肢水肿，咽部充血。T 37.6℃，P 76次/分，R 20次/分，BP 130/80 mmHg，心肺未见明显异常，肝脾未触及。尿常规：蛋白质＋，隐血＋＋＋。血常规：白细胞 $10.3×10^9$/L，中性粒细胞71.2%。肾功能：尿素氮7.1 mmol/L，血肌酐78.3 mmol/L。

西医诊断：急性肾小球肾炎。

中医辨证：水肿（风水泛溢）。

治则：祛风解表、宣肺利水。

方药：麻黄连翘赤小豆汤加味。

处方：麻黄5 g、连翘10 g、赤小豆30 g、蝉衣8 g、白术10 g、丹皮15 g、山药30 g、芡实30 g、白茅根30 g、甘草3 g，共6剂，每天一剂，水煎服，分两次服。

医嘱：注意休息，饮食少盐，慎风邪，禁辛辣之品。

二诊（8月16日）：服上药6剂，浮肿较消，咳嗽亦减，食欲改善，小便较清长，但体倦怠。尿检：蛋白＋，潜血＋，舌苔薄腻，脉小滑，余邪未清，正气已伤，再以原方加黄芪30 g已扶正祛邪、益气利水，再服6剂。

三诊（8月21日）：水肿消退，咳嗽亦除，腰酸体倦明显改善，尿检蛋白少许，潜血＋，舌晦暗苔薄，脉沉。以原方增减，加滋阴活血之品。处方：连翘 15 g、赤小豆 30 g、生黄芪 30 g、山药 30 g、莲子 15 g、龟板 30 g、败酱草 10 g、旱莲草 20 g、仙鹤草 30 g、甘草 3 g，经服上方 12 剂，尿检正常，他症悉愈，后改为 3 天服一剂，以巩固疗效。半个月 4 次尿检复查均正常，随访半年未复发。

【按语】：肾小球肾炎简称"肾炎"，是由链球菌及其他病原微生物感染引起的变态反应性炎症，有急性和慢性两种，临床上以浮肿、血尿、蛋白尿及高血压为主要表现，相当于中医的"水肿"。水肿是由外感风邪水湿或内伤饮食、劳倦，以致水液代谢功能障碍，造成头面、四肢甚至全身水肿。人体内水液的代谢和调节主要依靠肺、脾、肾三焦，以及膀胱等脏腑功能活动来完成的。肺气的通调、脾气的转输、肾气的开阖，三焦司决渎之权，使膀胱气化畅行，小便因而通利。如果其中任一脏腑的功能失调，都有可能导致水液代谢障碍而发生水湿停蓄、潴留，进而出现水肿。本例因劳受凉，风邪外袭，肺气不宣，不能通调水道，下输膀胱，以致风遏水阻，湿热内蕴。方选麻黄连翘赤小豆汤以宣肺利水，清热解毒；蝉蜕疏散风热，且有抗变态反应的作用；丹皮、白茅根凉血止血、清热利尿不伤阴；山药、芡实、白术补脾胃、益肺气，强肾固精；甘草调和诸药，三诊待邪祛之势，则加益气、滋阴、凉血之药以扶正祛邪，达祛邪务尽，病愈无复燃之忧。

（二）慢性肾炎、肾结石

任××，女，31 岁，晋江人，2003 年 9 月 24 日初诊。

主诉：全身浮肿、尿少 2 个月

现病史：2 个月前感冒、咽痛，继则面浮至全身浮肿，曾用青霉素、肌苷、泼尼松、双克等药治疗，病情稍好转，但下肢浮肿、腹肿仍见，食欲不振，神疲乏力，多汗，大便少，尿短，舌暗红，苔腻，脉沉滑。

体格及理化检查：T 37.2℃，P 80 次 / 分，R 21 次 / 分，BP 140/86 mmHg，心肺未见明显异常，肝脾未触及。尿检：蛋白＋＋＋，隐血＋＋。肾功能：肌酐 39 μmol/L。肝功能：总蛋白 47 g/L，白蛋白 27 g/L。B超：肾结石 0.3～0.5 cm。

西医诊断：慢性肾炎、肾结石。

中医辨证：水肿（脾肾两虚，湿邪内阻）。

治则：补脾益肾，益气利水。

方药：防己黄芪汤加味。

处方：黄芪 30 g、薏苡仁 30 g、白术 10 g、防己 10 g、山药 30 g、大腹皮 10 g、槟榔 10 g、芡实 30 g、厚朴 5 g、鸡内金 15 g、甘草 3 g，水煎服，一日一剂，分两次服。

医嘱：多休息，忌生冷之物，慎风寒，少盐。

二诊（9月30日）：服上药6剂，浮肿渐消，尿检示蛋白少许，隐血＋；药已中病，效不更方。

三诊（10月6号）：前两天感冒，面浮肢肿又现，尿少，纳差。尿检：蛋白＋＋＋，隐血＋＋＋；舌苔薄腻，脉浮。守上方加连翘10 g、赤小豆30 g、蝉衣8 g，解表祛邪利水湿。

四诊（10月10号）：药后浮肿已消，尿检示蛋白＋、隐血＋，纳增，后按上方加益母草20 g、石莲子20 g、党参15 g进行加减调治，3个月后尿检、肝功能、肾功能复查正常，B超复查示肾结石消失，病告愈，连续2年未复发。

【按语】：水肿因由外感而发者，是为太阴、太阳合病，太阳表虚，兼有里饮之外邪内饮病。益气祛风、健脾利水为治常法，故而投用防己黄芪汤加减，加薏苡仁复效白术、防己利湿作用；加山药、芡实补脾益肾，治理肾脏筛漏之缺；加大腹皮、槟榔、厚朴、鸡内金，悦脾胃而容百纳、调气机而化结石。三诊小恙，酌情加入连翘、赤小豆、蝉衣，乃仿水肿"宣肺揭盖"之法则也。再言医嘱之重要，遏制其病因诱发。

（三）特发性水肿

陈××，女，51岁，2010年6月6日初诊。

主诉：浮肿反复发作一年余，近日加重。

现病史：睑面及双下肢浮肿，时消时肿，时轻时重，屡治屡发一年余。常因劳累或月经过后而加重。近日来，月经过多，睑面及下肢浮肿更甚，伴心悸、乏力、头晕、食欲不振、胸闷不舒，大便稍溏，小便较少，面色苍黄，精神淡漠，舌淡，苔薄腻，脉沉小滑。

体格及理化检查：T 36.8℃，P 80次/分，R 21次/分，BP 150/92 mmHg，心肺未见明显异常，肝脾未触及，下肢凹陷性水肿。血常规：血红蛋白8.5 g/L。尿常规正常，肝肾功能、胸透、心电图、B超等均正常。

西医诊断：特发性水肿、高血压。

中医辨证：水肿、眩晕（肝郁脾虚、水湿内停）。

治则：疏肝健脾，补益气血，行水消肿。

方药：柴芍六君子汤加减。

处方：党参15 g、白术10 g、茯苓30 g、柴胡6 g、白芍15 g、当归10 g、首乌15 g、鸡血藤15 g、天麻15 g、枸杞20 g、杜仲10 g、牛膝15 g、薏苡仁30 g、车前子10 g、红枣6 g，共6剂，水煎服，一日一剂，分两次服。

医嘱：多休息，注意营养，饮食少盐。

二诊（6月12日）：6剂后水肿明显减轻，诸症好转，原方再服6剂，配归脾丸补心脾、益气血。

三诊（7月3日）：水肿已消，心悸、头晕、乏力明显改善。BP 140/86 mmHg，舌苔薄，脉细，仍就前方出入，水肿已消，去车前子，加洋参益气阴，再调治半年，诸症消失，血红蛋白升至 10.8 g/L。

【按语】：特发性水肿属于中医"水肿"范畴。本病多见于女性，多数患者发病与情绪和月经有关。本病应责于肝脾，因肝主疏泄，若肝功能失职，则气机郁结，水液代谢受阻，滞留而致水肿，故曰："气行则水行，气滞则水停"。吴鞠通治水之旨："善治水者，不治水而治气"，正说明了气与水的生理和病理关系。脾主运化，责司升清降浊，主肌肉四肢，输布水谷精微。若脾虚不运，则水湿内停，而致水肿，故《内经》曰："诸湿肿满，皆属于脾"。综上所述，本病多属于肝郁脾虚，水湿内停。治以疏肝健脾、利水消肿为主。方中党参、白术、茯苓、薏苡仁、红枣健脾益气；柴胡、白芍、天麻疏肝平肝理气；当归、首乌、鸡血藤补血活血；杜仲、牛膝、枸杞补肝肾，司开阖，以利玄门开、水道下而消肿；配车前子利水消肿。全方共奏疏肝理气、健脾化湿、益气行血、利水消肿之功效。药合病机，因此获得良好疗效。

第六节　胃脘痛（消化性溃疡）

陈××，男，38岁，1998年3月28日初诊。

主诉：胃脘灼热胀痛，伴嗳气5天。

现病史：5年前因饮食不节而发生胃脘疼痛，服胃痛药（西药不详），当时痛止，继后每受冷、劳累则胃痛复发。3年前胃肠造影为十二指肠球部溃疡，病发至今屡治屡发。5天前与人发生矛盾，心情不畅，易发怒，胃痛复发，服药未解，今日来诊。刻下症见：精神疲惫，烦躁不安，面色升火，胃脘灼热胀痛，时连两肋，胸闷，嗳气，喜太息，睡眠不安，口干口苦，小便微黄，大便稍干。舌红，苔黄，舌下带络脉紫黯，脉弦略数。

体检及理化检查：T 37.2℃，P 74次/分，R 21次/分，BP 130/75 mmHg。神清，心肺未见明显异常，腹软，上腹部压痛，肝脾未触及。三大常规检查正常，肝功能正常，胃肠造影：十二指肠球部溃疡、慢性浅表性胃炎。

西医诊断：十二指肠球部溃疡、慢性浅表性胃炎。

中医辨证：胃疡痛、胃痞痛（肝胃郁热）。

治则：疏肝理气，泄热和胃。

方药：丹栀逍遥散加减。

处方：柴胡6g、白术10g、白芍30g、茯苓20g、丹栀10g、夏枯草8g、蒲公英15g、吴茱萸3g、川连3g、川栋10g、当归6g、甘草3g，共3剂，水煎服，一日一剂，分两次服。

医嘱：调情志，节饮食，忌燥热辛辣之品。

二诊（4月2日）：服上药诸症好转，舌苔微黄，脉弦。继用六君子丸配丹栀逍遥丸调治一个月，诸症悉除。

【按语】：本病乃饮食不节、情志气伤而肝气郁滞，横逆脾土所致。恼怒忧思，肝气郁滞，不得疏泄，则横逆犯胃乘胃，肝肾不和故胃脘胀痛，气多走窜，胁为肝之分野，故痛连胁肋；胃失和降，则胸闷嗳气，喜太息；肝郁化火，火热上熏灼津，则脘灼热，口干口苦；舌红、苔黄、脉弦数均为肝胃火炽之象。病位在肝胃，治以丹栀逍遥散为主，疏肝清热和胃，缓病急之势，继用健脾和肝，治病之本。

第七节 肝着

林××，男，45岁，1998年2月15日初诊。

主诉：胸闷痛不舒3个月。

现病史：3个月前因怒郁致胸中闷痛不舒，喜太息，喜捶打胸部，医者按肝气郁结予四逆散、逍遥散治疗10天，病不瘥，胸闷短气，捶打胸部略感轻松，夜眠喜双手按胸，心电图检查提示"冠心病"可疑，拟胸痹，又给丹参片、瓜蒌薤白半夏汤等药，未能改善。症见：情志抑郁，形体略疲，面色青晦，胸闷痛时轻时重，持续不解，时憋塞难言，喜太息短气，时时捶打胸部，夜眠不实，常双手按胸，饮食正常，二便调。舌质暗红，边带瘀斑，苔薄白少津，脉弦细。

体查及生化检查：T 37℃，P 80次／分，R 20次／分，BP 125/75 mmHg，心肺查体未见明显异常，肝脾未触及，肝功能无异常，心电图无异常。

中医辨证：肝着（气着血瘀）。

治则：行气散结，通阳活血。

方药：旋覆花汤加味。

处方：旋覆花 15 g（包煎）、茜草 15 g、葱白 7 条（后下）、郁金 10 g、丹参 20 g。

医嘱：调节心情，饭后服药。

二诊（2月20日）：服药 5 剂，患者胸闷遂减，未再捶胸，舌暗转红，苔薄，脉弦。前法既效，效不更方，前方再服 3 剂。

三诊（2月23日）：药尽诸恙均除，改以调气血之剂善其后。

【按语】：本案因怒郁伤肝，肝失条达，气机不畅，气滞血瘀于胸膈，"不通则痛"，故见胸闷痛不解；肺朝百脉，助心气而行血，肝气横逆、气机不畅则存太息短气；捶打胸部为气机滞塞之征，舌暗红，边有瘀斑为血瘀之象，脉弦主肝，故其病位在肝，为肝气郁结、气着血瘀之肝着，治非疏肝解郁气能奏效，而当行气通阳活血为法。取旋覆花汤为主，下气散结，活血通阳，肝气得疏，血行复常，其症自除。然前医所用之药何以不验？细析之：四逆散虽能疏肝理脾，但偏在疏肝气，对气着血瘀则难以奏效；而逍遥散主治血虚肝郁之胁肋作痛，不合肝着之病机；瓜蒌薤白半夏汤虽主胸闷，但与旋覆花汤所主胸闷病机有别，前者乃痰浊阻塞，后者为气着血瘀，病机不同，疗效亦异。故前医所用方药未能切中病机，病无转机。气为血帅，气行则血行，气滞则血瘀，治当着眼于行气散结，用旋覆花、郁金之类，茜草、丹参活血辅之，葱白通胸中之气，使之气行血活，胸中之气得宣而取效验。《金匮要略》云："肝着，其人常欲蹈其胸上，先未苦时，但欲饮热，旋覆花汤主之"。本案只见胸闷痛、捶胸而无"先未苦时，但欲饮热"之症，根据仲景"小柴胡症未必悉俱"之意，患者最痛苦的症状是医者辨证之要点。蹈胸之症在脏气血郁滞中最为常见，可视为气机滞塞之征兆，捶击之则有助气行，可减轻痛苦，故临床辨证可以此作为客观指征，即但见"蹈胸"一症，便可用旋覆花汤增损治疗。

第八节　肝积（肝硬化）

黄××，男，45 岁，1998 年 2 月 24 日初诊。

主诉：右胁闷痛，伴疲乏、纳差 3 个月。

现病史：三个月前右胁不舒、疲乏，由其爱人发现面部成片毛细血管扩张而到县医院检查，发现肝功能及血常规异常而住院，诊断为"早期肝硬化"。住院时以西药保肝为主，住院 50 余天未见明显好转而出院求诊中医。刻诊：右胁时闷痛不舒，情志抑郁，食欲不振，食后脘腹胀，体倦四肢乏力，大便正常，小便稍黄。

形体较瘦，闻及太息而无呻吟、咳喘及异常气味。舌体活动自如，舌质暗红，苔薄黄，舌下脉络紫黯，脉弦细。

体检及理化检查：T 37.3℃，P 78 次 / 分，R 21 次 / 分，BP 104/76 mmHg。神志清楚，精神稍萎，面黯黑色，颈项部出现蜘蛛痣，可见肝掌，颈项无淋巴结肿大。心肺无明显异常，腹稍胀无肿块，目无黄染，肝右肋下 0.5 cm 触及，有压痛，脾左肋下 2 cm 触及。肝功能：麝絮＋＋＋、麝浊 20 U、锌浊 10 U、谷丙转氨酶（赖氏单位）82 U、白蛋白 4.5 g/L、球蛋白 21 g/L；血常规正常，二便检查正常；B 超示肝脾肿大。

西医诊断：慢性肝炎、早期肝硬化。

中医辨证：肝积（肝脾不和、气滞血瘀）。

治则：疏肝理脾、行气活血。

方药：四逆散加味。

处方：柴胡 6 g、枳壳 10 g、白芍 30 g、白术 10 g、茯苓 30 g、丹参 30 g、川楝子 12 g、甘草 3 g、二芽各 15 g（后下），共 3 剂，水煎服，一日两次，饭后服。

医嘱：调情志，多休息，忌油腻燥热之品。

二诊（2 月 28 日）：服上药，胁痛大减，纳增，口干，睡眠欠佳，舌红，脉细弦，此乃肝阴亏损，治改滋养肝阴，以一贯煎加减：生地 15 g、沙参 15 g、川楝子 10 g、枸杞 12 g、当归 8 g、麦冬 10 g、甘草 3 g，水煎服。

三诊（3 月 4 日）：服上方 5 剂，口干除，舌红转淡，睡眠转佳，唯脘腹稍胀，脉弦细，此属脾胃不健，治改健脾和胃养肝，方取一贯煎合异功散加丹参调治 3 个月，复查肝功能正常，复查 B 超示肝脾肿大基本消失。

【按语】：肝硬化属中医"癥积""膨胀"范畴。本病多因湿热久郁，肝脾两伤，日久则气滞血瘀。胁痛、舌红、脉弦细属肝阴受伤；食欲不振、倦怠属脾失健运；肝脾肿大乃气滞血瘀之征。病位在肝脾，病性虚中夹实，为肝脾不和、气滞血瘀之证。治以四逆散加白术、茯苓、二芽疏肝理脾，辅以川楝子、丹参行气活血，继则用一贯煎、异功散加味滋养肝肾、健脾和胃而收功。

第九节 癫痫

陈××，女，15岁，2004年3月4号初诊。

主诉：患癫痫7个月，近期4～5天发作一次。

现病史：7个月前因跌倒脑部受伤后发生癫痫，发作时流涎、目吊，手足挛急、牙关紧闭，约30分钟方醒，伴记忆减退，经省级医院诊断为癫痫，给予苯妥英钠，后转到××医院治疗，服用卡马西平、苯巴比妥、吡拉西坦、康脑灵等药，症状有所缓解。近期4～5天发作一次，发作时间大多在上午11:00～12:00或下午6:00～7:00，饮食与二便正常。舌苔薄黄腻，脉弦滑。

体检及生化检查：T 36.8℃，P 78次/分，R 21次/分，BP 100/62 mmHg；心肺正常，肝脾未触及。

西医诊断：癫痫。

中医辨证：癫痫（痰浊内扰）。

治则：清火豁痰熄风，佐以滋肾平肝。

方药：温胆汤加味。

处方：茯苓30 g、制半夏10 g、陈皮10 g、姜竹茹10 g、枳实10 g、灵芝6 g、首乌15 g、丹参15 g、龟板30 g、僵蚕10 g、枸杞10 g、天麻12 g、甘草3 g，水煎服，一日一剂，分两次；康脑灵1片，一日3次。

二诊（3月14日）：服药10剂后，癫痫发作由4～5天发作一次变为10天发作一次。药已中的，宗上方再服6剂。

三诊（3月20日）：药后至今癫痫未再发作，睡时口干稍痛，舌苔薄腻，脉滑，上方枸杞改山茱萸15 g，茯苓30 g改60 g，加蒲公英15 g、石斛15 g，以清热养阴。西药同上。

四诊（3月31日）：近3天来，因感冒而癫痫小发作一次，伴咳嗽痰多，上方加莱菔子30 g、百合15 g以化痰润肺。

五诊（5月1日）：20天来癫痫只发作一次，发作时间缩短至6～7分钟，舌苔薄微黄，脉小滑，宗上方去蒲公英、百合，改每两天一剂。一年后随访，癫痫未再发作。

【按语】：《内经》云："诸风掉眩，皆属于肝"。朱丹溪云："顽疾怪病皆主于痰"。痰浊内扰型癫痫，以温胆汤化裁实属方证对应，其理气化痰、清胆和胃以遏制邪扰。该患者癫痫好发时段：午时（上午 11：00 ～ 12：00）为心当令，酉时（下午 6：00 ～ 7：00）为肾当令，故宁心健脾神自安逸，滋肾平肝风可消失。其治法治则贯穿初诊至五诊始终，故奏效甚捷。茯苓、制半夏、陈皮、竹茹化痰以醒神明；首乌、僵蚕、龟板、天麻定风以解混沌；枸杞、灵芝、丹参滋肾以灵髓脑；枳实、甘草、山茱萸、蒲公英、石斛健脾清热以缓挛急。

第十节 瘿瘤（甲状腺瘤）

李××，女，17 岁，2007 年 12 月 23 日初诊。

主诉：喉正中处肿块呈圆形 10 余年。

现病史：十年前发现喉正中有一小肿物，因无痛苦，未引起注意，近年来肿物增大，伴情志易烦躁，月经来潮更甚，经西医检查诊为甲状腺瘤，后求诊中医。

症见：喉正中处肿块呈圆形，如鸭蛋大，按之不痛，可以随吞咽而上下移动，纳食与二便正常，舌较红，苔腻，脉滑。

体检与理化检查：T 37.1℃，R 20 次 / 分，P 78 次 / 分，BP 110/65 mmHg，心肺未见明显异常，肝脾未触及，血常规、生化全套无异常。

西医诊断：甲状腺瘤。

中医辨证：瘿瘤（肝气郁结、痰瘀互结）。

治则：理气解郁、化痰软坚

方药：四逆散加味。

处方：柴胡 6 g、枳实 10 g、白芍 15 g、牡蛎 20 g、当归尾 10 g、鳖甲 30 g、昆布 15 g、太子参 15 g、茯苓 20 g、莪术 10 g、浙贝 6 g、丹参 30 g、薏苡仁 15 g，共 7 剂，水煎服，一日 2 次。

复诊（12 月 30 日）：服 7 剂，肿块已缩小三分之一，心情舒畅，效不更方，上方再服 7 剂。

三诊（2008 年 1 月 6 日）：肿块基本消失，宗上方加陈皮理胃气，再续服 6 剂以巩固疗效。随访 1 年未见复发。

【按语】：甲状腺瘤大多发生于女性，在喉正中或偏左偏右处，属中医"瘿瘤"范畴。本例成因为肝气郁结，津液运行受阻，凝注成痰，气滞日久而导致血瘀，气、痰、瘀互结于颈前，渐成瘿瘤。本病系慢性病，病程长，药若见效，可不必更改处方，直服至瘿瘤消散为止。方中柴胡、白芍、枳实、甘草疏肝解郁，使气畅血行；昆布、牡蛎、鳖甲软坚散结以消瘿；莪术、丹参、当归尾活血化瘀；浙贝、薏苡仁、茯苓化痰利湿消肿，妙在太子参、茯苓、陈皮益气养阴、健脾理气以鼓舞正气。全方用药严谨，既能破坚散结，又不损伤正气，使病愈而不留余弊。

第十一节　气瘿（甲状腺瘤）

郑××，女，66岁，2010年10月27日初诊。

主诉：颈下肿块如鸭蛋大6～7年。

现病史：素来多愁善感，忧思抑郁，6年前患甲状腺瘤，于颈下结喉正中处有一圆形肿块，每于情志变化而增减，因没有痛苦故未引起注意。近年来，肿块增大如鸭蛋，按之不痛，可随吞咽上下移动，情志较急躁易怒，伴胸闷心悸、乏力、多汗，食纳较差，睡眠欠佳，大便较干，小便正常。舌暗红，苔薄腻，脉弦滑。

体检与生化检查：T 37.3℃，R 21次/分，P 82次/分，BP 138/86 mmHg，颈下喉正中处有一圆形肿块，约4.0 cm×4.0 cm，质地中等，表面光滑，活动度好，肝脾未触及，心电图无异常，甲状腺素（T4）和三碘甲状腺原氨酸（T3）及血常规均正常。

西医诊断：甲状腺瘤。

中医辨证：气瘿（肝气郁结、痰瘀至结）。

治则：疏肝理气，化痰软坚。

处方：柴胡6 g、白芍15 g、枳实10 g、海藻15 g、昆布15 g、三棱10 g、莪术10 g、牡蛎20 g、丹参30 g、太子参15 g、白术10 g、佛手干10 g、香附10 g、桔梗6 g、红枣5枚，共8剂，水煎服，一日2次。

复诊（11月10日）：服上药8剂，肿块渐消退，他症亦减轻，宗上方加鳖甲30 g。

三诊（11月20日）：肿块缩小如小指大，效不更方，再服8剂，肿块消失，继以逍遥散调理以巩固疗效。随访一年未复发。

【按语】：甲状腺瘤属中医"瘿瘤"范畴。其病因多为七情所伤，肝郁气滞，津液运化受阻，凝注成痰，气滞日久而导致血瘀，痰瘀互结渐成瘿病。本例为肝气郁结、气滞血瘀所致，痰瘀互结于喉则成肿块；肝郁化火则情志急躁，火扰心神则睡眠欠佳，肝旺乘土则食欲不振；运化失职，生化不足，血不养心则心悸；汗为心之液，心气虚敛阴不固则多汗，舌暗为血瘀之征，苔腻为痰湿之象，脉弦主肝、滑主痰，故辨证为肝郁气滞、痰瘀互结，治以疏肝理气、化痰软坚。方中柴胡、白芍、枳实、甘草疏肝理气，气行则血行以通其瘀；牡蛎、昆布、海藻、三棱、莪术活血散瘀，化痰软坚散结；太子参、白术、丹参、红枣补气扶正以防损其正气，妙用桔梗载药上行又兼化痰，故收气行、血活、痰去、肿消之效。

第十二节　行痹（类风湿性关节炎）

刘××，女，38岁，2000年4月13日初诊。

主诉：四肢关节肿痛3年，近期加重。

现病史：3年前因冒雨涉水，周身游走性酸痛，服中西药虽有改善，但四肢关节酸痛时常发作，以膝、踝、腕关节为著，经常服用芬必得、地塞米松等，效果欠佳。近期日渐加重，疼痛夜间尤甚，手指关节肿胀酸痛，呈梭形改变，晨起僵硬，生活自理较困难，痛苦不堪。食欲不振，大便较软，小便清长，舌暗红，苔薄腻，脉弦滑。

体检与辅助检查：T 37.3℃，P 78次/分，R 21次/分，BP 138/86 mmHg；心肺查体未见明显异常，肝脾未触及，血沉61 mm/h，类风湿因子阳性。

西医诊断：类风湿性关节炎。

中医诊断：痹症（风寒湿痹、气血凝滞）。

方药：乌梢蛇10 g、露蜂房20 g、地鳖虫10 g、白僵蚕10 g、鸡血藤15 g、威灵仙20 g、桑枝10 g、薏苡仁30 g、汉防己10 g、生黄芪40 g、熟地黄15 g、当归10 g、川芎10 g、白芍30 g、内金15 g、甘草8 g，共6剂，水煎服，一日一剂，每日两次。

二诊（4月20日）：服药6剂，关节肿痛减轻，颈项酸楚，口干，宗上方去桑枝，加葛根15 g、石斛15 g、忍冬藤15 g，以解肌清热、养阴生津。

三诊（9月7日）：先后以上方加减再服60剂，症状基本消失，生活能自理。复查类风湿性因子阴性，血沉21 mm/h，继服30剂，配合鹅肉煎生姜食疗以巩固疗效，至今尚好。

【按语】：类风湿性关节炎是一种自身免疫性疾病，目前尚属顽症之一，致残率较高，属中医"痹症""历节"范畴。《济生方》云："皆因体虚，腠理空疏，感受风、寒、湿气而痹也。"《医林改错》又云："痹有瘀血"，可见本病是因正虚卫外不固，风寒湿邪乘虚而入，痹阻经脉，气血凝滞，不通则痛，乃至功能障碍。而本例正是冒雨涉水而感受风寒湿所致。治以乌梢蛇、鸡血藤、威灵仙、薏苡仁、僵蚕、防己祛风除湿宣痹为君；地鳖虫、露蜂房活血通络为臣；黄芪、熟地、当归、川芎、白芍补气养血扶正祛邪为佐；甘草调和诸药为使；加入内金消食健脾，以振胃气，使药物容易吸收，更好地发挥作用。诸药共奏祛风除湿、活血通络、扶正祛邪之功，实为治疗该病之良方。

第十三节　鹤膝风

李××，男，46岁，2011年4月10日初诊。

主诉：膝关节肿痛10余年，近月来加剧。

现病史：10年前右膝关节碰伤后时常疼痛，反复发作，历经多家医院，屡治屡发，近月来加剧，肿痛重着，行走不便，四肢欠温，经X线检查示关节积液，予关节积液抽除治疗，虽肿痛减轻，但局部灼痛夜甚，夜寐不安，大便正常，小便色黄，舌红，苔薄腻微黄，脉沉滑。

体检与辅助检查：T 37.5℃，P 80次/分，R 21次/分，BP 145/86 mmHg，心肺正常，肝脾未触及，血常规：白细胞 11.0×10^9/L、中性粒细胞50.8%、血红蛋白132 g/L、血小板 241×10^9/L、血沉42 mm/h。

西医诊断：关节炎（关节积液）。

中医诊断：鹤膝风（寒湿瘀阻，久积化热）。

治则：补气活血，利湿通络止痛。

处方：牛膝15 g、苍术8 g、鸡血藤15 g、威灵仙15 g、黄芪30 g、忍冬藤15 g、薏苡仁30 g、酒地龙15 g、白芍30 g、全蝎4 g、红枣6 g、甘草6 g，共6剂，水煎服，一日2次。

二诊（4月24日）：药后肿痛十去七八，夜可入眠，小便清长，舌暗红，苔转薄。药症相合，原方加丹参30 g，续服6剂，水煎服，一日2次。

三诊（5月1日）：肿痛基本消除，局部灼热感消失，能行走，睡眠转佳，二便通利，下肢较酸软无力，舌暗苔薄，脉弦细。宗上方加龟板30 g、杜仲15 g，滋补肝肾健筋骨，续服12剂。

四诊（7月3日）：诸症悉除，血检正常，局部X线检查关节无积液，舌苔薄白，脉小滑。暑热当令，上方加荷叶、扁豆升清醒脾、祛暑热退以巩固疗效，改为2天一剂。随访半年未复发。

【按语】：此患者数次就医诊治而难奏效，反复考虑，用《素问·痹论》的"风寒湿三气杂至，合而为痹"的理论分析病情："湿者重着"，故发生下肢肿痛；寒为阴邪，阳气受损，而四肢不温；"同气相求"，故夜间加重，久之寒则化热攻痛，故局部灼热而痛。而且，病发十余年，"初病在经，久病入络"，故须益气通阳、养血活血；"通则不痛"，又须配合舒筋通络之品，糅合黄芪、鸡血藤、白芍益气养血活血；威灵仙、苍术、薏苡仁、忍冬藤，清热燥湿、利水消肿；酒地龙、全蝎，通经活络止痛；牛膝、杜仲、龟板补肝肾；红枣、甘草补中益胃。全方融会标本合治，扶正祛邪，且补正不留邪、攻邪不伤正，使顽疾愈后不再复发。

第十四节　筋挛痛（肌痉挛）

> 郑××，女，52 岁，2014 年 1 月 23 日初诊。
>
> 主诉：双脚拘挛、抽筋疼痛 2 年余。
>
> 现病史：2 年前双脚时常拘挛、抽筋疼痛，多方就医，服过中西药但未见效。近日来病情加剧，伴腰酸手痹，口干夜甚，纳可便调，舌暗，苔薄腻，脉沉细弦。
>
> 体检与辅助检查：T 36.8℃，P 72 次 / 分，R 18 次 / 分，BP 120/75 mmHg，心肺未见明显异常，血沉、抗链球菌溶血素"O"试验、类风湿因子检查无异常。

西医诊断：肌痉挛。

中医辨证：筋挛痛（气阴两虚，筋失濡养）。

治则：补气活血，养肝缓急。

方药：芍药甘草汤加味。

处方：白芍 60 g、炙甘草 8g、黄芪 30 g、木瓜 15 g、威灵仙 20 g、鸡血藤 15 g、薏苡仁 20 g、桂枝 6 g、白术 5 g、苍术 5 g，共 6 剂，水煎服，一日一剂，分两次服。

复诊：药后病愈。

【按语】：四肢拘挛，是指四肢拘急挛曲，不能伸直，系筋脉为病，俗称"筋挛"，多因失血、内热伤津而致血液枯燥，筋失所养，或寒邪侵袭经络，因寒主收引，发为拘急。而本例口干夜甚为阴津不足；手痹、舌暗、脉沉细为气血不足瘀滞之征。证属气阴两虚，筋失所养，治宜补气活血、养肝缓急，方选芍药甘草汤加减。肝主筋，白芍入肝经血分，善补肝血而养经脉，以达缓急止痛；炙甘草健脾补中，其味甘，甘则缓，与白芍配伍，其缓急止痛作用尤为突出；木瓜舒筋活络加强缓急之力，威灵仙祛风通络止痛；黄芪、鸡血藤补气活血通络；白术、苍术、薏苡仁健脾利湿，化气血之源，使气血足，筋脉得养；桂枝与白芍调和营卫。诸药合璧，切中病机，故效神速。

第十五节　盛人（肥胖症）

陈××，女，38岁，2005年5月30日初诊。

主诉：形体肥胖5年，近半年病情加重。

现病史：5年前施行结扎手术，此后体重渐增，由55 kg增至76 kg，为之焦虑，四处求医。查前医所用之药，有利水消肿的泽泻、益母草、薏苡仁之属，有消导活血泻下的山楂、丹参、大黄之品，屡治周效，经各种检查无异常，西医诊为"单纯性肥胖病"。症见：形体肥胖，腹大如箕，身重疲乏，行走迟缓，面色欠华，四肢欠温，气短汗多，食时或动则汗出淋漓，纳少，便溏，下肢浮肿，按无没指。舌淡胖色暗晦，苔腻，脉沉细。

体检与辅助检查：T 37.0℃，P 78次/分，R 19次/分，BP 110/80 mmHg。神清，形胖，身高156 cm、体重76.5 kg、腹围96.5 cm，巩膜无黄染，心肺未见明显异常，颈软，肝脾未触及。血常规、尿常规正常，肝功能正常。

西医诊断：单纯性肥胖症。

中医辨证：盛人（脾虚湿盛）。

治则：益气健脾利湿为主，助以活血。

方药：防己黄芪汤加减。

处方：生黄芪50 g、白术15 g、防己15 g、红枣7枚、丹参20 g、炙甘草3 g，共10剂，水煎服，一日一剂，分两次服。

医嘱：调节饮食，少食油腻之品，多运动。

二诊（6月11日）：服药10剂，腹大见消，汗少，纳增，腰时疼，尿较少，舌苔薄，脉细欠弱，药已中的，原方加肉桂5 g以温肾补土利水。

三诊（6月28日）：续服15剂，体重减轻3 kg，腹围缩小5.5 cm，再守法守方。

四诊（7月29日）：续服30剂，诸症悉除，体重减轻11 kg，腹围缩小16 cm。

【按语】：肥胖病其病机多为饮食过剩，恣食膏粱厚味，脾胃受伤，运化失司，痰湿蕴积。治疗从消导利水泻实立论，收效者确实不少，但也并非没有例外者。凡事有常就必有变，况复杂多变之病乎，是故肥胖病于屡投消导利水泻实而无效时，则应刻求他故，探索其因。本案一诊中的，除了踏前车之鉴外，尤其重视细诊详察，于四诊所得，务求其本。辨证分析：胃主受纳，脾主运化，脾胃虚弱则纳差、便溏；脾主大腹、四肢，脾失健运则湿浊内停，其腹肿大；脾气虚，不能温煦四末，故四肢欠温；脾虚不能运化水谷精微输布营养全身，故面色欠华、神疲乏力、气短；汗出乃气虚及阳，卫气不固之故，舌淡苔腻，脉细为脾虚湿盛的表现。综上所述，本病为脾气虚、失健运、湿浊内阻所致，属本虚标实，乃气虚不运，聚湿成痰，虚之为本，岂能专以消泻之理，故遣方用药紧扣病机，恰到好处，以身重疲乏、纳少、舌淡胖、脉细为辨证依据，认准气虚、脾失健运、湿浊内阻而致肥胖之病机，选用防己黄芪汤为主，益气健脾利湿，以补气健中州，药后脾气健运，代谢功能正常，湿浊自化，瘀积自消。若只一味消泻，邪未祛，气虚更损，中运戕伐，邪愈益难化，病缠难愈。故治病当求其本，于方中重用黄芪、白术补气健脾以化水湿，配防己通行经络，开窍泄湿，辅以丹参活血助黄芪行气。诸药配合，切中病机，肥胖诸症自瘥。现代医学认为肥胖病是一种全身性代谢失调疾病，从中医角度来看则与脾运化失调有关，故从脾论治有其临床意义，值得进一步探讨。

第十六节　石淋（肾结石）

邱××，男，38岁，2013年10月15日初诊。

主诉：反复腰腹阵发性疼痛3～4年，加重3天。

现病史：4年前因腰腹部疼痛、小便不利就医，经检查确诊为左肾结石0.9 cm×0.8 cm，右肾泥沙样结石，经消炎药及破石治疗症状缓解，嗣后腰腹疼痛时常发作，虽用消炎止痛及石通淋等药，又进行了2次破石治疗，但均无效。3天来腰腹部绞痛阵作，向会阴部放射，伴畏冷发热、尿急尿痛，经静滴抗生素及解痉药，发热退，尿急尿痛及腰腹疼痛缓解，患者要求配合中药治疗。症见：腰腹疼痛阵作，小便不利，伴腰酸乏力，时有恶心，舌暗，苔腻黄，脉弦滑，右关尺弱。

体检及辅助检查：T 37.2℃，P 78次/分，R 19次/分，BP 130/80 mmHg，急性病容，痛苦不安，心肺未见明显异常，肝脾未触及，左肾叩击痛阳性。血常规：白细胞$10.1×10^9$/L，中性粒细胞70.4%。尿常规：尿蛋白＋，红细胞＋＋。B超：左肾结石1.2 cm×0.8 cm，伴轻度积水。

西医诊断：肾结石。

中医辨证：石淋（肾虚湿热蕴结）。

治则：补肾益气，清利通淋。

处方：胡桃 30 g、金钱草 60 g、菟丝子 15 g、海金沙 15 g、鸡内金 30 g、葛根 15 g、陈皮 15 g、甘草 6 g，共 6 剂，水煎服，一日一剂，分 4 次服。

医嘱：治疗时多饮水，多跳跃，以便结石下移排出。

复诊（10 月 21 日）：药进 3 剂后疼痛消失，他症减轻，再进 6 剂，诸症悉除，B 超复查示结石已排出，肾积水已消失。

【按语】：本病初多实热，治疗多宗宣通清利，又多次破石，肾受损伤，气化失司；病程日久，则多见虚象，或实中夹虚，故腰酸乏力。脉尺弱为肾虚之征；尿急尿痛、舌暗红、苔腻黄、脉弦滑为标实湿热蕴结之候，治宜扶正祛邪、标本兼顾，以补肾益气、利湿清热为主。方中胡桃、菟丝子、陈皮补肾健脾益气，以驱石动；金钱草、海金沙清热利湿通淋、利尿排石；鸡内金消积磨坚、化石溶石；妙用葛根升清降泻，现代药理证实其具有扩张血管作用，借以扩张管道及松弛输尿管平滑肌，以利结石排出；甘草补益脾胃，调和诸药，方中重用金钱草，临床观察一般用 60～120 g 可收效。诸药合用，补肾益气，宣通清利，以利结石排出，取效迅速。

第十七节　脏燥

丁××，女，34 岁，2019 年 10 月 28 日初诊。

主诉：易怒易悲，精神恍惚 6 年余。

现病史：未生育前双手心发烫，烦躁易怒，睡眠不安，精神恍惚，易怒易悲，口臭，纳谷不香，伴情志抑郁，求医无数，痛苦难安，持续 6～7 年，脸上可见痤疮，舌暗红，苔微黄薄腻，大便 3～5 天一次，脉沉弱。

西医诊断：抑郁症。

中医诊断：脏燥。

治则：滋阴清心除烦。

方药：栀子豆豉汤合百合地黄汤加减。

处方：丹皮 15 g、柴胡 6 g、白术 10 g、茯神 30 g、当归 6 g、炒栀子 6 g、黄连 3 g、薄荷 6 g、豆豉 10 g、百合 15 g、生地 15 g、冬瓜子 15 g、甘草 6 g、太子参 15 g、白芍

30 g，共 6 剂；另小麦 30 g、甘草 5 g、大枣 5 g，冷水煎煮后当茶饮。

二诊：症状均较前减轻，大便两日一次，舌苔薄腻，上方加苍术 3 g 续服半个月，病情基本控制，另嘱饮甘麦大枣汤以善后。

【按语】患者生育前双手心发烫，脉沉弱，说明素体阴虚，用百合、生地、当归、黄连、白术、茯神滋阴养血，健脾安神；口臭、大便 3～5 天一次、脸上痤疮、肠腑不通，以冬瓜子、黄连清心润肠通便；邪热袭扰胸膈，故而烦躁易怒，以炒栀子清透郁热而解郁除烦；豆豉清宣郁热、益气和胃；柴胡、白芍、薄荷疏肝解郁；舌质暗红、苔黄，予牡丹皮凉血化瘀；甘麦大枣汤舒缓情志、和中缓急。二诊诸症缓解，舌苔薄腻，食欲不振，上方加苍术燥湿运脾。

第十八节　健忘

黄 ××，男，33 岁，2019 年 10 月 18 日初诊。

主诉：健忘日渐加重 10 余年。

现病史：12 年前被人打伤后出现头晕、头痛，经脑 CT 检查，诊断为脑震荡后遗症，经用补脑之药品而未奏效。记忆力出现明显下降，当天的事当天忘，神疲寐差，纳可，二便调，舌暗红，苔薄腻，脉弦，尺脉弱。

西医诊断：脑震荡后遗症。

中医辨证：健忘（肾虚髓空）。

治则：补肾安脑，开窍宁心。

处方：鳖甲 20 g、茯神 20、石菖蒲 8 g、远志 10 g、山茱萸 10 g、丹参 15 g、山药 15 g、龙骨 15 g、首乌 15 g、甘草 3 g。

二诊：连服 6 剂后诸症改善，效不更方，上方加黄精 15 g 续服 20 剂而痊愈。

【按语】此例有明确的外伤史，外伤后气血逆乱，脑神受扰；瘀血阻络，心脑失养，则头痛、头晕；外击头部致脑髓震动，累及肾，髓海不足，则健忘神疲；脉弦、尺弱、寐差为肝肾阴亏、虚火上扰之候，舌暗红系瘀血之征，此病属本虚标实之证。方用鳖甲滋阴潜阳、软坚散结，配合首乌、山茱萸、丹参养阴补肝肾、活血通脑络，山药、茯神、龙骨安神定志、健脾养胃；石菖蒲、远志化痰开窍安神。全方共奏安神通络之功。二诊诸症缓解，加黄精健脾益肾，病获愈。

第十九节　耳鸣（耳膜内陷）

薛××，男，56岁，2013年8月1日初诊。

主诉：耳鸣一个月余。

现病史：一个月前患中耳炎，用抗生素（不详）治疗一个星期，继后耳鸣。西医按神经性耳鸣给予维生素B_1、维生素B_6治疗，效果不明显而求诊中医。症见：耳鸣，如蝉声或时如潮声，夜卧更明显，妨碍听觉，伴头晕腰酸、心烦卧不安、食欲不振，小便稍黄，大便正常，舌质红，苔薄腻，脉细弱。

体检与辅助检查：T 37℃，R 21次/分，P 76次/分，BP 140/86 mmHg，心率齐，肝脾未触及，血常规检查正常。

西医诊断：耳膜内陷。

中医辨证：肾阴亏虚，虚火上扰。

治则：滋阴潜阳、清肝宁心。

方药：六味地黄汤加味。

处方：山茱萸10 g、山药15 g、牡丹皮15 g、茯苓15 g、柴胡6 g、白芍15 g、磁石15 g、丹参20 g、远志8 g、石菖蒲8 g、甘草3 g，共6剂，水煎服，一日一剂，分两次服，夜配服知柏地黄丸8粒。

复诊（8月8日）：服上药后，白天仍耳鸣，余症减轻，纳仍差，上方加荷叶续服12剂，症状基本痊愈，嘱以六味地黄丸巩固疗效。

【按语】：肾主骨髓，通于脑，开窍于耳，肾精亏损，髓海不足则耳鸣、头晕；腰为肾之外腑，肾亏则腰酸；又因足少阳经脉上入于耳，肾水亏不养肝，肝郁化火上扰，心神不宁则耳鸣心烦卧不安。治宜滋阴潜阳、清肝宁心。方中以山茱萸、山药、茯苓配知柏地黄丸填精补肾，滋阴降火；磁石、石菖蒲平肝潜阳开窍；柴胡、白芍疏肝解郁以清肝；远志、丹参宁心定志以安神。继加荷叶升清降浊以运脾，助其药力的发挥，上奉于耳，故取效较快，获得满意疗效。

第二十节　幻听

> 吴××，男，19岁，学生，2018年12月16日初诊。
>
> 现病史：心烦不眠、头痛3个月，自觉安静时耳边有水声3天，精神疲倦，急躁易怒，平素常大便稀溏。舌红，苔薄黄，脉弦。

诊断：幻听。

治则：清热化痰，泻火除烦。

处方：甘草6g、夜交藤15g、合欢皮10g、酸枣仁30g、淡豆豉6g、炒栀子6g、炒枳实10g、姜半夏10g、竹茹10g、茯神80g，共6贴，水煎服，一日一剂。

二诊（2018年12月23日）：已能入睡，几乎没有再自觉耳边有水声，头痛、便溏缓解，精神转佳。舌淡红，苔薄腻，脉平，继予原法善后。处方：守上方，加百合15g、生地15g，共6贴，水煎服，一日一剂。

【按语】：患者心烦不眠、头痛3个月，安静时自觉耳边有水声3天，伴精神疲倦、急躁易怒，平素常大便稀溏。患者年少气盛，外界因素（如学习压力、精神刺激或饮食生活习惯失调等）易导致其气盛化火、化热，常表现为心火炽、肝火旺而扰乱心神的症状，如心烦失眠、头痛、急躁易怒。该患者常出现大便稀溏，素体脾虚湿盛，易遇火凝聚成痰，痰蒙清窍，故出现幻听。舌红、苔薄黄提示肝火痰热，脉弦说明少阳痰湿，此证为心肝火盛、痰热上扰，故治宜清热化痰、泻火除烦，方选温胆汤合栀子豉汤加减。方中半夏、枳实、竹茹、茯神、甘草清热化痰，合用栀子豉汤以泻火除烦、宣发郁热，再加上安神之夜交藤、合欢皮、酸枣仁等。中医有"百病皆由痰作祟""怪病多痰"之说，温胆汤是治痰很有效的基础方，可用于治疗精神情志诸疾。清代周学海《读医随笔·平肝者舒肝也非伐肝也》云："凡脏腑十二经之气化，皆必藉肝胆之气化以鼓舞之，始能调畅而不病。"因此，治疗杂病常以温胆汤为基础方进行加减运用，疗效显著。患者失眠较久，故采用大剂量的茯神80g以助眠。长期临床发现，茯神用到60g以上安神作用比较好。二诊患者已能入睡，幻听消失，诸症缓解，舌淡红，苔薄腻，脉转平。上方疗效显著，继予原法善后巩固，恐因清热过度伤及阴液，因此在上方基础上加用百合、生地以滋阴清热。后随访诸症均除，生活如常。

幻听，是一种歪曲或奇特的听觉，并没有相应的外部声刺激作用于听觉器官，其原因有心理因素，如过度精神紧张；身体某部位疾病，如听觉中枢障碍或精神病；药物作用，如吸食或注射过量麻醉剂、致幻物质，或药物过敏等。现代医学认为，幻听一般和患者的情绪和思维内容有关，常是精神疾病的症状之一，特别是精神分裂症。中医认为，此病属于情志病范畴，与痰瘀郁有关。本案患者为心肝火盛、痰热上扰之证，运用经方温胆汤、栀子豉汤及百合地黄汤三个经典方，并随症加减，切中病机，故疗效卓著。

第二十一节　哈欠

> 林××，男，45岁，2007年5月13日初诊。
>
> 主诉：哈欠2年余。
>
> 现病史：2年前咳嗽，继而出现哈欠时休时作，经检查无明显异常，近半年来哈欠常作，有时日作10余次，伴胸闷不适、心烦不宁、腰酸耳鸣，纳食可，二便调，舌暗红，苔薄腻，脉弦细。
>
> 体检及生化检查：T 37.2℃，R 20次/分，P 76次/分，BP 125/78 mmHg，腹软，肝脾无触及。胸片示心肺正常，血常规、尿常规检查无异常。

中医辨证：哈欠（肾虚气机不畅）。

治则：补肾调肝理气。

方药：六味地黄丸合四逆散加味。

处方：柴胡6 g、枳实10 g、白芍15 g、瓜蒌10 g、半夏10 g、旋覆花10 g（袋包）、桔梗10 g、枇杷叶10 g、泽兰8 g、田七4 g、甘草3 g，共6剂，水煎服，一日两次；六味地黄丸一瓶，8粒，晚服。药尽则病愈。

【按语】："肾为欠"出自《内经》，"欠"，《古汉语常用字字典》解为"呵欠，疲倦时张口出气"。肾为强之官，疲倦就是不能作强，故欠者肾疲倦也。现代医学观点认为，哈欠是一种条件反射深呼吸活动。当位于大脑下丘的旁室核氧浓度低时，人就会打哈欠。中医学认为哈欠与肾、肺密切相关，《内经》云："五气所病……肺为咳……肾为欠……病气在肾，则为欠，病气在肺，则为咳，气上逆也，此为本气不和而为病也。"而气不和与肝气疏泄有关，若肝的疏泄功能正常，则全身气机调畅。故治疗本病当以补肾调肝理肺气入手，方选六味地黄丸滋肾健脑，四逆散疏肝理气，旋覆花、枇杷叶、桔梗宣降肺气，瓜蒌、半夏、泽兰、田七宽胸活血以调畅气机，气机调畅则哈欠自愈。

第二十二节 月经先期

林××，女，24岁，未婚，2009年5月25日初诊。

主诉：月经一个月来潮两次，已半年，近日经来。

现病史：半年前因情志忧郁，又嗜食辛辣，而致月经一月来潮两次，每次经行7～8天，量多，色紫红；近日经来7～8天而未止。症见：形体略瘦，胸胁胀闷，面红口干，便秘溲黄，舌暗红，苔薄黄，脉弦略数。

体检及理化检查：T 37.3℃，P 78次／分，R 20次／分，BP 135/80 mmHg，心肺未见明显异常，肝脾未触及，腹软无肿块，血常规正常，B超无异常。

中医辨证：月经先期（肝郁血热）。

治则：疏肝凉血调经。

处方：柴胡6 g、白芍15 g、枳实10 g、生地15 g、当归10 g、太子参15 g、山药20 g、香附10 g、黄连3 g、黄芩6 g、地榆15 g、仙鹤草30 g、狗脊12 g、甘草3 g，共6剂，水煎服，一日一剂，分两次服用。

医嘱：多休息，避风寒，禁辛辣之品。

复诊（6月1日）：服6剂后，月经已止，他症减轻，上方去黄芩、黄连、地榆，加丹皮15 g，再服3剂。

三诊（6月4日）：上症基本消失。嘱下次经前一周服本方6剂。嗣后月经每月来一潮，色量正常。

【按语】：本例的病因为情志忧郁及恣食辛辣之品，以致肝郁化火，辛辣之品性热，迫血妄行而经行先期。症见：月经先期，经量较多，色紫红，面红口干，便秘溲黄，舌红苔黄，脉弦数。此乃"有余之病，非不足之症"，故治宜"少清其热，不必泄其水"，方中丹皮、黄芩、黄连，清热泻火凉血；生地、白芍养阴而清热；地榆、仙鹤草、狗脊凉血收敛止血；柴胡、枳实、香附、当归疏肝解郁，调气和血；太子参、山药、甘草益气养阴，健脾益肾。全方虽属清火之品，然亦滋水，疏肝调气顾脾胃，使火泻而阴不伤，疏肝不伤血，攻邪不损正。

第二十三节　经前头痛（经前期紧张综合征）

> 梁××，女，45岁，2008年5月3日初诊。
>
> 主诉：经前头胀痛一年余。
>
> 现病史：一年前因精神忧郁而致月经先后不定期，每次经前常感头胀痛、心烦、手痹，经量时多时少，经色暗红，带血块，曾服过中西药，但不见效。刻诊：头胀痛，心烦易怒，胸胁胀闷，口苦，纳食减少，大便稍干，小便色黄，面色欠华，舌暗红，苔微黄，脉弦细略数。
>
> 体检及理化检查：T 37.℃，P 76次/分，R 19次/分，BP 135/80 mmHg，心肺未见明显异常，肝脾未触及，血常规及生化检查无异常。

西医诊断：经前期紧张综合征。

中医辨证：经前头痛（肝郁化火，血行不畅）。

治则：疏肝理气，清热调经。

方药：逍遥散加减。

处方：柴胡6 g、枳实10 g、白芍15 g、白术10 g、茯苓30 g、丹皮10 g、夏枯草8 g、天麻12 g、山茱萸10 g、何首乌15 g、红花3 g、桃仁10 g，共6剂，水煎服，一日一剂，分两次服用。

复诊（5月11日）：服上方，诸症减轻，唯头昏重，舌苔腻，脉小滑，上方加荷叶升清降浊，再服6剂，诸症悉除，继用丹栀逍遥丸巩固疗效。

【按语】：经前诸症多与肝脾有关，肝郁气滞，血行不畅，则出现月经先后不定期、胸胁胀闷；肝郁化火，则心烦易怒、头胀痛、口苦；经色暗红夹块、手痹、舌暗红为气滞血瘀之征；脾主运化，为气血生化之源，木旺克土则食物不足；气血不足，则面色欠华。治以疏肝健脾理气、活血调经之逍遥散加味。方中逍遥散有疏肝理气、健脾之用；丹皮、桃仁、红花，凉血活血；天麻、何首乌、山茱萸滋肾平肝；夏枯草清肝降火。全方共奏疏肝理气、健脾滋肾、活血调经之效。

第二十四节　阴挺（子宫下垂）

郭××，女，73岁，2003年7月10日初诊。

主诉：阴道有物下坠半年。

现病史：35岁生育第二胎时，阴道有物下坠，经服中药治疗，阴道未见有物下坠。半年前因咳嗽用力，阴道下坠，有物坠出阴道口外，常于午后脱出，卧则自收，伴疲乏、纳少，大便稍溏，夜尿多。今来诊，刻下症见：阴道有物下坠，伴精神稍萎，面色欠华，少气懒言，肢末冷，舌淡，苔白腻，脉细。

体检及生化检查：T 37.0℃，P 80次/分，R 20次/分，BP 110/70 mmHg，神志清楚，精神倦怠，心肺正常。腹软，肝脾未扪及，双肾区无叩击痛。血常规：白细胞 8.7×10^9/L，血红蛋白 9.0 g/L。

西医诊断：子宫下垂。

中医辨证：阴挺（气虚下陷）。

治则：补中益气，升提收摄。

方药：补中益气汤加减。

处方：炙黄芪30 g、党参15 g、白术10 g、升麻6 g、柴胡6 g、当归身10 g、枳壳10 g、青皮6 g、炙甘草4 g、补骨脂10 g，共6剂，水煎服，一日一剂，分两次服。

医嘱：多休息，忌冷性之品，注意保护阴部。

二诊（7月16日）：服上药，阴道下坠之物已收，唯用力时有下坠感，余症改善，药已中病，守上方加补骨脂10 g以补肾纳气，调治10剂，病告愈。

【按语】：本案患者因生育过密，年老体弱，气虚而致子宫下垂。少气懒言、语声低微、舌淡脉细为气虚之征，阴挺为中气不足，气虚下陷，不能收摄之故。本病病位在脾、胞宫，病性属里虚证，方选补中益气汤健脾益气；加青皮、枳壳疏肝理气，助肝脾升发，举阳之气；二诊加补骨脂补肾助阳固脱。全方共奏补中益气、升提收摄之功而获效。

第二十五节　小儿箚目（儿童多动症）

> 王××，男，10岁，1996年4月16日初诊。
>
> 主诉：挤眉弄眼2个月。
>
> 现病史：2个月前发热、腹泻3天，经西医治疗（不详）症状缓解，继则发现患儿不时挤眉弄眼，日渐加重，有时频繁发作，发作时伴口角歪斜。纳可，二便调，面色苍白，舌较红，苔薄，脉细滑。
>
> 体检及生化检查：T 37.0℃，P 82次／分，R 22次／分，BP 100/60 mmHg，心肺无异常。血常规：血红蛋白9.5 g/L。

西医诊断：儿童多动症。

中医辨证：小儿箚目（肝风内动）。

治则：养肝熄风，平肝止痉。

处方：当归4 g、生地6 g、白芍10 g、川芎2 g、钩藤5 g、天麻5 g、桑叶3 g、僵蚕4 g、全蝎1 g、防风4 g、蝉蜕2 g、龙骨8 g、牡蛎8 g、木瓜3 g、甘草2 g，共8剂，水煎服，一日一剂，分两次服。

医嘱：禁辛温燥热之品。

二诊（5月6日）：服上药，挤眉弄眼明显好转，食欲不振，夜流口涎，舌淡红，苔薄腻，此为脾虚湿阻，上方去桑叶、生地凉腻之品，加高丽参1 g、半夏2 g、陈皮5 g、麦芽5 g以健脾化湿，再进8剂。

三诊（10月7日）：药尽病愈，今日感冒，挤眉弄眼轻度发作，纳可，稍神疲，舌较红，脉浮小滑。宗上方去半夏、陈皮、麦芽，加金线莲、桑叶以疏风清热、祛余邪，再服6剂。

四诊（11月4日）：挤眉弄眼白天未发作，唯晚上偶尔小作，食纳较差，治宜健脾养血熄风，药用白术、茯苓、陈皮、当归、白芍、生地、僵蚕、钩藤、鳖甲、天麻、绞股蓝、金钱草、甘草，加减调治2个月。随访半年，病未再复发。

【按语】《内经》云："诸风掉眩，皆属于肝。"肝为刚脏而性动，主筋，开窍于目，眼胞为脾所主，脾不运化，湿浊上泛，借风力而飞扬，故肝风动则挤眉弄眼；而肝风内动则在于血虚，肝失柔养，血虚缘于脾虚失运，气血生化之源不足，故治当养血熄风，养血则宜健脾。方中当归、白芍、生地、川芎补血养血以柔肝；钩藤、天麻、桑叶、僵蚕、全蝎、防风、蝉蜕清肝熄风解痉以制动；加龙骨、牡蛎平肝潜阳以镇静；木瓜酸收和脾、化湿舒筋；继则以白术、茯苓、陈皮、麦芽为主，健脾养血熄风固其本、除其根，使病无复作之源。

第二十六节　口疮（口腔溃疡）

谢××，男，53岁，2012年5月18日初诊。

主诉：口舌糜烂反复发作半年。

现病史：口舌糜烂屡治屡发，缠绵半年。西医诊断为"口腔溃疡"，给予抗炎、维生素等治疗，不能根治，一个月发作五六次，近日舌左边糜烂，直径约2 mm，伴灼热痛，小便色微黄，大便黏滞不畅，睡眠欠佳，时有做梦，舌尖较红，苔微黄，脉滑。

体格及理化检查：T 37.2℃，P 72次/分，R 18次/分，BP 120/72 mmHg，心肺未见明显异常，肝脾未触及，血常规无异常。

西医诊断：口腔溃疡。

中医辨证：口疮（湿热内蕴、心火上炎）。

治则：清心泻火。

处方：生地20 g、甘草3 g、竹叶6 g、车前子10 g、川连5 g、丹皮15 g、陈皮8 g、酸枣仁30 g，共6剂，水煎服，一日一剂，分两次服。

外用方：吴茱萸5 g研末，加老醋，调成糊状，外敷涌泉穴，一天一次。

二诊：药后症状尽去，上方再服6剂，至今半年未发作。

【按语】：口腔溃疡，属中医"口疮""舌疮"范畴。现代医学认为本病与维生素缺乏、自主神经功能紊乱、内分泌失调，以及自身免疫、精神因素有关，其发病机理至今尚不十分清楚。中医多从火邪上炎、火毒生疮论治。本病以舌糜烂为主，《内经·病机十九条》云："诸痛痒疮，皆属于心"，舌为心之苗，心火上灼，则生舌疮；舌尖红、苔微黄乃心火之象；心与小肠相表里，心火下移于小肠，则小便黄、大便黏滞；心火上扰心神，则睡不安宁多梦。治宜清心泻火，方用导赤散加味。方中生地清热凉血兼养阴；竹叶、川连、车前子清心降火、利小便，引心火下行；丹皮助生地凉血清火，甘草清热解毒；陈皮理气和胃，以防上药苦寒伤胃；妙加酸枣仁安神镇静，以制虚火上扰，从而达到清心泻火、清热不伤胃、利水不伤阴、滋阴不滞胃之功。再以吴茱萸外敷涌泉穴引火下行，内外兼治，以求速效，使眠安神守，心火无以上扰，则病半年未复发。

第二十七节　喉痹（慢性咽炎）

李××，女，28岁，2004年9月6日初诊。

主诉：干咳、咽喉不利伴灼热感半年。

病史：一年前因扁桃体炎反复发作，经药物治疗无效，在××医院做双侧扁桃体摘除术，术后自觉咽有不适感，年初因工作压力大，症状有所加重，经多方治疗，未见好转。刻诊：干咳，咽喉不利伴灼热感，语言无力，腰膝酸软，胃脘嘈杂，二便正常，舌淡，边有齿痕，苔腻，脉细。

体检与理化检查：T 36.8℃，P 76次/分，R 18次/分，BP 110/68 mmHg，咽部充血，扁桃体无肿大，心肺查体未见明显异常，肝脾未触及，血常规无异常。

西医诊断：慢性咽炎。

中医辨证：喉痹（气阴两虚兼脾湿）。

治则：补气健脾，滋阴润肺。

方药：麦门冬汤加减、补中益气丸。

处方：沙参16 g、麦冬15 g、半夏10 g、薏苡仁30 g、红枣6 g、甘草3 g、厚朴6 g、陈皮15 g、丹参8 g、赤芍10 g、马勃4 g、桔梗6 g、洋参5 g、凤凰衣2个，共10剂，水煎服，每日一剂，分两次服用，鸡蛋清打至泡沫状，用汤药冲服；补中益气丸一瓶，每次6 g，中午饭后口服。

医嘱：忌辛辣刺激、煎炸之品。

复诊（9月11日）：药后上症明显好转，腰膝酸软减轻，原方加薄荷、白术、灵芝再服10剂。

三诊（10月4日）：诸症好转，唯口干，原方加石斛再服10剂，继用自拟喉炎方（人参叶4 g、麦冬6 g、乌梅1枚、桔梗5 g、甘草3 g），加冰糖少许，开水泡服，当茶饮，善其后，病获愈。

【按语】：本案既往有喉部创伤史，以致咽部经络运行不畅，则咽喉不利；久咳不愈，耗气伤津；肺气虚，肺失宣肃，则言语无力、干咳；肺阴不足，咽喉失润，则咽干，有灼热感；舌淡苔腻见齿痕，乃脾为湿困之象，脾虚湿困，失于升清之职，以致水谷精微不输布于肺，肺失濡养，故病情缠绵难愈；脉细、腰膝酸软乃久病体虚之象。治宜补气健脾、滋阴润肺，方选麦门冬汤，配合补中益气丸。方中川朴、陈皮理气，合补中益气丸健脾益气、补土生金；桔梗、鸡蛋清、马勃清肺润喉，加强麦门冬汤滋阴润肺的作用。继则以自拟咽炎方滋阴润喉善其后。

第二十八节 过敏性唇炎

郭××，女，27岁，2015年10月02日初诊。

主诉：口唇红肿、干燥脱皮2年，近期加重。

现病史：2013年8月前因过敏性皮炎就医，经抗过敏和激素治疗后全身症状好转，独口唇红肿瘙痒、干燥脱皮，在外多方求医，每多予抗过敏、激素等治疗，效果欠佳，常于加班劳累后加重。近期工作繁忙，病情日渐加重，口唇红肿瘙痒、干燥脱皮，因脱皮扯落，表面出血，伴纳差腹胀，痰少质黏难咯出，二便正常，舌淡红，苔薄黄，脉细，关脉弱。

体格及理化检查：T 36.6℃，P 78次/分，R 18次/分，BP 108/66 mmHg；口唇红肿瘙痒、干燥皲裂脱皮，表面出血，心肺未见明显异常，肝脾未触及；血常规检查正常。

西医诊断：过敏性皮炎。

中医诊断：唇风（脾虚阴亏，血虚风燥）。

治则：健脾益气，祛风固表，养阴润燥。

处方：黄芪15 g、白术10 g、防风8 g、石斛15 g、葛根10 g、陈皮10 g、麦芽15 g、扁豆15 g、薏苡仁15 g、甘草3 g，共6剂，水煎服，一日一剂，分两次服用。

二诊（10月7日）：服药6剂，口唇红肿瘙痒减轻，皮肤较干燥，无脱皮出血，食欲渐增，胃脘稍有胀痛，痰少质黏难咯出，宗上方加玄参15 g、连翘15 g以清热凉血祛风。

三诊（10月17日）：再服药6剂，口唇稍红，稍干燥，无肿，无瘙痒，无脱皮出血，口稍干，纳可，胃脘无胀痛，痰少，宗上方加夏枯草6 g清热解毒。

四诊（10月24日）：再服药6剂，口唇红润，无肿，无瘙痒，无脱皮出血，无口干，纳可，胃脘无胀痛，无痰。患者病情基本缓解，用药仍依前方，热已清，故去夏枯草。

【按语】：唇炎属于国际性难题，目前西医没有明确的治疗方法，一般多采取唇膏、类固醇激素、抗生素等药物治疗，治标不治本，经常反复发作。唇炎属中医"唇风"范畴。本病因皮炎经抗过敏药和激素治疗后，损伤脾气，且文职之人多思，思虑耗伤脾阴，致脾虚阴亏，不能上荣口唇而致病。脾开窍于口，其华在唇，《素问·五脏生成》曰："脾之合，肉也；其荣，唇也。"《灵枢·五阅五使》云："口唇者，脾之官也。"本病乃脾阴亏虚不能上荣口唇而见口唇红肿、干燥脱皮；脾虚，运化失职，故纳差腹胀；

生化不足，血虚生风，故口唇瘙痒；舌淡红、苔薄黄、脉细、关脉弱亦为脾虚阴亏、血虚风燥之证。治以黄芪补脾益气为君；防风为"风药之润剂"，石斛养脾阴，二药相合，祛风固表，养阴润燥，共为臣药；佐以白术、陈皮、麦芽、扁豆、薏苡仁健运脾胃，葛根升清降浊；甘草调和诸药为使。诸药共奏健脾益气、祛风固表、养阴润燥之功。初诊药后诸症缓解，二诊加玄参、连翘以清热凉血祛风。通过辨证施治，多年痼疾，四诊而愈，实为治疗该病之典型例证。

第二十九节　老年皮肤瘙痒

黄××，男，83 岁，2018 年 5 月 9 日初诊。

主诉：全身皮肤瘙痒 2 个月。

现病史：2 个月前患者感冒后出现全身皮肤瘙痒，以躯干为甚，日轻夜重，多方就医，以抗过敏西药口服及外用，效果不显，病情逐渐加剧，夜间痒甚，搔抓难解，痛苦不堪，几欲自绝。今日来诊，症见全身皮肤瘙痒，搔抓不止，全身布满搔抓血痕，胸背部尤剧，新旧抓痕错杂，皮肤偏温干燥，伴精神疲惫、面色潮红、心烦易怒、夜寐不安、口苦便干，舌质红，舌体瘦，苔薄黄少津，脉细数。

体格及理化检查：T 36.8℃，P 92 次／分，R 18 次／分，BP 138/86 mmHg；神志清楚，精神疲惫，面色潮红，全身皮肤瘙痒，搔抓不止，全身布满搔抓血痕，胸背部尤剧，新旧抓痕错杂，皮肤偏温干燥，心肺未见明显异常，肝脾未触及。血常规、尿常规检查正常。

西医诊断：荨麻疹。

中医诊断：荨麻疹（血虚风燥）。

治则：养血润燥，祛风止痒。

处方：生地黄 30 g、熟地黄 30 g、白芍 20 g、当归 10 g、川芎 12 g、丹参 15 g、土茯苓 15 g、玄参 10 g、白鲜皮 10 g、蛇床子 10 g、白蒺藜 10 g、蝉蜕 10 g、乌梢蛇 10 g。

煎服法：首煎、二煎口服，三煎全身擦澡。

二诊（10 月 20 日）：用药 5 剂，皮肤瘙痒明显减轻，仅背部及下肢内侧有瘙痒感，夜可入寐。患者以为病已愈，药完数日，见病无退象，今来复诊，患者心情大好，精神转佳，皮肤瘙痒明显减轻，仅背部及下肢内侧有瘙痒感，背部及下肢内侧见少许搔抓血痕，其他皮肤已经正常，无感口苦，大便稍干，舌质红，舌体瘦，苔薄稍黄，脉偏数。药已中病，守前方再进 5 剂，一个月后随访，病告愈。

【按语】：慢性荨麻疹是一种反复发作、顽固难愈的变态反应性皮肤病，病因与发病机制复杂，目前多予抗组胺、激素等药物治疗，病多反复。患者全身皮肤瘙痒发病2个月有余，多方延医未效故来诊。观其脉证，考虑为患者年过八旬，阴血素亏，风邪外袭，邪伏肌表，风燥相合，易伤阴血，血亏于内，不能外达，肌表失养，故而发病。夜为阴分所主，故瘙痒夜甚；阴血亏虚，则虚热内生，故面色潮红、心烦易怒、口苦便干、舌质红、舌体瘦，苔薄黄少津，脉细数；而皮肤瘙痒偏温干燥，乃阴亏于内不能濡养皮肤所致。因此，治疗当以养血润燥、祛风止痒为主，方选四物汤加味。方中四物汤养血滋阴；加生地黄入血分清血热；"风胜则为痒"，故予土茯苓、玄参、白鲜皮、蛇床子、白蒺藜，多药相佐以祛风止痒；乌梢蛇入络搜邪；丹参养血活血通络，取"血行风自灭"之意；蝉蜕疏风透表，引邪外出。诸药相合，养血滋阴于内，祛风止痒于外，内外合治，表里同施，故能十剂而愈。

第三十节　脱疽（脉管炎）

庄××，男，78岁，2006年10月15日初诊。

主诉：左下足拇指溃疡、抽痛时作2年余。

现病史：2年前左足拇指外伤，不以为意，继则局部溃疡，曾用抗生素治疗，时轻时重，近一年来局部表皮呈紫黑色，伴抽痛，经泉州××医院按脉管炎治疗，病未治愈。近一年来，抽痛加剧，常以止痛药度日，经友人介绍就诊。刻下症见：局部溃疡，色泽嫩红，流脓水，周围连足背皮色黯紫，夜间抽痛更甚，大便干结，纳不香，夜难眠，舌暗红，苔黄腻，脉滑略数。

体检与辅助检查：T 37.4℃，R 82次/分，P 23次/分，BP 142/88 mmHg；心率齐，肝脾未触及；血常规示白细胞$10.1×10^9$/L，中性粒细胞80.2%。

西医诊断：脉管炎。

中医辨证：脱疽（湿热下注、蕴滞结毒）。

治则：清热解毒，逐瘀化湿。

处方：黄芪30 g、连翘15 g、银花15 g、赤芍15 g、酒地龙12 g、陈皮15 g、桂枝6 g、元参15 g、元胡10 g、皂角刺10 g、甘草6 g，共7剂，水煎服，一日两次

西药：低分子右旋糖酐250 mL＋丹参注射液250 mL，生理盐水100 mL加氟康唑、甲硝唑注射液100 mL，静滴，一天一次，连用7天。

外治：疮面按西医清洁、防感染处理。

医嘱：注意休息，禁忌辛辣腥燥之品。

复诊（10 月 23 日）：局部焮红，抽痛减轻，大便干结仍见，舌苔黄腻稍退，脉滑，原方加冬瓜仁 15 g、桃仁 10 g，再服 7 剂，静滴同上。

三诊（10 月 30 日）：经中西医结合治疗半个月后，红肿痛减半，脓水已净，大便通畅，舌质转红，苔厚转薄黄腻，脉滑，病见好转，但有疲乏感，停用西药，原方去冬瓜仁、桃仁，加太子参、茯苓、麦芽以补气健脾，继按此加减调治半年而愈。

【按语】：本例为脉管炎，属中医"脱疽"范畴。证为湿热下注、蕴滞结毒，故治以清热解毒为主，佐以活血化瘀。药用银花、连翘、元参、皂角刺、甘草清热解毒；赤芍、地龙、元胡活血通络，化瘀止痛；配桂枝温经通血脉，使大量寒凉药清热凉血而不凝血，正如《内经》"血者，喜温而恶寒，寒则泣而不能流，温则消之"所云；黄芪补气行血生脉，以免攻邪伤正；稍佐陈皮顾胃气。本例虽病久，但热毒当盛，诊时局部焮红抽痛难忍，舌苔黄腻，脉滑数，治宗"急则治其标，甚者独行"，继治以"间者并行"，选用扶正祛邪的中药调治而愈。采用清热解毒的中药，配合西药抗菌消炎、丹参注射液活血通络，以迅速制服来势汹汹之病势。

第三十一节　足底出汗

> 黄 ××，男，13 岁，2014 年 3 月 16 日初诊。
>
> 现病史：患者在 6～7 岁时曾患过腮腺炎。一年前患者足心灼热感，伴出汗，继后足底出汗如水洗，鞋袜全湿，整年出汗，夏天出汗较多，曾服用荞麦、党参及知柏地黄丸但未奏效，近来伴手足冰凉。刻诊：面色苍白，纳食及二便正常，舌淡，苔薄腻，脉沉细。
>
> 体检与理化检查：T 36.7℃，R 19 次 / 分，P 68 次 / 分，BP 110/60 mmHg；心肺未见明显异常，肝脾未触及，睾丸左边偏小；胸片示心肺正常，血常规、尿常规无异常。

西医诊断：多汗症。

中医辨证：足底出汗（气阴亏虚，卫阳不固）。

治则：扶阳固卫，敛阴止汗。

方药：芍药甘草附子汤加味。

处方：白芍 10 g、附子 3 g、肉桂 2 g、干姜 2 g、山茱萸 10 g、龙骨 10 g、牡蛎 10 g、知母 6 g、地骨皮 10 g、红枣 5 g、甘草 6 g，共 6 剂，水煎服，一日一剂，分两次服。

外用：王不留行 30 g、明矾 10 g，水煎，足部外洗；五倍子 60 g，研细末，洗后外抹。

复诊（3 月 22 日）：药尽足汗立止，手足凉转温，神疲。宗上方加黄芪补气固表，以巩固疗效。

【按语】：足汗出，足心热者，阴血虚也；不温者，气虚也。本例先由足心灼热感而汗，继则足凉而汗，病已一年余，为久病必虚，故舌淡、脉沉细，为气阴亏虚、卫阳不固、阴液外泄之证。治以白芍、山茱萸、知母、地骨皮滋阴收敛；用附子、黄芪、干姜、红枣、肉桂温阳固表；又佐以龙牡收敛固涩止其汗，则达"阴在内，阳之守也，阳在外，阴之使也"之意；配王不留行、明矾外洗，五倍子粉外抹，通经收敛固涩，内外合治，加强止汗效果。

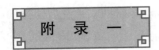

附 录 一

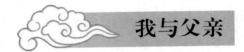

我与父亲

——时光时光慢些吧

一、周周眼中的父亲

小时候，父亲在我眼里近乎百变超人。明明就是医生的他，却让我有着个各种百变的想法，也许他就是万能的。

时而，他是草药师，是那个背着竹箩上山采药的"药工伯伯"，我就会想象着他在悬崖峭壁"飞檐走壁"。

时而，他是农民伯伯，在家里开辟一块区域，种着各种草药。想起养冬虫夏草的那次也是很好笑了，每天就像呵护他的孩子一样，不停地观察着室内温度、湿度，观察着虫草的生长情况，一度让我觉得我才是捡回来的。

时而，他又化身为"太上老君炼丹房的炼丹师"，在那用着麻雀、蜈蚣……搞得家里犹如生化室，而我可能就是他身边那个捣蛋的"齐天大圣"，总是把药丸搓成奇形怪状，还偷偷调整火候搞得差点烧焦，而父亲总是慈祥地笑着任由我捣蛋。

时而，他是酿酒师，什么海马啊，老蛇啊……在各种瓶瓶罐罐里用酒浸泡着，老吓人了！爸爸还让我喝他酿造的药酒，我表示害怕！然而，后来听说爸爸的长寿药酒还得了奖。

时而，他是制香师，把各种草药做成盘香或者线香。每次我快感冒时就让我点上。一开始我还很不屑，后来发现，真的能把感冒扼杀在摇篮里。爸爸的药香后来还获得了国家专利，厉害厉害！

时而，他是算命先生，天文地理无一不通，总是有那么些熟悉的人，来请他算算取名，算算开业时间……长大后懂了，一个好的中医师怎能不懂《周易》呢？

这就是为什么很多人总是把我的名字写成"周易"，我是拒绝的！

时而，他是一名老师，能让学生把方歌背到吐的严厉老师，居然为了让刚上小学的小周周背五行相生相克，而让小周周改学生五行相生相克的简答题！

我承认，这对我确实有用，到了大一的时候，我的中医基础理论学得还算是比较轻松。

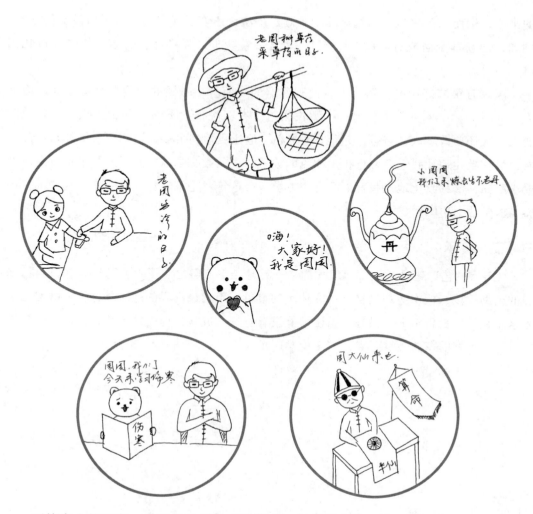

　　不管多么的百变，父亲总是最勤奋的那个。每天深夜我一觉醒来，他书房的灯总是还亮着；凌晨四五点起床如厕，也总是能看到父亲书房的灯还亮着，或在学习，或在写论文、专著……总让我想起拼命三郎，惭愧惭愧，自叹不如！父亲对学习是痴迷的，家中的各个角落都是他的书，但这么多的书似乎还是没法满足他的学习欲望。所以，小时候父亲经常外出学习，到处寻求名中医前往跟师学习。

　　一开始无知的我，还觉得爸爸自己去玩都不带上我，表示很失落。长大后终于明白了，爸爸能有现在的成就是因为付出了很多努力。

二、小时候的周周

　　周周的整个童年都在医院宿舍楼里度过，直到最后一个六一儿童节过完才搬离了医院。而周周的童年玩具就是各种医学有关的东西，这肯定是爸爸的策略！周周姓周名艺，而非易，所以小时候喜欢各种艺术的东西，曾幻想着成为一名背着画板浪迹天涯的画家，然而以医院为伴的童年除了画画、书法，还多了很多别的孩子所没有的乐趣。例如，把苍耳子当成有利的"武器"；拿出一卷纱布，假装自己是医生给娃娃包扎伤口……

医院有很多好玩的东西，也有血腥残酷的一面。小时候的周周可是见过大世面的人，太平间、手术室、清创室……哪没去过。在医院长大不懂点什么怎么行？环境改变人，人还要改变人，爸爸总是能"不小心"地让我学到很多医学知识。诸如帮他改试卷，潜移默化地让我学会五行相生相克的关系；说是教我唱歌，然后默默地把方歌改编成小歌曲，潜移默化地让我背下几首小方歌……这绝对是策略！这样一来，我能不打小就与医学沾上边吗？

三、传承

无论是"艺"还是"易"，我跟《周易》算是结下不解之缘了。艺可以是提升自己修养的辅助手段，但中医却是自己所需传承的宝贝。不管最内心的想法是什么，既然已步入这个领域，就得努力去做好，虽说可能没有爸爸的成就，但无须羡慕，无须模仿，做好自己，把好的东西传承下来，进一步发扬光大。

——周周写于父亲节之际

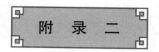

附 录 二

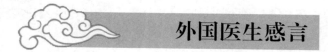

外国医生感言

周主任来兴医师：

您好，收到您寄来的"论文证书"，谢谢。读先生《疑难杂症临床经验》，深获其益。画家李先生，要到永春，故而托他问候您，并寄相片两张。弟弟第一次到中国大陆，对中国之繁荣、进步，留下深刻的印象。

中国人才济济，中医当有一番新气象。中医只有坚持走自己的路，才能发挥中医的长处，君以为然？不中不西，到头来将两头不到岸，除了挣几个钱外，别无是处。

先生，是弟所见到坚持走自己之路的高手。弟曾在柔佛中医学院，教过《方剂学》，深觉医、教、研的重要性。医、教、研，带徒，是老中医必走之路。过度保守，必将坏事，中医的花朵也不能绽开。

此次，中国一行，让弟看到希望。不虚此行也。

匆匆胡扯数句，博士别见怪。

马来西亚，柔佛州

蔡培春

2004 年 12 月 2 号

附 录 三

媒体报道

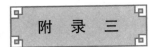

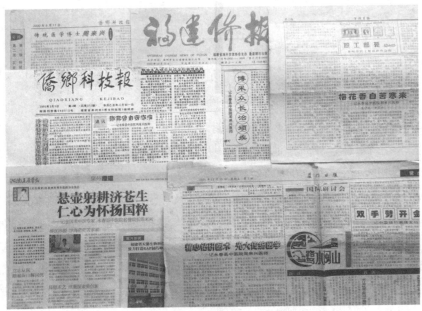

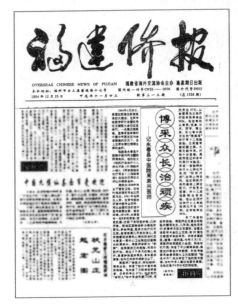

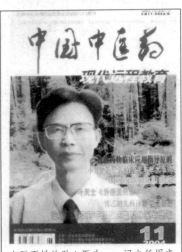

山区百姓的贴心医生——记主任周来兴2004年刊登在《中国中医药现代远程教育》11期

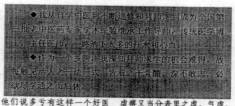

中国中医药报
CHINA NEWS OF TRADITIONAL CHINESE MEDICINE

2009年3月26日 星期四

责任编辑：常 宇 版式设计：张元芬

乡医
小传

乡间炼成真名医

——一名乡医的求索之路

□周来兴 福建永春县中医院

◆我从自学中医到不断进修和拜师，到成为全国第三批老中医药专家学术经验继承工作导师，传统医学博士、主任医师，一路洒下太多的汗水和心血。

◆作为一个乡医，我深知拜师求学的机会难得，故每触见活人之一法一式，皆著之于胃脘，深不敢忘，必欲尽学通之而后休。

在我的治学与行医生涯中，走过的道路艰辛而难忘，探索的旅程漫长而丰盈，从自学中医到成为全国第三批老中医药专家学术经验继承工作导师，传统医学博士、主任医师，一路洒下太多的汗水和心血。

立志从医 踏遍深山解民忧

我出生于惠安农村，深知农村看病难，医疗条件差。早年养父患上肺结核咯血，历经数医无效，受尽七年之久的病痛折磨而离世，我深感内疚之时，痛下学医之志。我边工作、边自学，曾在农村行医数载，并于1961年再深造中医专业四年，毕业后到永春一都边读山区工作。

山区道路崎岖坎坷，不是爬山就是下坡。当地山是缺少一是经常事，夜间出诊也多，需要翻山越岭，有时来回一趟要花5—6小时，谁都有怕出诊的念头，更何况对于高度近视的我，真是一种严峻考验。然而想到患病群众的痛苦，我终于克服了种种困难，坚持为山区群众治病十几年如一日。

记得1967年一个风雨交加的夜晚，为抢救一患肺炎并发"呼衰"的患儿，我在出诊途中不留神掉进深泥田里，危急之中，幸亏患儿家长及时发现，被救后，我忘了寒冷和伤痛，继续冒雨赶去救治患儿，经过一夜的抢救，患儿转危为安。就这样，每日有看不完的病，出不完的诊，十几年踏遍了一都的山山水水。我也因经常出诊劳累，加上三餐无定时，患上了胃病，为了自己也是为了病人，我一边治病一边摸索在自己身上用药，研制出治胃病的系列方药，疗效显著。

在边远山区工作，虽然辛苦些，但山区群众纯朴热情，他们说多亏有这样一个好医生，我们心里就踏实，我也感到快乐和充实。

博医涉源 学海茫茫苦求索

中医学博大精深，凡欲成大医者，都必须具有广博的知识，且精勤不倦。在我治学的过程中，没能做到"博极医源"，但在"博涉医源"路上经历了理论与实践、探索与拜师治学之路。

我一边工作，一边跟师学习中医。首先背诵"四小经典"，通过一年余的自学，四百味药性及二百多首的方剂均能背诵，对二十八脉的脉形主症也能熟悉。1961年，我有幸入医专系统学习四年，使中医理论功底有了较大提高。我深知学习机会的来之不易，更是刻苦研读，把书中重要的条文用红笔逐句圈点，加评加注，还将《伤寒》、《金匮》的主要条文抄在小本子上随身携带，起早带晚背诵，与同学互相提问，及时请教老师，以此做到能读懂、读通、刻骨铭心，探明原意。

在从医49年中，我日则应诊，夜则读书，坚持自学，广涉医籍，尤对张锡纯、蒲辅周、岳美中医疗经验及现代中医杂志，无不用心研读。对《金匮要略》，精读一遍就有一翻新的感受，如《金匮要略》中几条论痹条文，不但背熟，而且抓住了各个特点，区别选用，如实践当选麻黄加术汤、麻杏苡甘汤，前者偏用于风湿痹，后者偏用于风湿热痹。对虚痹又当分表里之虚、气虚、阳虚及气血虚。若气虚用防己黄芪汤，表阳虚用附子白术汤，表里阳虚者用甘草附子汤，气血不足用黄芪桂枝五物汤，寒热错杂用桂枝芍药知母汤，沉寒痛剧者非大辛大热乌头汤莫及，热痹非甘寒白虎加桂枝汤莫治等治疗八法，运用于临床获得满意效果。

再如1980年间治一患儿，每因发热而惊风，每月发作2—3次，屡治屡发4年余，我每月以健脾化痰、清肝熄风之品调服七剂，半年后顽疾而愈，家长为感念之德，竟将患儿改名为"来兴"，与我同名。让我深感一个医务工作者的荣耀与责任。

在行医时，不管是坐诊还是出诊，每着完病遇到疑难之症，就翻书对照，或与同事探讨。若有不放心之处，哪怕山高路远，都赶去再诊，或用电话回访病人，检验自己行医效果，并不断总结反思。

拜师求艺 注重探索勇创新

拜师求艺，注重探索，又是我行医不可少之路。学习中医，师承方式是相当重要的。为提高医术，我几度拜师求艺，既拜师又不惟师，注重探索，并勇于创新。每触见活人之一法一式，皆著之于胃脘，深不敢忘，必欲尽学通之而后休。我体会经过临床一段时间再去深造；带着问题再学，往往收获更大。1973年我跟师全国著名老中医专家蔡友敬教授，受益匪浅。尤其蔡老重脾胃，宗东垣与中梓之长，运用六君子汤治疗一些疑难杂症，堪称一绝，对我影响较深。

1990年我参加全国男性病学习班半年，1991年又跟师全国首批名老中医药专家骆安邦三年，1994年学习中西医结合专业2年，1997年参加美国世界传统医学科学院博士远程教育3年，这又使我大长进，如骆老精研《金匮要略》，善用经方治肝胆病，对我启发很大。我后来提出"疏通论"，认为疏肝利胆、宣肺通腑是治肝胆疾病之良法，柴胡汤类为基本方。同时在应用《金匮要略》方治疗疑难杂病也积累不少经验。

情系中医 探索汗水结硕果

如今，在市场经济的影响下，一些人唯利是图，舍弃中医药"简、便、效、廉"的优势，并时有"取消中医"的不和谐声音出现。但我仍对中医充满了挚爱，并始终坚守。我不仅从经典中吸取医学知识营养，还广泛收集民间验方偏方，在实践中加以验证。我体会，要善于总结经验，也是提高业务水平的重要方法之一。自行医以来就记录病案，这平时可供回顾反思，久之就可从中悟出许多规律和教训，整理出许多有效病例和方药。所以临床之余，笔耕不辍，近年来撰写论文80余篇，主编《蔡友敬医案》、《骆安邦论医集》，为继承、抢救名老中医学术经验作出些贡献，并出版《周来兴医学文集》、《疑难杂病临床经验》专著2部。

如今我在医学生涯中已历50年春秋，虽年纪较大，体力不如前，但我热爱中医事业，任永春县中医院名誉院长，并兼任多种职务。我愿有生之年与同仁一道，继续以高尚医德和精湛医术，为山区人民健康尽绵薄之力。

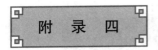

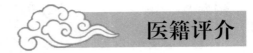

《调气机促健康》序

　　《调气机促健康》一书，出自中医爱好者陈先生的手笔。他少年就自学中医，尤对《伤寒》《金匮要略》深入研读，勤于学、勤于笔，整理了不少心得体会，《调气机促健康》便是其中一个精品。他虽任职于药房，但对医理的研究具有一定水平，此书可见一斑，谓之不是医生，胜似医生。他令人钦佩的毅力和孜孜不倦的精神，为后学之楷模。书中"天人合一、一气周流"指出气在人体的生理作用和病理变化，尤其是脾胃之气和升降的重要性，强调"有胃气则生，无胃气则亡"。对《内经》中"出入废，则神机化灭；升降息，则气立孤危"做了进一步阐述，认为一气周流天地万物的共同规律，只有抓住中气这个实质，使一气周流而无郁滞，医治疾病就有了捷径，立意新异，说理精辟，切于实用。例如，他介绍用四君子汤加味治疗脱发，使脾气旺，有升有降，气机调畅，气血充和，头发得养，则脱发自愈，突破了治脱发只补肾养血之界限。同时，文中还提出治久病、怪病从脾论治的观点，为治久病、怪病只从瘀从痰论治，则辟蹊径。

　　今陈先生《调气机促健康》一书已经脱稿，行将付梓，问序于余。余以其自学不倦，笃有成效，裨益于医林，深堪钦敬，故乐为之序。

周来兴

2013 年 8 月于永春中医院

⊦《实用验方精选》序 ⊣

验方，即有效验的方药，经医生或民间医疗实践验证有效的方药，均可称为验方。不少验方来源于民间，是人民群众在长期与疾病做斗争的过程中积累的用药经验之总结，且经过了医生的临床应用、验证和认同。

祖国医学历史悠久，历时 2000 多年。历代流传下来的验方，数不胜数，是医学宝库中重要的组成部分。但验方太多，也难免良莠不齐，菁芜夹杂。编纂验方集难度颇大，难在编者必须独具慧眼，去芜存菁，选取经自己或他人经医疗实践验证疗效确切的方剂，费时费工；而能把经毕生医疗实践验证的验方毫无保留地公之于众，造福斯民，更是难能可贵。

作者虽不是科班出身的医生，但热爱中医，尤对民间单方、验方颇有研究，组织老年大学中草药班的学员，广泛涉猎，从古今医学著作中精选安全、有效、廉价、简单的验方，其中不乏非现代医学治疗手段所能奏效的疑难杂症的好方。作者读书取材严谨，分门别类，编成《实用验方精选》，涉及临床各科，颇为实用。编者在"前言"敬告读者，切不可以验方代替医师的诊治，而应辨证选用，对号入座，方可发挥验方的效验。这是选用验方的准则，也是对医者、患者、健康之士的肺腑之言。

本书对广大读者，特别是中医工作者，均有一定的启发及帮助，用之得当，可收桴鼓之效，值得临床临证推广应用。付梓之前，有幸拜读，编者拳拳之心，于兹可鉴，乃为之序。

周来兴

己丑年仲春于永春县中医院

评《邵景新选集》

　　欣得爱徒新作《景新选集》，从粗略浏览到细读，翻阅数遍，爱不释手，感怀甚深。医案易求，医话难得，自 20 世纪 80 年代的《黄河医话》《长江医话》《北方医话》《南方医话》之后，有如此水平者寥寥无几。本书运用医话随笔体裁，具有短小精干、富趣味性、师法古人、匠心独运等特点，时而经方治奇疾，时而合方疗顽疴，辨证施治，别开生面，殊有见地，更结合人文、社会、哲学、象数、素质等资讯，依病情的发展、转归、善后而诊治，发人深省，使人耳目一新，在学术上颇有新建树，且有较强的实用价值，再添文采出众，美不胜收，谓中医文化的一枚奇葩，不仅使读者得以欣赏其优美风韵，亦不愧为当今佳作。

周来兴

2019 年 5 月 26 日

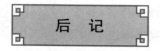

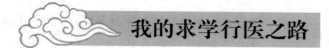

我的求学行医之路

周来兴

在我的行医生涯中，求学的道路是艰辛而难忘的，探索的旅程是比较漫长的。回首过往，想着自己从一个普通医生成为主任医师，并获得全国第三批、第六批老中医专家学术经验继承工作导师，全国基层名老中医药专家传承工作室建设项目专家，福建省名中医，市高层次二类人才等一系列荣誉，路虽艰辛，内心却甚是安慰。

以下我想分享一下自己的心路历程。

一、立志从医

我是一个在惠安长大的农村孩子，20 世纪 50 年代农村医疗条件差，农民看病难，要找一名称职的医生并不是那么容易。

早年养父患上肺结核咯血，历经数医无效，受尽 7 年之久的病痛折磨而离世，我深感内疚，同时痛下学医之志。《伤寒论》里有这样一句话："学医者，上以疗君亲之疾，下以救贫贱之厄，中以保身长全，以养其身。"养父之难、百姓的疾苦激发和激励出我奋发研究医学及从医救民的热情与决心。

于是，1958 年我如愿到惠安卫校学习，1959 年在当地卫生院一边工作，一边自学，当时亲眼看到农村群众对老中医的信赖，使我对中医产生了浓厚的兴趣。

1961 年，我选择继续深造中医，潜心修学 4 年，比较系统地掌握了中医理论，毕业后到边远山区永春一都工作。

山区道路崎岖，不是爬山就是下坡。在山区，出诊是常事，夜间出诊并不少见。常常需要翻山越岭，有时来回一趟要花 5～6 小时。谁都有怕出诊的念头，对于高度近视的我，这更是一种严峻考验。然而，想到患病群众的痛苦，我还是克服了种种困难，竭尽全力地帮助患者消除痛苦。

当然，作为行业新人，初出校门，人生地不熟，坐冷板凳、无患者或少患者的局面势必出现。为了改变这种局面，我只能接受其他医生引荐而来的疑难杂症。例如，一位患类风湿性关节炎 6 年的患者，我通过 3 个月的研究和精心治疗，使患者病情基本得到控制。随着时间的推移，被我治愈的患者越来越多，口口相传，改变了我坐冷板凳的局面。

即便如此，我仍然坚持在山区工作，为群众治病，十几年如一日。

记得那是 1967 年一个风雨交加的夜晚，为了抢救一个肺炎并发"呼吸衰竭"的患儿，我在出诊途中不留神掉进深泥田里，幸亏患儿家长及时发现。被救后，我忘了寒冷和伤痛，继续冒雨赶去救治患儿，经过一夜的抢救，患儿转危为安。就这样，我在当地小有名气，每日有看不完的病、出不完的诊，十几年踏遍了一都的山山水水。由于长时间的出诊劳累，加上三餐无定时，我患上了胃病。为了自己也为了病人，我一边治病一边在自己身上用药摸索，研制出治胃病的系列方药，疗效显著。

在边远山区工作虽然辛苦了些，但山区群众纯朴热情，他们都说多亏有这样一位好医生，每次听到群众的赞扬和肯定，我都感到无比的欣慰和充实。

关于如何学好中医，这里我有两点体会跟大家分享一下：

首先，要有悬壶济世的仁心，才能立志学医；要有欲学岐黄救庶民的决心，才能做一名人民信任的医生，这是学医的动力，亦是学医的前提。

其次，要有对医疗事业的热忱之心，才能专心致志求真谛；要有弘扬国粹、学好中医、努力发掘中医药宝库的决心，才能不断探索，精益求精，从而为人民健康服务，这是一种吸引力。

二、刻苦研读

中医学传承数千年，博大精深。古往今来，凡欲成大医者，都必须具有广博的知识，且精勤不倦。在我治学的过程中，虽没能做到"博极医源"，但至少可以说是"博涉医源"，经历了勤奋与刻苦、理论与实践、探索与拜师的治学之路。常言道：勤能补拙，业精于勤，书中有路勤为径，学海无涯苦作舟。

不具备牺牲精神是不能到达彼岸的。1959 年，我一边工作，一边跟师学习中医，首先是背诵"四小经典"——《药性赋》《汤头歌诀》《濒湖脉学》《医学三字经》。通过一年余的自学，400 味药性及 200 多首方剂均能倒背如流，对二十八脉的脉形主证也能熟悉掌握。

阅读医学经典是一种从源到流的学习门径，而临床各科教材是一种从流到源的学习门径，这种循环闭合学习互相佐证，为我后来深入学习中医打下良好的基础。

1961 年，我有幸进入母校系统学习中医 4 年，深知学习机会来之不易，我把自己当成海绵、干枯的土地，拼了命地汲取知识。我把书中重要的条文用红笔逐句圈点，加译加注，还将《伤寒》《金匮要略》的主要条文抄在小本子上随身携带，起早贪黑地背诵。

背诵是怕"书到用时方恨少"，而且，要在背诵的基础上理解，在理解的基础上背诵，与同学互相提问，及时请教老师，才能做到能读懂、读熟、探明原意、刻骨铭心。背熟了一些主要条文，在临床佐证后才能受到触悟和受益。

在从医的这 50 年中，我日则应诊，夜则读书，坚持自学，广涉医籍，对中医经典，近代名医张锡纯、蒲辅周、岳美中医疗经验及现代中医杂志，无不用心研读。例如《金匮要略》，精读一遍就有一番新的感受和收获，谓之"书读百遍，其义自见"，如其中论痹条文，不但将其背熟，而且抓住了各个特点以区别选用，整理治痹八法运用于临床时，不但能触机即发，信手拈来，还可熟练生巧，别有会心。

以下是我的五点体会：

（1）精读：读书破万卷，下笔如有神，应以四大经典奠定基础。

（2）勤记：抄写摘要、卡片、笔记，写心得体会、论文等。

（3）深思：深思明辨，敢于质疑，如肾无实证亦无泻法。

（4）熟背：熟能生巧。

（5）多问：学问，就是要不耻下问，问道于师，要珍惜现在的学习条件。过去自学成才的人，往往是"偷"学有心人，苦于无师可问。

这是研读经典的一种方式，这种方法能打下较好的理论根基，但在初学阶段会感到枯燥、茫然，难以领悟其中奥义，应联系实际，消化吸收，在进入临床实践后，再温习经典，自能在理论水平上提高一个层次。

学医，重理论，更要重实践。理论可指导实践，而实践可出真知，如《内经》有"月圆气血盛，月缺气血衰。气血旺，气有余便是火，易动火生风而发惊风"之说。例如，傅略谦老中医运用四物汤加血余炭治疗皮下出血伴高热，用甘温除热法出真知。在行医时，不管是坐诊还是出诊，每遇到疑难杂症就翻书对照，或与同事探讨。若有不放心之处，哪怕山高路远都会赶去会诊，或用电话回访病人，检验自己的行医效果，并不断总结反思。因此，对一些疑难杂症均能取得较好的疗效。例如 1980 年间治一患儿，每因发热而惊风，每月发作三四次，大多在月中发作，屡治屡发 4 年余，经过反复思考与探索，悟出发作时治其标难以除去久患之病，而当在未发之时治其本。我详细查询患儿平时偏零食多、补品多，易伤脾胃积滞，湿聚化热，热盛生风而发病。治宜健脾祛湿，清肝熄风，方选保和丸加天麻、双勾藤、僵蚕、白芍等，于每月中旬左右调治 7 剂，经治半年后顽疾而愈。家长为感念之恩竟将患儿改为与我同名（来兴），让我深感一个医生的荣耀与责任。我为此深感刻苦学习、反复实践是成才必经之路。不经冰霜苦，哪得透骨香，世人之有所成就者，无不自刻苦中来。

三、拜师求艺

拜师求艺，首先要尊敬老师，建立良好的师生情，成为可教之才，不要成为非其人勿教之人，如母校蔡友敬、骆安邦、阮传发是我最大的恩师，我跟师蔡友敬一年、骆安邦3年，吃住基本在他们家，可以说他们是我的再生父母。他们教传之情胜似父母情。阮老师至今仍然经常关心帮助我，送我中医古文读本，对我研读医学经典大有益处，在此再次表示感谢。

拜师求艺，注重探索，又是我行医生涯中一条必不可少之路。学习中医，师承方式是相当重要的。为提高医术，我几度拜师求艺，既拜师又不惟师，注重探索并勇于创新。每见活人之一法一式，必欲尽学透之而后休。我体会到，在临床实践一段时间后再去深造，带着问题学习，往往收获更大。1964年，我在实习期间跟师本县名医王硕卿、刘跃南、孙松樵。1973年，我跟师全国著名老中医专家蔡友敬教授，受益匪浅。蔡老重脾胃，宗东垣与中梓之长，运用六君子汤加减治疗一些疑难杂症，堪称一绝，对我影响较深，使我日后在脾胃专家杨春波老师的指导下走向脾胃病行列，成为后天之本的"土派"。在我的论文"调中州、安五脏"中可以体现。

1982年我又先后参加省《内经》班学习一年，1991年继承全国首批名老中医专家骆安邦学术经验3年，1994年学习中西医结合专业2年，1997年参加美国世界传统医学科学院博士研究生远程教育3年。这又使我的医术大有长进，如骆老精研《金匮要略》，使我在应用《金匮要略》方药治疗疑难杂症上积累了不少经验。骆老善用经方治疗肝胆疾病，对我启发很大，我后来提出"疏通论"，认为疏肝利胆、宣肺通腑是治疗肝胆疾病之良法，柴胡汤类、四逆散为基本方，证之临床，疗效较好。在行医的历程中，我感受最深的是跟师，俗话说得好："名师出高徒"，书本上学来的理论知识只是一部分，传承更是理论知识的经验结晶，老师的经验往往在书本上是找不到的，要靠名师传授点破，才能真正学到这部分更宝贵的知识，这是成才又一条必走之路。

四、坚信中医

近代随着列强的入侵、西方文化的输入，崇洋媚外思想盛行，中医文化作为中国文化科学，受尽冲击和歧视的不平等待遇。

甚至到中华人民共和国成立后，仍然有人提出要用西医学改造中医学，给中医学的发展方向与思路造成了困惑、迷茫与误导，严重干扰了学子的专业思想和自信心，出现信西不信中的现象，导致中医自身的淡化、西化，虽然培养人才数量不断增加，却形成后继乏术的结果。

随着国家对中医越来越重视，《中医药法》出台，我们不能把中医的发展放在西医的基础上，而应该按照中医药学自身的发展规律，吸收现代多学科知识为我所用，发展自身。

如今，在市场经济的影响下，一些人舍弃中医药的"简、便、效、廉"的优势，并时有"取消中医"的不和谐声音出现。但我仍对中医充满了挚爱，并始终坚守。我不仅从经典中汲取医学营养，还广泛搜集民间验方、偏方，在实践中加以验证。我体会到善于总结经验也是提高业务水平的重要方法之一。自行医以来，我就有记录病案的习惯，可供回顾反思，久之就可从中悟出许多治疗规律和教训，整理出许多有效病例和方药。所以临床之余，我不断总结经验和写文章，近年来撰写论文80余篇，主编《蔡友敬医案》《骆安邦论医集》，为继承、抢救名老中医学术经验做出了一些贡献，并出版《周来兴医学文集》（一、二）《疑难杂病临床经验》《佛手茶养生》《验方薪传》专著5部。我认为，整理病案，总结经验，也是提高业务水平和治疗效果的途径。

五、永葆青春

我在医学生涯中已历50余个春秋，虽现年已步入花甲之年，但仍然热爱中医事业，不忘初心，牢记使命，为大众健康继续奋斗在一线。如今，除了每天坚持半天门诊、查房外，还创建了传承工作室，传、帮、带一批中医人才，为培养人才做出贡献；并积极参与各种社会活动，如进学校、社区，定期下乡义诊或深入敬老院为老人诊治。

路漫漫其修远兮，吾将上下而求索。我认为，工作有退休年龄，而事业无止境。我会怀着对中医事业永远的痴迷，继续为山区人民健康尽绵薄之力。

但愿一花引来百花开，代代传承春意在，青出于蓝而胜于蓝。

（原载于《世界中医药》2009年第6期）